# Klinische Anästhesiologie und Intensivtherapie

Band 16

Herausgeber:
F. W. Ahnefeld  H. Bergmann  C. Burri  W. Dick
M. Halmágyi  E. Rügheimer
Schriftleiter: J. Kilian

# Grundlagen der Ernährungsbehandlung im Kindesalter

Herausgegeben von

F. W. Ahnefeld  H. Bergmann  C. Burri  W. Dick
M. Halmágyi  E. Rügheimer

Unter Mitarbeit von

F. W. Ahnefeld, K. H. Altemeyer, R. Bähr, K. H. Bäßler, W. v. Berg
E. Bosina, W. Dick, H. Chr. Dominick, P. Emmrich, A. Flach
G. Fondalinski, A. Grünert, P. Holzleitner, P. Jürgens, J. Kerstan
W. Königswieser, S. Lausmann, H. G. Ley, H. Löhr, V. Melichar
K. H. Niessen, A. Otten, C. Panteliades, F. Pohlandt, K. Rommel
I. Seeling, W. Seeling, G. Schöch, L. Wille, P. Wurnig

Mit 90 Abbildungen

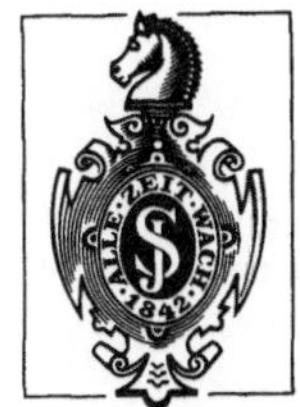

Springer-Verlag Berlin Heidelberg New York 1978

ISBN-13: 978-3-540-08609-3          e-ISBN-13: 978-3-642-66866-1
DOI: 10.1007/978-3-642-66866-1



Druck und Bindearbeiten: Offsetdruckerei Julius Beltz KG, Hemsbach
2127/3140–543210

# Vorwort

Die Erkenntnis, daß Kinder keine kleinen Erwachsenen sind und folglich auch nicht
als solche behandelt werden dürfen, hat unter anderem dazu geführt, daß die Pädiatrie
der Notwendigkeit einer parenteralen bzw. enteralen bzw. gemischten Substitution
von Flüssigkeit, Mineralien und Nährstoffen bereits zu einem Zeitpunkt Beachtung
geschenkt hat, als entsprechende Erkenntnisse in der Erwachsenenmedizin – aus
welchen Gründen auch immer – noch keine klinisch relevanten Konsequenzen hatten.
Die Pädiatrie hat wiederum in den letzten Jahren Folgerungen aus der Erkenntnis
gezogen, daß selbst Neugeborene keine kleinen Kinder sind und folglich auch nicht als
solche behandelt werden dürfen.

Diesen beiden Statements wurde – gewissermaßen als Ausgangspunkt des Workshop
mit dem Thema „Grundlagen der Ernährungsbehandlung im Kindesalter" – ein drittes
Statement hinzugefügt: Kranke Kinder – gleichgültig welcher Altersstufe – sind nicht
identisch miteinander und dürfen folglich – speziell bezogen auf Infusionstherapie
und parenterale Ernährung – auch nicht identisch behandelt werden. Als geradezu
klassische Beispiele für eine derartige Aussage werden z. B. schwerstkranke Kinder
mit Enteritiden auf der einen Seite und schwersttraumatisierte bzw. operierte Kinder
auf der anderen Seite zitiert.

Die Stichhaltigkeit einer derartigen Hypothese mußte jedoch – und hier lag ein
Schwerpunkt des Workshop – überprüft werden, wobei insbesondere der Fragestellung
nachzugehen war, ob sich die möglicherweise altersspezifischen Reaktionsweisen beim
„konservativ" erkrankten Kind anders auswirken als beim „operativ" erkrankten, ob
nicht doch weitgehend identische pathophysiologische Verhaltensmuster erkennbar
sind, ob dementsprechend die Therapie in Abhängigkeit von der zugrundeliegenden
Erkrankung und dem Alter nicht doch uniform konzipiert und auch gehandhabt
werden kann.

Neben den Problemen des Wasser-Elektrolyt-Haushaltes bzw. der Wasser- und Elektro-
lytsubstitution kam für diese Überlegungen weiterhin der Erörterung der Kohlenhydrate und Proteine eine gewisse Schlüsselstellung zu. Nicht so selten wird argumen-
tiert, daß zumindest Neugeborene und Säuglinge essentiell auf die Applikation von
Glukose in ursprünglicher Form angewiesen sind, kaum jedoch Nutzen aus der
Applikation sogenannter Glukosepräkursoren (Sorbit, Fruktose, Xylit) ziehen könnten.
Von anderer Seite wiederum wird nachdrücklich darauf hingewiesen, daß zumindest
beim operierten oder traumatisierten Kind die Glukosepräkursoren vorübergehend
sehr viel besser verwertet werden könnten als Glukose selbst.

Einen recht breiten Raum mußte in diesem Zusammenhang auch der Begriff der
Fruktoseintoleranz im Hinblick auf die enterale und parenterale Substitution ein-
nehmen, wobei von vielen Klinikern Fruktose und damit auch der Zuckeralkohol
Sorbit zumindest für die parenterale Ernährung im frühen Kindesalter abgelehnt wird.
Auf der anderen Seite stehen die Kliniker, die noch nie eine Fruktoseintoleranz in der
Klinik beobachtet haben.

Das Fett als Bestandteil einer Ernährungsbehandlung nimmt sicherlich einen besonderen Stellenwert im Rahmen der parenteralen Ernährung im Kindesalter ein, wenngleich auch hier wieder unterschieden werden mußte zwischen den Bedingungen, wie sie bei „konservativen pädiatrischen Erkrankungen" anzutreffen sind, und solchen, wie sie in der postoperativen und posttraumatischen Phase bestehen können.

In der Erwachsenenmedizin wurde erst in den letzten Jahren der Schritt vom postoperativen „Trockenhalten" des Patienten zur adäquaten Infusionstherapie getan; er wurde nicht zuletzt dadurch erzwungen, daß die Häufigkeit des – und sei es nur passageren – postoperativen Nierenversagens eine Revision alter, überkommener Vorstellungen notwendig machte. Seitdem ist im großen und ganzen vom postoperativen Nierenversagen – selbst bei Standardeingriffen – kaum noch zu hören.

Im kinderchirurgischen Bereich hingegen kann man nach wie vor die Auffassung nachlesen, daß zumindest Neugeborene und Säuglinge im operativen Bereich auf der „trockenen Seite" gehalten werden müßten.

All diesen und vielen anderen Problemen war das Workshop gewidmet, dessen Ziel nur dadurch erreicht werden konnte, daß wiederum ein Kreis von interessierten Sachkennern zusammenkam, um zunächst eine Bestandsaufnahme darüber anzufertigen, was als gesichert und derzeit verbindlich angesehen werden darf. Ausgehend von diesem relativ sicheren Boden wurde sodann versucht, hier und dort ein weiteres sicheres Steinchen hinzuzulegen, von dem aus therapeutische und insbesondere klinisch verbindliche Empfehlungen für den Alltag abgegeben werden können. Schließlich sollte aber auch die Diskussion alle daran Interessierten anregen, den sicherlich weiten Bereich der noch weißen Flecken auf der Landkarte der Ernährungsbehandlung im Kindesalter zu erforschen und in absehbarer Zeit wirksam zu verkleinern.

Alle an dem Workshop Beteiligten haben die Diskussion gestaltet, die hier in zusammenfassender Form wiedergegeben ist. Wenn aus der intensiven Diskussion nicht zuletzt auch handfeste klinische Empfehlungen resultieren, so ist dies – nach Meinung aller Teilnehmer des Workshop – mit der Tatsache zuzurechnen, daß die anstehenden Probleme zugleich aus der Sicht der Pädiatrie, der Kinderchirurgie, der Biochemie, der Klinischen Chemie und der Anästhesiologie erörtert worden sind.

Der Firma Pfrimmer + Co. in Erlangen, die uns die Durchführung des Workshop ermöglichte, danken wir ebenso wie dem Springer-Verlag, der uns erneut geholfen hat, das Ergebnis dieses Workshop schon kurze Zeit nach der Veranstaltung zu publizieren.


Im Oktober 1977                                        Die Herausgeber

# Inhaltsverzeichnis

VIII

# Verzeichnis der Referenten und Diskussionsteilnehmer

*Prof. Dr. F. W. Ahnefeld*
Department für Anästhesiologie
der Universität Ulm
Steinhövelstraße 9
7900 Ulm (Donau)

*Dr. K. H. Altemeyer*
Department für Anästhesiologie
der Universität Ulm
Steinhövelstraße 9
7900 Ulm (Donau)

*Prof. Dr. K. D. Bachmann*
Kinderklinik der Westfälischen
Wilhelms-Universität
Robert-Koch-Straße 31
4400 Münster

*Prof. Dr. K. H. Bäßler*
2. Lehrstuhl des Physiologisch-
chemischen Instituts der
Universität Mainz
Saarstraße 21
6500 Mainz (Rhein)

*Prof. Dr. H.-H. Bode, M. D.*
Shriners Burns Institute
51 Blossomstreet
Boston/Massach. 02114 USA

*Dr. P. Dangel*
Leiter der Anästhesieabteilung
und Intensivbehandlungsstation
Kinderspital Zürich
Steinwiesstraße 75
CH-8032 Zürich

*Prof. Dr. W. Dick*
Department für Anästhesiologie
der Universität Ulm
Prittwitzstraße 43
7900 Ulm (Donau)

*Dr. H. Chr. Dominick*
Westfälische Wilhelms-Universität
Robert-Koch-Straße 31
4400 Münster

*Prof. Dr. P. Emmrich*
Klinikum der
Johannes-Gutenberg-Universität
Kinderklinik
Langenbeckstraße 1
6500 Mainz (Rhein)

*Dr. W. Fekl*
c/o Firma Pfrimmer & Co.
Hofmannstraße 26
8520 Erlangen

*Prof. Dr. A. Flach*
Kinderchirurgie
Universität Tübingen
Calwer Straße 7
7400 Tübingen

*Prof. Dr. Dr. A. Grünert*
Department für Anästhesiologie
der Universität Ulm
Abteilung für
Experimentelle Anästhesiologie
Oberer Eselsberg
7900 Ulm (Donau)

*Prof. Dr. M. Halmágyi*
Institut für Anästhesiologie
der Universität Mainz
Langenbeckstraße 1
6500 Mainz (Rhein)

*Dr. P. Jürgens*
Oberarzt am Allgemeinen Krankenhaus
St. Georg
Lohmühlenstraße 5
2000 Hamburg 1

Priv.-Doz. Dr. J. Kilian
Department für Anästhesiologie
der Universität Ulm
Steinhövelstraße 9
7900 Ulm (Donau)

Dr. H. Königswieser
Mautner Markhof'sches Kinderspital
der Stadt Wien
Baumgasse 75
A-1030 Wien

Dr. F. Pohlandt
Oberarzt am
Department Kinderheilkunde
der Universität Ulm
Prittwitzstraße 43
7900 Ulm (Donau)

Prof. Dr. K. Riegel
Kinderklinik
der Universität München
Lindwurmstraße 4
8000 München 2

Dr. E. Rittmannsberger
Mautner Markhof'sches Kinderspital
der Stadt Wien
Baumgasse 75
A-1030 Wien

Prof. Dr. K. Rommel
Abteilung Klinische Chemie
der Universität Ulm
Steinhövelstraße 9
7900 Ulm (Donau)

Dr. G. Schöch
Department für Anästhesiologie
der Universität Ulm
Steinhövelstraße 9
7900 Ulm (Donau)

Dr. W. Seeling
Department für Anästhesiologie
der Universität Ulm
Steinhövelstraße 9
7900 Ulm (Donau)

Prof. Dr. H. Truckenbrodt
Direktor der Universitäts-
Kinderklinik Erlangen
8520 Erlangen

Dr. L. Wille
Kinderklinik
der Universität Heidelberg
Voss-Straße 2
6900 Heidelberg

Prof. Dr. H. Wolf
Stadtkrankenhaus
Kinderklinik
Mönchebergstraße 41/43
3500 Kassel

Prim. Dr. P. Wurnig
Mautner Markhof'sches Kinderspital
der Stadt Wien
Baumgasse 75
A-1030 Wien

# Verzeichnis der Herausgeber

*Prof. Dr. Friedrich Wilhelm Ahnefeld*
Department für Anästhesiologie
der Universität Ulm
Steinhövelstraße 9, 7900 Ulm (Donau)

*Prof. Dr. Hans Bergmann*
Vorstand des Instituts für
Anästhesiologie des
Allgemeinen öffentlichen Krankenhauses
der Stadt Linz
A-4020 Linz

*Prof. Dr. Caius Burri*
Abteilung Chirurgie III
der Universität Ulm
Steinhövelstraße 9, 7900 Ulm (Donau)

*Prof. Dr. Wolfgang Dick*
Department für Anästhesiologie
der Universität Ulm
Prittwitzstraße 43, 7900 Ulm (Donau)

*Prof. Dr. Miklos Halmágyi*
Institut für Anästhesiologie
der Universität Mainz
Langenbeckstraße 1, 6500 Mainz

*Prof. Dr. Erich Rügheimer*
Institut für Anästhesiologie
der Universität Erlangen-Nürnberg
Maximiliansplatz 1, 8520 Erlangen

# Stoffwechselcharakteristika der Wachstumsphase und ihre Relevanz für die parenterale Ernährung

Von K. H. Bäßler

Die Stoffwechselbesonderheiten des Wachstumsalters lassen sich
am besten herausstellen durch den Vergleich mit dem Stoffwechsel im ausgewachsenen Zustand. Deshalb muß ich einleitend auf
ein paar Grundtatsachen des Stoffwechsels hinweisen. Der Stoffwechsel dient der Energieproduktion für die verschiedenen ener-
gieabhängigen Leistungen und der Erneuerung von abgebauter Kör-
persubstanz. Dieser ständige Abbau ist die Folge der Allgegen-
wart von Enzymen, und er muß durch eine Neusynthese im gleichen
Ausmaß kompensiert werden. Man bezeichnet das als "dynamisches
Gleichgewicht" der Körperbestandteile. Das Material für den Baustoffwechsel und für die Energiegewinnung muß mit der Nahrung
zugeführt werden. Da wir im ausgewachsenen Zustand steady state-
Verhältnisse haben, sich also Synthese und Abbau die Waage halten, ergibt sich die erforderliche exogene Zufuhr an Baumaterial
und Energielieferanten als die Summe aus den unvermeidlichen
Verlusten und dem, was für Arbeit benötigt wird. Wir sehen das
im ersten Schema auf der linken Seite (Abb. 1). Im Wachstumsalter überwiegt die Synthese über den Abbau. Es besteht also
ein zusätzlicher Bedarf an Material und Energie für Wachstum
und so setzt sich die erforderliche Zufuhr zusammen aus Material
zur Kompensation der Verluste, zur Ermöglichung von Arbeitslei-
stung und zur Bestreitung des Wachstums (Abb. 1, rechter Teil).

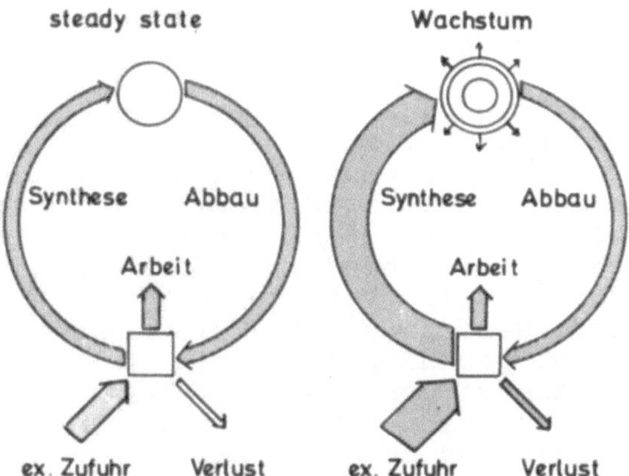


Abb. 1. Energie- und Baustoffwechsel im ausgewachsenen Zustand
und in der Wachstumsphase

Das Wachstum in der Neugeborenenperiode ist für das Überleben
essentiell, weil es gleichbedeutend ist mit der Reifung und
Entwicklung vitaler Strukturen. Während Unterernährung bei Er-

wachsenen zu Funktionsstörungen und Resistenzmangel führt, kann
es bei Kindern darüber hinaus - je jünger sie sind, um so mehr -
zu Entwicklungsstörungen, insbesondere auch des Gehirns führen.
"Erhaltungsbedarf" allein ist also in der frühen Kindheit nicht
zur Erhaltung des Lebens geeignet, weil es nur katabole Prozesse kompensiert, aber kein Wachstum ermöglicht. Es ist daher
nicht zweckmäßig, bei Neugeborenen vom Grundumsatz als "Standard"-
oder "Minimalbedarf" zu sprechen.

Diese Feststellungen müssen in Überlegungen über den Energiebedarf im Wachstumsalter mit eingehen und lauten als Frage formuliert: "Wie sieht der Bedarf für Wachstum energetisch und
stofflich aus?". Wenn man diese Frage eindeutig beantworten
könnte, wäre der größte Teil unseres Problems gelöst. Nun kommen aber noch einige Besonderheiten dazu. Auch beim Erwachsenen
haben wir steady state-Bedingungen streng genommen nur bei lang-
fristiger Betrachtung, kurzfristig gesehen jedoch nicht. Der
Grund dafür liegt darin, daß wir Energie laufend benötigen, Nahrung aber nur periodisch aufnehmen. Deshalb hat der Organismus
Vorräte angelegt, auf die er in den Pausen zwischen den Mahlzeiten zurückgreifen kann: Glykogendepots und Fettdepots und
ein kleines Polster an Protein. So pendelt also das Stoffwech-
selmuster ständig hin und her zwischen Verwertung von exogenem
Material und Speicherung von Überschüssen einerseits und Mobilisierung von Reserven und Verwertung dieses endogenen Materials
andererseits. Da die Glykogenreserven nur gering sind, gehört
zu diesen Umstellungen bei längeren Eßpausen auch die Umstellung von Kohlenhydratverwertung auf Fettverwertung und umgekehrt.
Das Funktionieren dieser Regulationsmechanismen ist also sehr
wichtig. Einen Einblick in diese Mechanismen können wir am besten
tun, wenn wir die Vorgänge beim Hungerstoffwechsel betrachten.
Nach Verbrauch der Glykogenreserven werden Fettsäuren aus den
Fettdepots mobilisiert. Diese Fettsäuren und ihr Abbauprodukt
Acetyl-Coenzym A sind nun für eine ganze Reihe von Stoffwech-
selumstellungen verantwortlich, die der Einsparung von Glukose
und Protein dienen. Ein erhöhter Blutspiegel an unveresterten
Fettsäuren verringert die Ansprechbarkeit der Muskulatur und
des Fettgewebes auf Insulin und drosselt die Glukoseaufnahme
dieser Gewebe, die anstelle dessen Fettsäuren oxidieren. Damit
wird Glukose eingespart für die obligat glukoseabhängigen Gewebe, insbesondere das ZNS. Aber auch die dort benötigte Glukose
muß irgendwoher genommen werden; da wir keine Vorräte mehr haben, muß sie aus Vorstufen produziert werden; solche Vorstufen
sind die glukoplastischen Aminosäuren. Das Signal für die Umstellung auf Glukoneogenese liefert Acetyl-CoA (Abb. 2). Acetyl-
CoA - durch die gesteigerte Fettsäurenoxidation vermehrt produziert - hemmt die Pyruvatoxidation (11) und stimuliert das
Schlüsselenzym der Glukoneogenese, die Pyruvatcarboxylase (19).
In denjenigen Geweben, die keine Pyruvatcarboxylase besitzen,
also nicht zur Glukoneogenese befähigt sind, wird der Glukose-
abbau auf der Stufe des Pyruvat gedrosselt und Laktat wird ans
Blut abgegeben (8). So bilden sich CORI-Zyklen aus, wie einer
zwischen Blutzellen und Leber ständig besteht (Abb. 3). Die am
CORI-Zyklus beteiligten, glukoseabbauenden Zellen setzen unter
diesen Bedingungen zwar Glukose unter Energiegewinnung zu Laktat um, aber in der Gesamtbilanz verbrauchen sie keine Glukose,

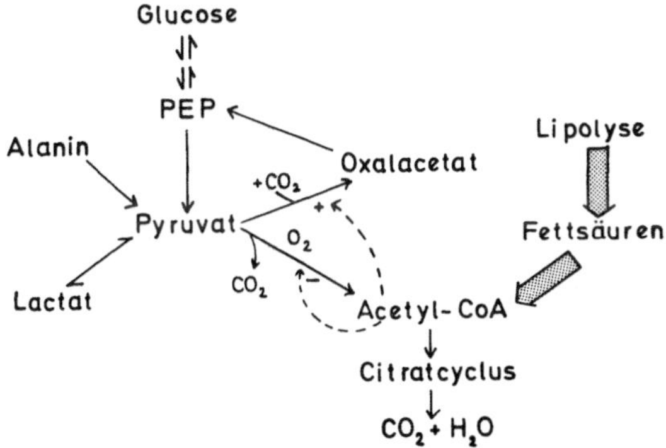


Abb. 2. Regulation von Glukoseendoxidation oder Glukoneogenese durch Acetyl-CoA

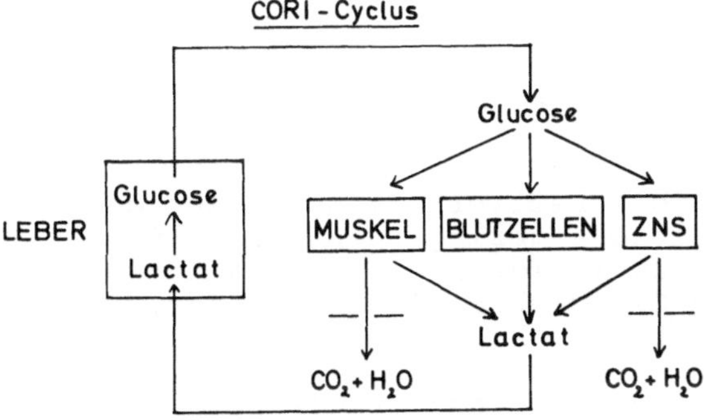


Abb. 3. Der CORI-Zyklus

weil Laktat in der Leber wieder zu Glukose aufgebaut wird. Dies ist also eine weitere Sparmaßnahme für Glukose und - besonders wichtig - letzten Endes ein proteinsparender Effekt, weil unter diesen Hungerbedingungen Glukose nur aus Aminosäuren gebildet werden kann.

Nun werden Sie fragen, wer bezahlt denn das alles, denn irgendwoher muß ja Energie für die Glukosesynthese in der Leber stammen. Diese Energie stammt aus der Oxidation der Fettsäuren, so daß also letzten Endes unter Hungerbedingungen auch die glukoseabhängigen Gewebe von der im Fett gespeicherten Energie leben. Eine weitere Sparmaßnahme wird durch Bildung von Ketonkörpern in der Leber ermöglicht. Ketonkörper fallen bei gesteigerter Fettsäurenoxidation zwangsläufig an und decken einen Teil des Energiebedarfes des Gehirns, so daß auch dadurch nochmal Glukose und damit Protein gespart wird. Wir sehen diese Umstellungen vom Stoffwechsel nach Nahrungsaufnahme auf Hungerstoffwechsel im Schema der Abb. 4.

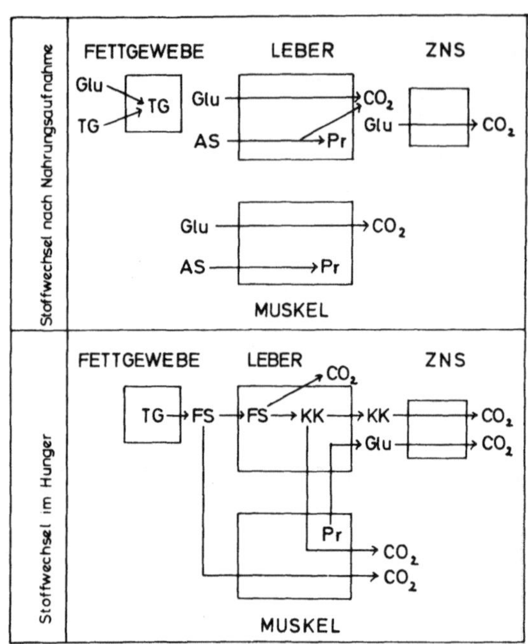


Abb. 4. Stoffwechselumstellung in der Hungerphase

Alles wird nur ermöglicht durch die Fettvorräte und dient dazu,
die Umwandlung von Protein zu Glukose gering zu halten. Sind
die Fettvorräte erschöpft, so funktionieren diese gesamten Sparmaßnahmen nicht mehr: Der volle Glukosebedarf des Gehirns, ca.
100 g/Tag, muß dann durch Glukose gedeckt werden und zu deren
Bildung werden etwa 200 g Protein benötigt. Infolge solcher hohen Proteinverluste ist dann die Überlebenszeit gering.

Übertragen wir die Problematik auf das Wachstumsalter, so müssen wir uns fragen, wie es mit den Vorräten an Kohlenhydrat und
Fett bei Frühgeborenen, Neugeborenen und Säuglingen bestellt
ist, und wir müssen untersuchen, ob die ganzen Regulationsvor-
gänge und Stoffwechselwege wie beim Erwachsenen funktionieren.
Schließlich wissen wir, daß beim Erwachsenen verschiedene Organe an verschiedenen Stoffwechselprozessen unterschiedlich beteiligt sind. Daher wäre es von Interesse zu wissen, wie Organ-
masse-Relationen bei Kindern verschiedenen Alters aussehen. Wenn
wir alle diese Punkte bedenken, dann können Stoffwechselbesonderheiten des Wachstumsalters folgende Ursachen haben:
1. Andere Vorratsverhältnisse.
2. Andere relative Anteile einzelner Organe am Gesamtstoffwech-
   sel.
3. "Unreife" mancher Stoffwechselwege.
4. Spezifische Wachstumsbedürfnisse (energetisch und stofflich).


1. Vorratsverhältnisse

Was wissen wir über Vorratsverhältnisse im Wachstumsalter? Hier gibt es natürlich ganz entscheidende altersabhängige Unterschiede. Bei Neugeborenen hängt es davon ab, ob wir es mit Frühgeborenen (Gestationsalter!) oder reifen Neugeborenen zu tun haben und wie der Geburtsverlauf war.

Während des intrauterinen Lebens wird der Energiebedarf vorwiegend aus dem Glukosestoffwechsel und zu einem kleinen Teil (6 - 8 %) aus Ketonkörpern gedeckt (7, 33). Nur unter pathologischen Bedingungen, wie z. B. Hypoxie und reduzierter fetoplazentarer Zirkulation, werden Glykogen und Fettvorräte des Feten mobilisiert.

Während der Geburt sinkt bei allen untersuchten Spezies der Leberglykogengehalt auf etwa 10 % des ursprünglichen Wertes ab (7). Beim Menschen dürfte dies kaum anders sein. Nach der Geburt steigt der Energiebedarf infolge der Anpassung an die neue Umgebung an und wird nach dem raschen Verbrauch der geringen Glykogenvorräte aus den Fettdepots gedeckt. Die Plasmakonzentrationen an unveresterten Fettsäuren, Ketonkörpern und Glyzerin sind erhöht, bis der Energiebedarf ausreichend durch Nahrungszufuhr befriedigt wird (22).

Neugeborene besitzen also den für Fettverwertung erforderlichen Apparat und dementsprechend konnte auch festgestellt werden, daß selbst einen Tag alte Frühgeborene infundierte Fettemulsionen ausgezeichnet verwerten (14, 23, 32, 38).

Tabelle 1. Vorräte bei Neugeborenen und Erwachsenen

| | Reifes Neugeborenes 3,5 kg | | Erwachsener Mann 70 kg | |
| | % Feucht-gewicht | absolut (g) | % Feucht-gewicht | absolut (g) |
| --- | --- | --- | --- | --- |
| Protein | 12 | 420 | 16 | 11.200 |
| Fett | 12 | 420 | 16 | 11.200 |
| Glykogen | | | | |
| Leber | – | bis 23[+] | – | bis 100 |
| Muskulatur | – | bis 26 | – | bis 300 |

[+]Werte unmittelbar vor der Geburt

Tabelle 1 gibt einen Überblick über die durchschnittlichen Vorräte bei reifen Neugeborenen im Vergleich zum Erwachsenen (nach Daten von 5, 7, 36). In Tabelle 2 ist ausgerechnet, wie lange diese Vorräte reichen können, wenn man für das Neugeborene einen Energieumsatz von 120 kcal/kg und Tag und für den Erwachsenen von 2.400 kcal/Tag annimmt. Man sieht bereits aus dieser Berechnung, daß die kindlichen Vorräte nur für einen viel kürzeren Zeitraum ausreichen. Nun muß aber dazu gesagt werden, daß diese auf rein analytischen Daten basierenden Berechnungen ein schiefes Bild ergeben, welches für das Neugeborene nur im Opti-

Tabelle 2. Reichweite der Energievorräte

|  | Reifes Neugeborenes 3,5 kg | Erwachsener Mann 70 kg |
|---|---|---|
| Energieumsatz pro Tag | 420 kcal | 2.400 kcal |
| Kohlenhydratvorrat   g | 40 | 400 |
| kcal | 160 | 1.600 |
| Verbrauchsdauer | 9 h | 16 h |
| Fettvorrat   g | 420 | 11.200 |
| kcal | 3.780 | 100.800 |
| Verbrauchsdauer | 9 Tage | 42 Tage |

malfall zutrifft, für die meisten Fälle aber eine viel zu günstige Situation vortäuscht. Der Glykogengehalt ist vor der Geburt, am Termin, ermittelt (7) und dürfte nach der Geburt weitgehend erschöpft sein. Die Fettdepots sind nur zum Teil mobilisierbar, weil ein nicht genau bekannter Anteil in lebenswichtigen Strukturen fixiert ist. Vom Proteinvorrat ist nicht mehr als maximal 1 % ohne nachteilige Effekte mobilisierbar (13). Wir können also die analytisch ermittelten Vorräte gar nicht voll in Rechnung stellen. Selbst wenn ein reifes Neugeborenes einen relativ großen Fettvorrat besitzt, muß es bei fehlender Nahrungszufuhr Protein mobilisieren, um den Glukosebedarf des Gehirns zu decken. Wie oben geschildert, würde das im Gegensatz zum Erwachsenen bereits eine Gefährdung bedeuten. Bedenkt man ferner, daß unreife Neugeborene so gut wie keinen Fett- und Kohlenhydratvorrat besitzen, so sieht man aus dieser Vorratsbetrachtung, daß die vorhin beim Erwachsenen beschriebenen Mechanismen zur Adaptation an Hunger beim Neugeborenen häufig aus Mangel an Substanz nicht entsprechend funktionieren können. Künstliche Ernährung ist deshalb bei Unmöglichkeit normaler Ernährung viel rascher und dringender erforderlich als beim Erwachsenen.


## 2. Organproportionen

Tabelle 3, aus einem Artikel von GHADIMI entnommen (13), zeigt den relativen Anteil verschiedener Organe am Körpergewicht und am Gesamtstickstoff bei Feten, Neugeborenen und Erwachsenen. Während Leber, Niere und Gehirn bei der Geburt 19 % des Körpergewichtes ausmachen, sind es beim Erwachsenen nur 4,5 %. Umgekehrt macht die Muskulatur beim Neugeborenen 25 % und beim Erwachsenen etwa 43 % des Körpergewichtes aus. Der Anteil der viszeralen Organe am Gesamtstickstoff nimmt im Laufe der Entwicklung vierfach - von 11,1 auf 3,1 % - ab, während der Anteil des Muskelstickstoffs von 23 auf 38,6 % steigt. Im Vergleich zum Erwachsenen ist also der Anteil der viszeralen Organe im Verhältnis zur Muskulatur wesentlich größer. Es ist wohl nicht unvernünftig anzunehmen, daß diese Organe einen etwas anderen Aminosäurenbedarf und -umsatz haben als die Muskulatur und daß

Tabelle 3. Anteil verschiedener Gewebe an Körpergewicht und Stickstoffgehalt (Nach H. GHADIMI (13))

|  | Fetus (20 - 22 Wochen) | | Neugeborenes | | Erwachsener | |
|  | % des Körpergewichtes | Gesamt-N | % des Körpergewichtes | Gesamt-N | % des Körpergewichtes | Gesamt-N |
|---|---|---|---|---|---|---|
| Leber | 4,0 | 6,7 | 5,0 | 5,0 | 2,0 | 1,7 |
| Nieren | 0,7 | 0,7 | 1,0 | 0,8 | 0,5 | 0,4 |
| Gehirn | 13,0 | 8,2 | 13,0 | 5,3 | 2,0 | 1,0 |
| Summe | 17,7 | 15,6 | 19,0 | 11,1 | 4,5 | 3,1 |
| Skelettmuskel | 25,0 | 28,6 | 25,0 | 23,0 | 43,0 | 38,6 |

durch diese Proportionsverschiebungen ein Teil des Unterschieds im Aminosäurenbedarf, insbesondere hinsichtlich des Aminosäurenmusters, zwischen Kindes- und Erwachsenenalter zu erklären ist.

## 3. "Reifung" von Stoffwechselprozessen

Die verschiedenen Stoffwechselwege entwickeln sich entsprechend der Synthese der zugehörigen Enzyme in verschiedenen Zeitabschnitten des Fetallebens. Manche Prozesse kommen erst perinatal oder nach der Geburt zur vollen Ausreifung. Geht man davon aus, daß die verschiedenen Enzyme in fest programmierten Zeitabschnitten des Fetallebens auftreten - und dafür spricht vieles, was man an Daten hat -, so ist zu erwarten, daß solche Enzyme, die für einen späteren Zeitpunkt programmiert sind, bei unreifen Frühgeborenen noch nicht ausreichend entwickelt sind. Man weiß über diese Fragen noch ziemlich wenig und die meisten Daten stammen verständlicherweise aus Tierversuchen und können wegen der extrem unterschiedlichen Gestationsdauer der verschiedenen Spezies nicht ohne weiteres auf den Menschen übertragen werden. Ich beschränke mich hier auf Angaben, die an menschlichen Feten bestätigt worden sind.

Der niedrige Blutglukosespiegel bei Frühgeborenen ist auf eine unzureichende Glukoneogenese zurückzuführen. Bei den meisten Tierspezies tritt die Glukoneogenese erst ein bis zwei Tage nach der Geburt in Erscheinung (39). Für die Glukoneogenese sind über die bidirektionalen Glykolyseenzyme hinaus drei unidirektionale Enzyme erforderlich: Pyruvatcarboxylase, Phosphoenolpyruvatcarboxykinase (PEP-Carboxykinase) und Fructosediphosphatase (FDP-ase).

RÄIHÄ und LINDROS (29) haben nachgewiesen, daß bei der Entwicklung dieser Enzyme beim Menschen ähnliche Verhältnisse wie bei der Ratte vorliegen. Die Pyruvatcarboxylase hat nach zwei bis drei Monaten Tragzeit etwa zwei Drittel der Erwachsenenwerte in der Leber erreicht. Es findet sich kein rapider postnataler Anstieg. Die FDP-ase erreicht schon in früher Fetalzeit 20 % der Erwachsenenwerte und steigt graduell weiter an. Die Aktivität der PEP-Carboxykinase erreicht in einem Fetalalter von zwei bis drei Monaten nur 10 % der Erwachsenenwerte und steigt auch bis zu sieben Monaten nur geringfügig an. Dagegen kommt es zu einem raschen postnatalen Anstieg. Sie ist also das letzte der Schlüsselenzyme der Glukoneogenese, welches während der Fetalentwicklung entsteht und dürfte perinatal für die Kapazität zur Glukoneogenese verantwortlich sein. Wir haben also, was den Kohlenhydratstoffwechsel betrifft, bei Neugeborenen und insbesondere bei Frühgeborenen mit einer begrenzten Kapazität zur Glukoneogenese zu rechnen. Dies betrifft die Glukosebildung aus Vorstufen wie Laktat und Alanin, während Vorstufen, die oberhalb des Engpasses in den Glukosestoffwechsel einmünden, wie Glyzerin, andere Polyalkohole und Fruktose, ohne Schwierigkeiten Glukose liefern können.

Die Abbauwege für Glukose funktionieren schon im frühen Fetalleben, sie dienen ja im wesentlichen der Energieversorgung des

Feten. Auch der Pentosephosphat-Shunt, der als Voraussetzung
für Syntheseleistungen unentbehrlich ist, zeigt in denjenigen
Geweben menschlicher Feten, in denen er auch im Erwachsenenalter eine Rolle spielt, bereits in der achten Woche des Fetallebens volle Aktivität (35). Indirekt spricht für seine Funktion, daß die Fähigkeit zur Xylitverwertung bei Frühgeborenen
größer ist als bei Neugeborenen und weiterhin zum Erwachsenenalter noch leicht abnimmt (1, 37).

Im Bereich des Aminosäurenstoffwechsels ist Cystathionase ein
Enzym, das in der fetalen Leber und im Gehirn fehlt (12, 34).
Bei Frühgeborenen persistiert die geringe Aktivität einige Zeit,
so daß Cystein bzw. Cystin, welches sonst über Cystathionase
aus Methionin entsteht (siehe Abb. 6), in der Neugeborenenperiode als essentiell angesehen werden muß. Aus dem gleichen Grund
findet man bei Frühgeborenen bei proteinreicher Ernährung eine
Hypermethioninämie.

Bei unreifen Neugeborenen findet man eine vorübergehende Hyper-
tyrosinämie. Dies liegt daran, daß der Abbauweg für Tyrosin
nicht voll funktioniert, weil eines der Enzyme, p-Hydroxyphenyl-
pyruvatoxidase, in einer inaktiven Form vorliegt (etwa 10 % der
Erwachsenenwerte), die in vitro durch Präinkubation mit Askor-
binsäure aktiviert werden kann (28). Deshalb ist auch die Serum-
tyrosinkonzentration nach Proteinbelastung als biochemischer
Parameter für die Bestimmung des Gestationsalters vorgeschlagen
worden (30).

Eine weitere, im Wachstumsalter essentielle Aminosäure ist
Histidin. Auf dieses Problem werde ich später noch eingehen.


## 4. Spezifische Wachstumsbedürfnisse

Zum Wachstum benötigt man über den Erhaltungsbedarf und den Bedarf für Aktivität hinaus Energie und Baumaterial. Entsprechend
dem Verlauf des Wachstums ist dieser zusätzliche Bedarf beim
Neugeborenen besonders hoch, um dann allmählich abzunehmen. Während bei einem 4,6 kg schweren Säugling der Energiebedarf für
Wachstum rund 25 % des Gesamtumsatzes ausmacht, ist dieser Anteil bei einem 9,6 kg schweren Kind bereits auf etwa 6 % zurück-
gegangen (26); dafür nimmt aber der Anteil für den Erhaltungs-
stoffwechsel entsprechend der Körpermasse zu. Für die Neubildung
von 1 g Gewebe (damit ist hier der Durchschnitt der Körpergewe-
be gemeint; für einzelne Gewebe gelten sicher etwas unterschiedliche Verhältnisse) kann man mit einem Energiebedarf von 5 -
5,4 kcal rechnen (5, 17). Als Energiebedarf für die Synthese
von 1 g Fett findet KIELANOWSKI (20) bei Untersuchungen an Fer-
keln 13 kcal, für 1 g Protein 16 kcal. BURMEISTER (4, 5) hat
eine elegante Methode entwickelt, bei Neugeborenen aufgrund der
Kaliumakkumulation die Zunahme der Zellmasse zu berechnen. Auf
der Basis seiner Daten kommt man zu einem Energiebedarf von etwa 17 kcal für die Synthese von 1 g Protein. Ältere Angaben über
den Energiebedarf für die Proteinsynthese liegen zwischen 23 und
30 kcal/g Protein (2, 26). Die möglichen Gründe für diese höheren Werte können hier nicht in extenso diskutiert werden.

Sinngemäß gilt für die stofflichen Aspekte der Wachstumsphase
das gleiche wie für die energetische Seite. Die stofflichen Besonderheiten sind in der Neugeborenenperiode besonders stark
ausgeprägt und treten dann, entsprechend der Wachstumsgeschwindigkeit, allmählich zurück. Ich möchte mich wegen der begrenzten Zeit auf den wichtigsten Teil, nämlich den Aminosäurenbedarf beschränken.

Es ist vielleicht ganz zweckmäßig einmal klarzustellen, worauf
die Empfehlungen des FAO/WHO-Committee für den Aminosäurenbedarf von Kindern beruhen. Es gibt dafür zwei Quellen. Eine davon ist die Untersuchungsreihe von HOLT und SNYDERMAN (16), die
Aminosäurenmischungen verfütterten, bei denen jede essentielle
Aminosäure variiert werden konnte. Bei unterschiedlichen Mengen
an jeweils einer essentiellen Aminosäure wurden Wachstum und
Stickstoffretention gemessen. Die Gesamtstickstoffzufuhr war
äquivalent 3 g Protein/kg/Tag. Die Zahl der Individuen war gering, die Unterschiede waren groß. Deshalb wurden jeweils die
höchsten Werte verwendet. Die andere Quelle, FOMON und FILER
(10), fütterten 22 Kinder mit Milch-Formula-Diäten, deren Ami-
nosäurenzusammensetzung bestimmt wurde. 19 Kinder entwickelten
sich normal. Deren Aminosäurenaufnahme wurde als adäquat angesehen. Diese Werte können also sowohl am als auch über dem Bedarf liegen. Die FAO/WHO-Kommission wählte aus den beiden Quellen jeweils den niedrigsten Wert als Vorschlag. Auf dieser relativ schwachen Basis stehen wir, und es muß hinzugefügt werden, daß entsprechend experimentell untermauerte Daten für Kinder von ein bis zehn Jahren und ab 12 Jahren nicht existieren.
Ich möchte deshalb jetzt nur herausstellen, in welchen Berei-
chen Unterschiede zwischen Kindern und Erwachsenen zu erwarten
sind, ohne quantitative Aussagen zu machen. Sicher ist, daß
nicht nur der Gesamtbedarf an Aminosäuren pro kg Körpergewicht
beim Kind höher ist als beim Erwachsenen, sondern auch der Anteil der essentiellen Aminosäuren am gesamten Aminosäurenbedarf
(21): Vom Neugeborenen- bis zum Erwachsenenalter nimmt der Proteinbedarf um den Faktor 4, der Bedarf an essentiellen Aminosäuren jedoch um den Faktor 10 ab. Dies wird noch dadurch kompliziert, daß sich auch der Bedarf der einzelnen essentiellen
Aminosäuren in unterschiedlichem Ausmaß ändert. Wir können das
aus Versuchen von HEGSTED schließen, der aus Regressionsanaly-
sen die Änderung des Bedarfes an einzelnen essentiellen Aminosäuren beim Übergang von ausgeglichener Stickstoffbilanz zu po-
sitiver Bilanz berechnet hat (15).

Tabelle 4 zeigt für die einzelnen Aminosäuren die prozentuale
Bedarfszunahme für den Übergang von einer ausgeglichenen zu einer positiven N-Bilanz von 0,5 g N/Tag. Dies bedeutet also, daß
ein für das Wachstum optimales Protein ein anderes Aminosäurenmuster haben muß als ein Protein, welches zur Erhaltung des Pro-
teinbestandes bestimmt ist, und daß der Unterschied um so größer
sein wird, je größer der Anteil des Wachstums am Proteinhaushalt
ist. Die Erklärung liegt in erster Linie darin, daß einzelne essentielle Aminosäuren im unterschiedlichen Ausmaß neben der Funktion als Proteinbaustein noch andere Aufgaben haben, die mit dem
Wachstum verknüpft sind. So wird z. B. Methionin auch zur Synthese von Cystein und für zahlreiche Methylierungsreaktionen

Tabelle 4. Aminosäurenbedarf für eine ausgeglichene und positive N-Bilanz. Aus Regressionslinien berechnet (15)

| | Bedarf (mg AS/Tag) Bilanz | | % Zunahme |
|---|---|---|---|
| | ausgeglichen | positiv + 0,5 g N | |
| Tryptophan | 168 | 270 | 160 |
| Phenylalanin | 258 | 550 | 213 |
| Threonin | 375 | 1.750 | 465 |
| Isoleucin | 550 | 1.700 | 310 |
| Lysin | 544 | 1.750 | 321 |
| Methionin | 700 | 3.450 | 493 |
| Valin | 622 | 1.000 | 161 |
| Leucin | 727 | 2.600 | 357 |

benötigt, während Lysin praktisch nur als Proteinbaustein dient.
Wir sind noch nicht am Ende der Schwierigkeiten. Es kommt hinzu, daß aus bekannten Gründen das optimale Aminosäurenmuster bei
parenteraler Zufuhr anders aussehen muß als bei oraler Zufuhr.
Bedenkt man dies alles, so bleibt eigentlich für den Zweck der
parenteralen Ernährung im Wachstumsalter vorläufig nichts anderes übrig, als brauchbare Lösungen in tastenden Versuchen pragmatisch zu ermitteln, wobei insbesondere Gewichtszunahme, N-Bilanz, Proteinstatus und Plasmaaminosäurenmuster als Kontrollfaktoren dienen können. Solche Untersuchungen erbrachten als
wichtige Erkenntnis, daß einzelne Aminosäuren, die für den Erwachsenen als nichtessentiell gelten, im Wachstumsalter entweder essentiell oder semiessentiell sind, d. h. daß ihre Zulage
die N-Bilanz deutlich bessert. Dies hat seine Ursache offenbar
darin, daß die Geschwindigkeit ihrer Bildung limitierend werden
kann, besonders wenn unter Wachstumsbedingungen der Bedarf steigt.
Sehen wir uns doch einmal in Tabelle 5 die einzelnen nichtessentiellen Aminosäuren und den Modus ihrer Bildung an. Die nichtessentiellen Aminosäuren sind hier etwa in der Reihenfolge abnehmender Leichtigkeit ihrer Bildung aufgelistet. Nur drei können durch einfache Transaminierung gebildet werden: Alanin, Glutamat, Aspartat. Auch für die Bildung von Serin sind die Voraussetzungen gut, es entsteht aus Glukose über 3-Phosphoglycerat →
3-Phosphoenolpyruvat. Nun folgen Aminosäuren, deren Biosynthese
von der Verfügbarkeit anderer Aminosäuren abhängt, und am Ende
steht Histidin, welches wahrscheinlich von keinem Säugetier synthetisiert werden kann und deshalb essentiell ist; ich werde
darauf gleich eingehen. Lassen wir nun ganz rasch und skizzenhaft die Stellung dieser Aminosäuren im Stoffwechsel mit dem
Weg ihrer Bildung und den Wegen ihrer Verwertung vorbeiziehen.
Abb. 5 zeigt, daß Tyrosin endogen nur produziert werden kann,
wenn ausreichend Phenylalanin vorhanden ist. Umgekehrt hängt
deswegen der Phenylalaninbedarf auch vom Tyrosingehalt eines
Nahrungsproteins oder Aminosäurengemisches ab. Außer als Eiweißbaustein wird Tyrosin für die Bildung einer Reihe von anderen

Substanzen benötigt. Auf die im Fetalleben relativ späte Aus-
bildung der vollen Kapazität des Abbauweges über Homogentisin-
säure ist schon hingewiesen worden.


Tabelle 5. "Nichtessentielle" Aminosäuren

| | |
|---|---|
| Alanin: | Durch Transaminierung aus Pyruvat |
| Glutamat: | Durch Transaminierung aus Ketoglutarat |
| Aspartat: | Durch Transaminierung aus Oxalacetat |
| Serin: | Aus Glukose über 3-Phosphoglycerat |
| Tyrosin: | Nur aus Phenylalanin |
| Cystein: | Nur aus Methionin |
| Arginin: | Nur aus Ornithin |
| Prolin: | Nur aus Glutamat     Synthese limitiert |
| Glycin: | Nur aus Serin (Cholin, Threonin) |
| Histidin: | Synthese wahrscheinlich unmöglich |

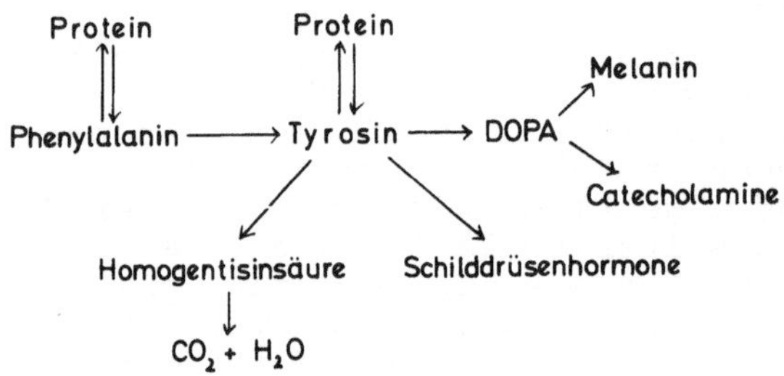


Abb. 5. Stoffwechsel von Phenylalanin und Tyrosin

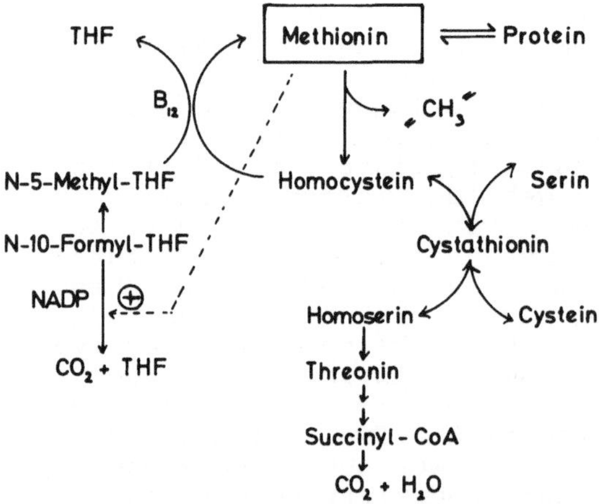


Abb. 6. Stoffwechselzusammenhänge zwischen Methionin und Cystein

Abb. 6 zeigt, daß Cystein nur aus einer essentiellen Aminosäure, dem Methionin, entstehen kann und nur nachdem sich sehr
spät in der Fetalentwicklung Cystathionase ausgebildet hat. Wie
der Bedarf an Phenylalanin und Tyrosin ist also auch der Bedarf
an Methionin und Cystein eng gekoppelt. Auf die verschiedenen
Funktionen von Methionin sind wir schon vorhin eingegangen.

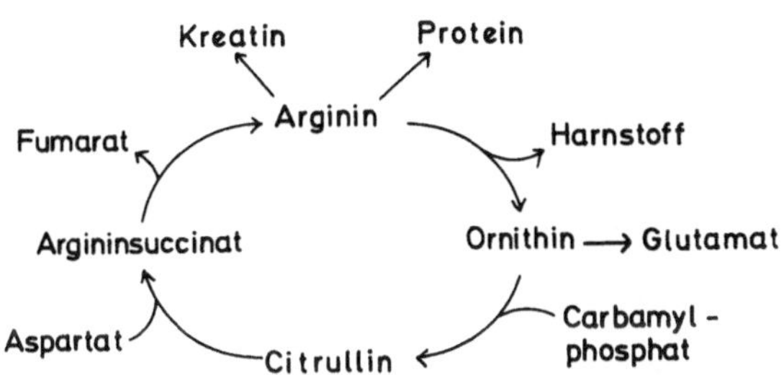

Abb. 7. Stoffwechsel von Arginin


Arginin (Abb. 7) kann nur über den Harnstoffzyklus entstehen.
Arginin wird aber auch zur Proteinsynthese und Kreatinsynthese
abgezweigt und Ornithin wird aus dem Harnstoffzyklus zum Abbau
über Glutamat abgezweigt. Ein so entstandenes Defizit kann nur
durch Argininzufuhr oder durch Synthese von Ornithin aufgefüllt
werden. Die Synthese von Ornithin scheint jedoch limitiert zu
sein (Abb. 8). Man weiß über die Verhältnisse beim Säugetier
wenig, kann aber aus Analogie zum Bakterienstoffwechsel annehmen, daß die Carboxylgruppe von Glutamat phosphoryliert werden
muß, damit die Reduktion zum Semialdehyd möglich ist, und daß
eine N-Acetylierung des Glutamatsemialdehyds erforderlich ist,
damit keine Zyklisierung zu Pyrrolidencarbonsäure eintritt. Die
Abb. 8 zeigt auch die Verhältnisse für Prolin. Bei dessen Biosynthese dürfte die Bildung des Glutamatsemialdehyds der limi-
tierende Schritt sein, eventuell auch die Umkehr der Oxidation
zu Pyrrolidencarbonsäure.

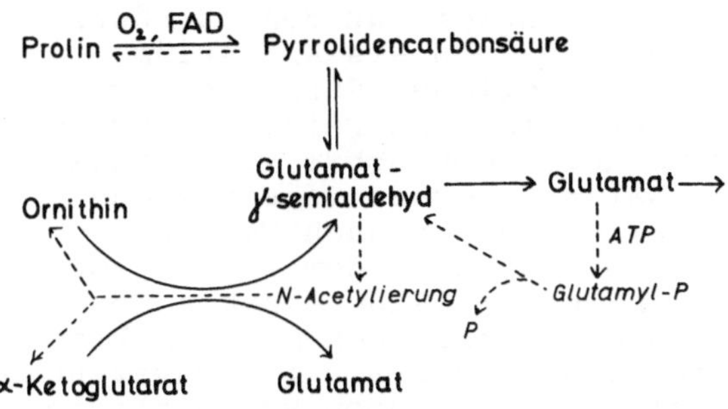

Abb. 8. Stoffwechsel von Ornithin und Prolin

14

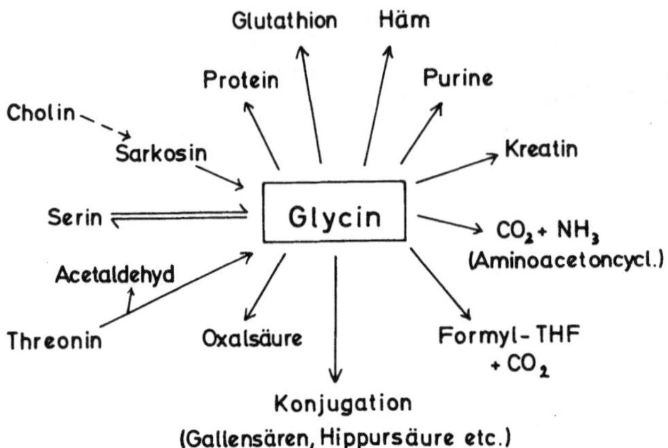


Abb. 9. Stoffwechsel von Glycin


Eine der merkwürdigsten Aminosäuren ist Glycin (Abb. 9). Für
Glycin hat man lange Zeit gar keinen Abbauweg gekannt. Dagegen
gibt es zahlreiche Synthesereaktionen, an denen Glycin als Bau-
stein beteiligt ist. Als Vorstufe kommt hauptsächlich Serin in
Frage, in geringem Umfang auch Cholin über Betain und seine
Demethylierungsreaktionen, oder auch Threonin. Man sieht gerade an diesem Beispiel, wie eng der Bedarf an einer Aminosäure
jeweils mit dem an anderen Aminosäuren verflochten ist.

Nun bleibt uns das Histidinproblem. Die Lehrbuchmeinung heißt,
Histidin ist für die Ratte, für Kinder und für Patienten mit
Niereninsuffizienz essentiell, für gesunde Erwachsene dagegen
nicht. Geht man der Sache auf den Grund, so stellt man fest,
daß von den zahlreichen Enzymen der außerordentlich komplizier-
ten Biosynthese von Histidin, deren Ablauf in Pflanzen und Mi-
kroorganismen bekannt ist, keines in einem Säugetier oder gar
beim Menschen nachgewiesen worden ist. Dies dürfte nicht nur
an dem geringen Interesse vieler Biochemiker für Säugetiere
liegen. Mit größter Wahrscheinlichkeit kann der Mensch Histidin
nicht synthetisieren. Wie ist es dann zu erklären, daß beim gesunden Erwachsenen kein Histidinbedarf festgestellt wurde? Entsprechende Versuche mit Weglassen von Histidin wurden nur kurzfristig (acht bis zehn Tage) durchgeführt und als Kriterium
wurde die N-Bilanz, ein relativ unempfindlicher Parameter, verwendet. Die Erhaltung der N-Bilanz bei histidinfreier Ernährung
könnte über einen gewissen Zeitraum durch den Abbau von Carnosin
und Hämoglobin ermöglicht werden. Dafür sprechen verschiedene
Beobachtungen. NASSET und GATEWOOD (24) fanden nach Weglassen
von Histidin aus einer Aminosäurenmischung nach dem Volleimuster
bei Ratten eine negative N-Bilanz und eine 17%ige Abnahme des
Hämoglobinspiegels. Die gleichen Autoren berechnen aus den klassischen Versuchen von ROSE (31) folgendes: Bei einer der Versuchs-
personen fiel der Hämoglobinspiegel nach Weglassen von Histidin im
Laufe von acht Tagen von 15,2 auf 14,7 g/100 ml ab. Dies entspricht einer Freisetzung von ca. 240 mg Histidin pro Tag, welches ausreichen könnte, um die N-Bilanz aufrechtzuerhalten. Der

Hämoglobinspiegel ist im Hinblick auf den Histidinbedarf ein
viel empfindlicheres Kriterium als die N-Bilanz.

Ich möchte den Kern dieser Überlegungen zum Aminosäurenstoffwechsel noch einmal kurz zusammenfassen: Wenn in der Wachstumsphase manche Aminosäuren, die beim Erwachsenen als nichtessentiell gelten, einen positiven Einfluß auf Wachstum und N-Bilanz
haben, so liegt das (wenn wir jetzt einmal vom Reifungsproblem
bei Frühgeborenen absehen) daran, daß die begrenzte Kapazität
zur Biosynthese dem höheren Bedarf für das Wachstum nicht gerecht wird. In diesem Zusammenhang sei an eine Tatsache erinnert, die diejenigen Mediziner, die sich mit parenteraler Ernährung beschäftigen, vielfach schon ganz vergessen haben: Bei
normaler oraler Ernährung lebt man niemals von Proteingemischen,
in denen mehrere nichtessentielle Aminosäuren völlig fehlen.


In den letzten Jahren wird zunehmend das Verhalten des Plasmaaminosäurenspiegels als Hinweis auf geeignete Zusammensetzung
eines infundierten Aminosäurengemisches gewertet (3, 17, 18).
Lassen Sie mich daher zum Abschluß noch kurz auf diesen Komplex
eingehen.

Wenn man bestrebt ist, Verzerrungen des Aminosäurenmusters im
Plasma zu vermeiden, so steht hinter diesem Wunsch die Tatsache,
daß exzessive Anstiege bestimmter Aminosäuren durch Hemmung der
Proteinsynthese in lebenswichtigen Gehirnstrukturen die normale
strukturelle Entwicklung behindern (6). Dies jedenfalls ist die
Erfahrung, die man aus Zuständen bei angeborenen Defekten des
Aminosäurenstoffwechsels gemacht hat. Diese Vorstellung darf
aber keinesfalls dazu führen, im Plasmaaminogramm das einzige
Kriterium für die Entwicklung von Aminosäurenlösungen zu sehen;
es ist vielmehr nur ein zusätzlicher Parameter neben N-Bilanz,
Hämoglobinstatus, Proteinstatus u. a.. Es gibt keinen anderen
Metaboliten, dessen Blutspiegelverhalten so komplex, kompliziert
und im Hinblick auf Ursache und Wirkung schwer überschaubar ist
wie bei den Aminosäuren. Was weiß man darüber? Wir können hier
gerade den allerersten Beginn von Erkenntnissen in Teilbereichen
registrieren. Aminosäuren werden im Blut in verschiedenen Richtungen zwischen verschiedenen Geweben transportiert und ausgetauscht. Diese Vorgänge dienen überwiegend dem Transport von
Ammoniak in Form von Aminogruppen und der energetischen Homöostase, und hinter diesen mengenmäßig überwiegenden Verschiebungen versteckt sich ein nicht genau bekannter Anteil an Transport zum Zwecke der Proteinsynthese. Mit großer Wahrscheinlichkeit treffen für nahezu jede Aminosäure besondere Verhältnisse
zu. Bisher weiß man nur folgendes (Übersicht bei 9): In der Hungerphase 10 - 20 h nach Nahrungsaufnahme kommt es aus Skelettmuskulatur und Herzmuskel zu einer Freisetzung von Aminosäuren,
unter denen Glutamin und Alanin mehr als 50 % ausmachen. Dagegen findet man geringe Aufnahmen von Serin, Cystin und Glutamat.

Das Splanchnikusgebiet verhält sich insgesamt komplementär zur
Muskulatur. Im Bereich des Darmes wird Glutamin aufgenommen und
dafür Alanin abgegeben. Die Leber nimmt das gesamte Alanin aus
Muskulatur und Darm auf. Sie nimmt ferner Serin, Threonin, Gly-

cin und in kleineren Mengen alle glukogenen Aminosäuren auf,
jedoch nicht verzweigte Aminosäuren. Die Niere nimmt Glutamin,
Prolin und Glycin auf und setzt Serin und Alanin frei. Das Gehirn nimmt alle Aminosäuren auf, wobei die Aufnahme der verzweigten Aminosäuren diejenige aller anderen Aminosäuren überwiegt.

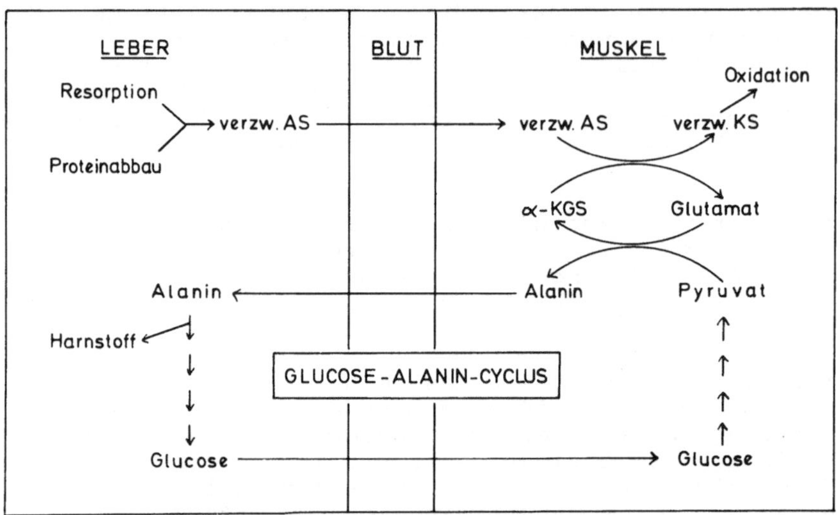


Abb. 10. Der Glukose-Alanin-Zyklus und die verzweigten Aminosäuren

Die nähere Untersuchung dieser Austauschvorgänge hat zur Beschreibung des Glukose-Alanin-Zyklus geführt (Abb. 10). Glukose
liefert über Pyruvat das Kohlenstoffskelett für Alanin. Die
Aminogruppe stammt aus den verzweigten Aminosäuren, deren Oxidation einen Teil des Energiebedarfes der Muskulatur deckt und
zu etwa 20 - 30 % am Sauerstoffverbrauch der Muskulatur beteiligt ist (25). Der größte Teil des Alanin im Plasma dient also
nicht der Proteinsynthese, sondern dem Stickstofftransport von
der Muskulatur zur Leber. Der Glukose-Alanin-Zyklus macht quantitativ etwa 50 % des CORI-Zyklus aus. Alanin im Plasma steigt
an bei Muskelarbeit, zwei- bis dreifach nach Glukose + Insulin
(im Gegensatz zu allen anderen Aminosäuren, die dabei abfallen)
und bei Stoffwechselsituationen, die zu einer Erhöhung des Pyru-
vatspiegels führen. Alanin fällt ab bei Störungen der Glukoseverwertung durch die Muskulatur und bei Störungen des Abbaues
verzweigter Aminosäuren. Wahrscheinlich sind manche unerklär-
baren Fälle von hypoglykämischer Ketose bei Kindern nach nur
kurzem Nahrungsentzug auf unzureichende Fähigkeit zur Steigerung der Verwertung von verzweigten Aminosäuren im Muskel zurückzuführen, denn man findet gleichzeitig erhöhte Spiegel an
verzweigten Aminosäuren und stark erniedrigte Alaninspiegel,
und die Episoden können durch Alanininfusionen korrigiert werden (25).

Nach Aufnahme von 55 - 60 g Protein (9) kommt es zu einem etwa 20%igem Anstieg des α-Aminostickstoffs im Plasma mit einem Gipfel nach 4 h. Dieser Anstieg geht überwiegend auf das Konto der verzweigten Aminosäuren, welche die Leber nahezu unverändert passieren und im Plasma um 100 - 150 % ansteigen und etwa 8 h lang erhöht bleiben. Der Alaninspiegel steigt nicht an, sondern fällt unter Hungerwerte ab. Bei den anderen Aminosäuren ändern sich die systemischen Konzentrationen nur wenig.

Die Konzentrationen der Plasmaaminosäuren spiegeln jedoch die Transportverhältnisse nur unvollständig. Die Situation wird dadurch kompliziert, daß die Erythrozyten meßbar am Aminosäurentransport beteiligt sind. Dies ist nachgewiesen für Alanin, Serin, Threonin, Methionin, Leucin, Isoleucin und Tyrosin. Das einzig Tröstliche dabei ist, daß mit Ausnahme von Glutamin dieser Transport in derselben Richtung verläuft wie im Plasma. Bei einem Menschen, der nach sechs Wochen Hunger eine Fleischmahlzeit erhielt, erfolgte ein Drittel bis die Hälfte der Aufnahme von verzweigten Aminosäuren sowie von Lysin durch die Muskulatur auf dem Weg des Transfers über die zellulären Elemente des Blutes (9).

Im Augenblick kennen wir von der Bedeutung der Aminosäurenspiegel im Plasma nicht mehr als die Spitze eines Eisbergs. Wollen wir diese Plasmaspiegel als Kriterium für die Brauchbarkeit von Infusionslösungen heranziehen, so müssen wir uns die Frage vorlegen: Was für ein Muster wünschen wir? Ein Muster wie nach einer Mahlzeit in der Resorptionsphase oder ein Muster wie im Hungerzustand? Für beides gibt es Argumente. Können wir sie ausreichend begründen?

Ich habe nun leider mehr Fragen offenlassen müssen, als Lösungen aufzeigen können. Das liegt daran, daß wir uns auf dem Gebiet des Aminosäurenstoffwechsels auf weniger gesicherte Tatsachen stützen können als in irgendeinem anderen Bereich. Diese Feststellung soll niemand entmutigen, ganz im Gegenteil. Sie soll uns nur anspornen, gerade in diesen Fragen besonders kritisch zu sein, die eigenen Hypothesen und Vorstellungen immer wieder zu überprüfen und notfalls zu korrigieren.


<u>Literatur</u>


1. BÄSSLER, K. H., TOUSSAINT, W., STEIN, G.: Xylitverwertung bei Frühgeborenen, Säuglingen, Kindern und Erwachsenen. Kinetik der Elimination aus dem Blut. Klin. Wschr. <u>44</u>, 212 (1966).

2. BENDITT, E. P., HUMPHREYS, E. M., WISSLER, R. W., STEFFEE, C. H., FRAZIER, L. E., CANNON, P. R.: The dynamics of protein metabolism. I. The interrelationship between protein and caloric intakes and their influence upon the utilization of ingested protein for tissue synthesis by the adult protein-depleted rat. J. Lab. clin. Med. <u>33</u>, 257 (1948).

3. BÜRGER, U., WOLF, H.: Untersuchung über die Verwertung parenteral zugeführter Aminosäuren bei Frühgeborenen und hypotrophen Neugeborenen. III. Zusammenstellung einer Aminosäurenlösung nach pharmakokinetischen Gesichtspunkten. Europ.
   J. Pediat. <u>122</u>, 169 (1976).

4. BURMEISTER, W.: Potassium-40 content as a basis for the calculation of body cell mass in man. Science <u>148</u>, 1336 (1965).

5. BURMEISTER, W., ROMAHN, A.: Potassium content in full-term
   and premature babies: Energetics for the synthesis of body
   cell mass. In: Current Aspects of Perinatology and Physiology
   of Children (ed. F. LINNEWEH). Berlin-Heidelberg-New York:
   Springer 1973.

6. DAVISON, A. N.: Inborn errors of amino acid metabolism af-
   fecting myelination of the central nervous system. In: Inborn Errors of Metabolism (eds. F. A. HOMMES, C. J. van den
   BERG). New York: Academic Press 1973.

7. DAWES, G. S., SHELLEY, H. J.: Physiological aspects of carbohydrate metabolism in the foetus and newborn. In: Carbohydrate Metabolism and its Disorders (eds. F. DICKENS, P. J.
   RANDLE, W. J. WHELAN), vol. 2, p. 87. London-New York:
   Academic Press 1968.

8. DIETZE, G., WICKLMAYR, M., MEHNERT, H.: Physiologie des Hungerstoffwechsels. In: Infusionstherapie II: Parenterale Ernährung. Klinische Anästhesiologie und Intensivtherapie (eds.
   F. W. AHNEFELD, C. BURRI, W. DICK, M. HALMAGYI), Bd. 7, p.
   20. Berlin-Heidelberg-New York: Springer 1975.

9. FELIG, P.: Amino acid metabolism in man. Ann. Rev. Biochem.
   <u>44</u>, 933 (1975).

10. FOMON, S. J., FILER, L. L. jr.: In: Amino Acid Metabolism
    and Genetic Variation (ed. W. L. NYHAN), p. 391. New York:
    McGraw-Hill Book Company 1973.

11. GARLAND, P. B., RANDLE, P. J.: Control of pyruvate dehydro-
    genase in the perfused rat heart by the intracellular con-
    centrations of acetyl-CoA. Biochem. J. <u>91</u>, 6a (1964).

12. GAULL, S., STURMAN, J. A., RÄIHÄ, N. C. R.: Development of
    mammalian sulfur metabolism: Absence of cystathionase in
    human fetal tissues. Pediatr. Res. <u>6</u>, 538 (1972).

13. GHADIMI, H.: Protein economy in newborns and infants. In:
    Total Parenteral Nutrition (ed. H. GHADIMI), p. 171. New
    York: John Wiley & Sons 1975.

14. GUSTAFSON, A., KJELLMER, I., OLEGARD, R., VICTORIN, L. H.:
    Nutrition in low-birth-weight infants. I. Intravenous in-
    jection of fat emulsion. Acta paediat., Stockh., <u>61</u>, 149
    (1972).

15. HEGSTED, D. M.: Variation in requirements of nutrients -
    amino acids. Fed. Proc. 22, 1424 (1963).

16. HOLT, L. E. jr., SNYDERMAN, S. E.: In: Amino Acid Metabolism
    and Genetic Variation (ed. W. L. NYHAN), p. 381. New York:
    McGraw-Hill Book Company 1967.

17. Joint FAO/WHO expert committee on energy and protein re-
    quirements. FAO Nutrition Meetings Report Series No. 52;
    Technical Report Series, No. 522, 1973.

18. JÜRGENS, P., DOLIF, D., PANTELIADES, C., HOFERT, C.: Kon-
    trollierte parenterale Ernährung von Frühgeborenen. Z. Er-
    nährungswiss., Suppl. 15, 69 (1973).

19. KEECH, D. B., UTTER, M. P.: Pyruvate carboxylase. II. Pro-
    perties. J. biol. Chem. 238, 2609 (1963).

20. KIELANOWSKI, J., KOTARBINSKA, M.: Energy requirements of
    growing pigs. In: Proceedings of the Eighth International
    Congress of Nutrition, Prague, September 1969 (eds. J. MASEK,
    K. OSANKOWA, D. P. CUTHBERTSON), p. 742. Amsterdam: Excerpta
    Medica 1970 (International Congress Series, No. 213).

21. LOZY, M., HEGSTED, D. M.: Calculation of the amino acid re-
    quirements of children at different ages by the factorial
    method. Amer. J. clin. Nutrit. 28, 1052 (1975).

22. MELICHAR, V., WOLF, H.: Lipid metabolism of the newborn as
    related to nutrition. In: Proceedings of the Eighth Inter-
    national Congress of Nutrition, Prague, September 1969 (eds.
    J. MASEK, K. OSANKOWA, D. P. CUTHBERTSON), p. 198. Amster-
    dam: Excerpta Medica 1970 (International Congress Series,
    No. 213).

23. MESTYAN, J., RUBECZ, I., SOLTESZ, G.: Changes in blood glu-
    cose, free fatty acids and amino acids in low birthweight
    infants receiving intravenous fat emulsions. Biol. Neonate
    30, 74 (1976).

24. NASSET, E. S., GATEWOOD, V. H.: Nitrogen balance and hemo-
    globin of adult rats fed amino acid diets low in L- and D-
    histidine. J. Nutrit. 53, 163 (1954).

25. ODESSEY, R., KHAIRALLAH, E. A., GOLDBERG, A. L.: Origin and
    possible significance of alanine production by skeletal
    muscle. J. biol. Chem. 249, 7623 (1974).

26. PAYNE, P. R., WATERLOW, J. C.: Relative energy requirements
    for maintenance, growth and physical activity. Lancet II,
    210 (1971).

27. POHLANDT, F.: Zur Vermeidung von Aminosäureimbalanzen bei
    Neugeborenen mit parenteraler Ernährung. Mschr. Kinderheilk.
    123, 448 (1975).

28. RÄIHÄ, N. C. R., KEKOMÄKI, M.: Developmental aspects of
    amino acid metabolism in the human. In: Total Parenteral
    Nutrition (ed. H. GHADIMI), p. 199. New York: John Wiley &
    Sons 1975.

29. RÄIHÄ, N. C. R., LINDROS, K. O.: Development of some encymes
    involved in gluconeogenesis in human liver. Ann. Med. Fenn.
    47, 146 (1969).

30. RIZZARDINI, M., ABELIUK, P.: Tyrosinemia and tyrosinuria in
    low-birth-weight infants: A new criterion to assess maturity
    at birth. Amer. J. Dis. Child. 121, 182 (1971).

31. ROSE, W. C., HAINES, W. J., WARNER, D. T., JOHNSON, J. E.:
    The amino acid requirements of man. II. The role of threonine
    and histidine. J. biol. Chem. 188, 49 (1951).

32. RUBECZ, I., MESTYAN, J.: Energy metabolism and intravenous
    nutrition of infants. I. The response of oxygen consumption,
    respiratory quotient and substrate utilization to infusion
    of fat emulsions. Biol. Neonate 30, 66 (1976).

33. SABATA, V., WOLF, H.: Lipid and carbohydrate metabolism of
    the fetus under physiological and pathological conditions.
    In: Proceedings of the Eighth International Congress of
    Nutrition, Prague, September 1969 (eds. J. MASEK, K. OSAN-
    KOWA, D. P. CUTHBERTSON), p. 193. Amsterdam: Excerpta Medica
    1970 (International Congress Series, No. 213).

34. STURMAN, J. A., GAULL, G., RÄIHÄ, N. C. R.: Absence of
    cystathionase in human fetal liver: Is cystine essential?
    Science 169, 74 (1970).

35. VILLEE, C. A., LORING, J. M.: Alternative pathways of carbo-
    hydrate metabolism in foetal and adult tissues. Biochem. J.
    81, 488 (1961).

36. WIDDOWSON, E. M., McCHANCE, R. A., SPRAY, C. M.: The chemi-
    cal composition of the human body. Clinical Science 10, 113
    (1951).

37. WILLGERODT, H., BEYREISS, K., THEILE, H.: Der Umsatz von
    Xylit und sein Einfluß auf die Glukose- und Laktatkonzen-
    trationen im Blut und den Säure-Basenhaushalt von Neugebo-
    renen. Acta biol. med. germ. 28, 651 (1972).

38. WOLF, H., LÖHR, H.: Fettinfusionen bei Frühgeborenen am
    ersten Lebenstag. Mschr. Kinderheilk. 116, 262 (1968).

39. YEUNG, D., OLIVER, I. T.: Development of gluconeogenesis in
    neonatal rat liver: Effect of premature delivery. Biochem.
    J. 105, 1229 (1967).

# Aspekte des posttraumatischen Stoffwechsels im Kindesalter

Von K. H. Altemeyer, W. Dick und A. Grünert

Eine Vielzahl von Untersuchungen beschäftigt sich mit den Besonderheiten des posttraumatischen Stoffwechsels im Erwachsenenalter. Bei der Durchsicht der Literatur für diesen Beitrag mußten wir jedoch die Feststellung machen, daß die Kinder auch für diesen Bereich eine schlechte Lobby haben. Die Anzahl der Veröffentlichungen zu diesem Thema nimmt rapide, und zwar direkt proportional dem Körpergewicht, ab. Dies war ein Problem bei der Zusammenstellung des Beitrages. Das zweite, und das bedarf wohl in diesem Kreise keiner weiteren Erklärung, lag darin, daß die Ergebnisse des Erwachsenenalters nicht ohne weiteres auf den pädiatrischen Bereich übertragen werden können. Es bleibt uns daher nur der Versuch, punktförmig altersbedingte, physiologische Unterschiede aufzuzeigen, damit am Schluß die Frage diskutiert werden kann, ob und in welchem Ausmaß bei Kindern der verschiedenen Altersstufen mit einer anderen posttraumatischen Stoffwechselreaktion zu rechnen ist.

Ein Kind wird mit den typischen Zeichen einer Meningitis - Fieber, Erbrechen, Kopfschmerzen und Nackensteifigkeit - zur stationären Aufnahme überwiesen. Zur Abgrenzung einer bakteriellen von einer abakteriellen Meningitis wird beschlossen, das Blutzucker-Liquorzucker-Verhältnis mitzubestimmen. Das Kind ahnt Schreckliches und beginnt heftig zu strampeln und zu schreien. Der routinierte und zugleich entmutigende Haltegriff der Schwester ermöglicht schließlich die Lumbalpunktion. Man ist erleichtert, es wird nun noch schnell Blut für die Blutzuckerbestimmung abgenommen. Das Laborergebnis folgt rasch nach. Im Liquor 200/3 Zellen, Eiweiß negativ, Liquorzucker 50 mg%. Der Blutzucker hingegen beträgt 170 mg%, also eine pathologische Relation.

Bestimmt man bei Kindern verschiedener Altersstufen den Blutzucker in der perioperativen Phase, so zeigen sich die üblichen Streubreiten der Normalwerte. Direkt postoperativ kommt es jedoch bei fast allen Kindern zu einem deutlichen Blutzuckeranstieg, der statistisch signifikant ist. Bei kleineren operativen Eingriffen normalisiert sich dieser Befund im Laufe der nächsten Stunden.

In beiden Beispielen hat also der Eingriff als "Streß", "Aggression" oder als Trauma eine Stoffwechselreaktion in Gang gesetzt, die unter anderem durch diese typische Blutzuckererhöhung charakterisiert ist. Im ersten Beispiel täuscht diese Reaktion als Folge der verspäteten Blutentnahme sogar eine pathologische Blutzucker-Liquorzucker-Relation vor. Dabei erfolgt die Verbindung zwischen dem eigentlichen Trauma und der entsprechenden Stoffwechselreaktion auf hormonellem Weg. Als Reaktion auf eine zentralnervöse Stimulation wird eine Reihe von Hormonen ausgeschüt-

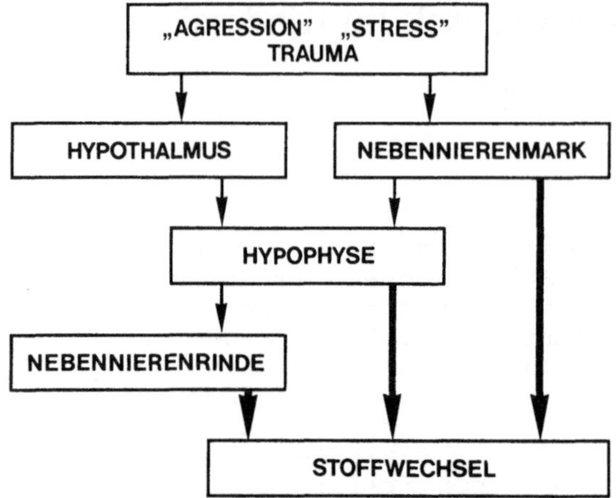


Abb. 1. Hormonelle Reaktion im posttraumatischen Stoffwechsel

tet, die entweder direkt oder indirekt eine hormonelle Reaktionskette in Gang setzen, an deren Schluß dann unter anderem die Mo-
bilmachung des Stoffwechsels steht.

Dabei spielt auf der einen Seite die Aktivierung des Sympathi-
kus eine entscheidende Rolle, im Mittelpunkt steht hier die
Stimulation des Nebennierenmarks mit der Ausschüttung von Adrenalin. Auf der anderen Seite kommt es gleichbedeutend zur Aktivierung der Hypothalamus-Hypophysen-Nebennierenrinden-Achse mit
der Ausschüttung von stoffwechselaktiven Hypophysen- und Neben-
nierenrindenhormonen. Hier ist vor allen Dingen das ACTH, das
HGH und das Kortisol zu nennen.

Aus dieser Gesamtreaktion möchten wir zunächst einmal die Auswirkungen des erhöhten Sympathikotonus herausgreifen und auf
die Folgen für den Stoffwechsel näher eingehen.

Von den Katecholaminen sind für den Stoffwechsel das Adrenalin
und das Dopamin von direkter Bedeutung. Die eigentliche Wirkung
beider Substanzen beruht auf einer Stimulation der Betarezepto-
ren. Dabei kommt es zur direkten Aktivierung von Enzymsystemen
über die Adenylzyklase und das zyklische 3'5' AMP. Die Folge davon ist eine gesteigerte Glykogenolyse in der Muskelzelle, die
Fettzelle reagiert mit einer beschleunigten Lipolyse, während
es in der Leberzelle wie in der Muskelzelle zu einem verstärkten Glykogenabbau kommt.

Als Folge davon läßt sich im Blut eine erhöhte Blutzuckerkon-
zentration und eine erhöhte Konzentration der freien Fettsäuren
nachweisen. Für das Kindesalter, besonders natürlich für das
Neugeborenen- und Säuglingsalter, stellt sich nun die Frage, ob
eine gleichartige Katecholaminreaktion wie bei Erwachsenen zu
erwarten ist. Dazu zunächst einmal ein kurzer Rückgriff auf die
Entwicklungsphysiologie.

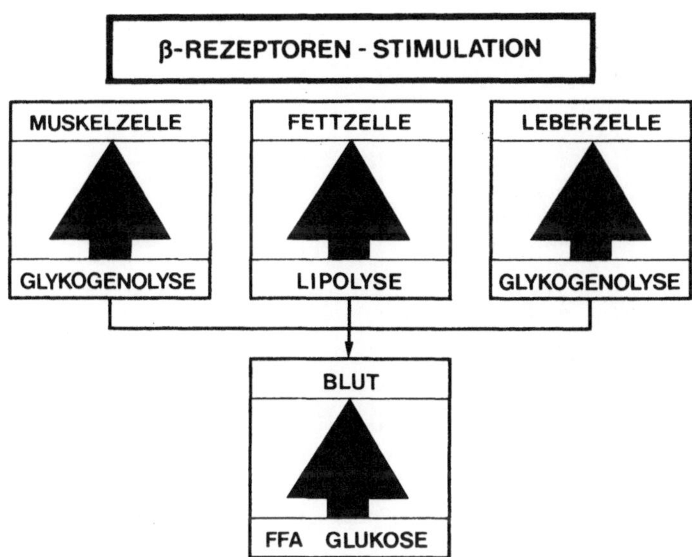


Abb. 2. Stoffwechselwirkungen der Katecholamine

Hierbei zeigt sich, daß die Zusammensetzung der Katecholamine
deutlichen altersbedingten Veränderungen unterliegt. Je jünger
ein Kind ist, desto größer ist der Anteil des Noradrenalin an
den Gesamtkatecholaminen. Mit abnehmendem Alter erfolgt ein
größerer Teil der Katecholaminsynthese in dem extramedullären,
chromaffinen Gewebe und Hauptvertreter dieser extramedullären
Synthese ist das Noradrenalin. Nach der mengenmäßigen Verteilung zwischen der medullären und extramedullären Synthese ergibt sich dann das typische altersabhängige Muster der Katechol-
aminzusammensetzung. Bei Neugeborenen ist z. B. die Relation
Adrenalin zu Noradrenalin genau umgekehrt wie bei Erwachsenen
(3, 13, 14, 17, 21).

Der Umbau von Noradrenalin zu Adrenalin wird enzymatisch gesteuert durch die Phenyl-Äthanolamin-N-Methyl-Transferase. Dieses Enzym ist an das Nebennierenmark gebunden, entsprechend
steigt auch mit der quantitativen Zunahme des Marks an der Ge-
samtkatecholaminsynthese die Aktivität dieses Enzyms altersabhängig an.

Eine weitere Besonderheit zeigt bei Säuglingen der Umbau von
Dopamin zu Noradrenalin. Dieser Schritt wird enzymatisch durch
die Dopamin-ß-Hydroxylase kontrolliert. Die Aktivität dieses
Enzyms hat ebenfalls altersbedingte Besonderheiten, wie FREED-
MAN und Mitarbeiter zeigen konnten (8).

Vor allen Dingen das Säuglingsalter zeigt eine deutlich herabgesetzte Enzymaktivität. Die Werte liegen bis um das Dreifache
niedriger als bei älteren Kindern. Man kann also zusammenfassend sagen, daß die Katecholaminsynthese bei Säuglingen und
Kleinkindern enzymatische Engpässe vor dem Noradrenalin und dem

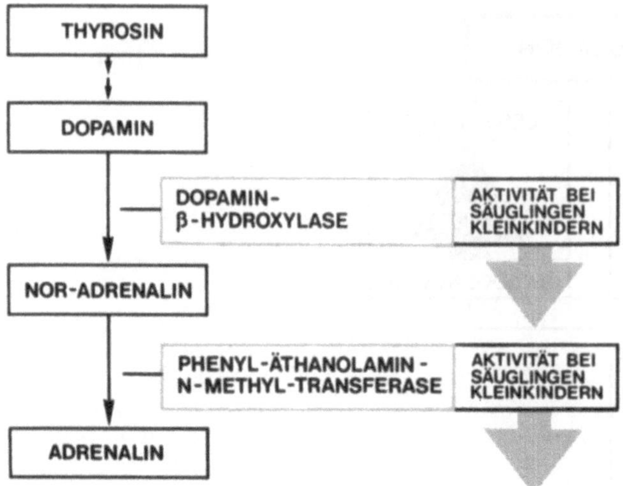



Abb. 3. Syntheseweg der Katecholamine

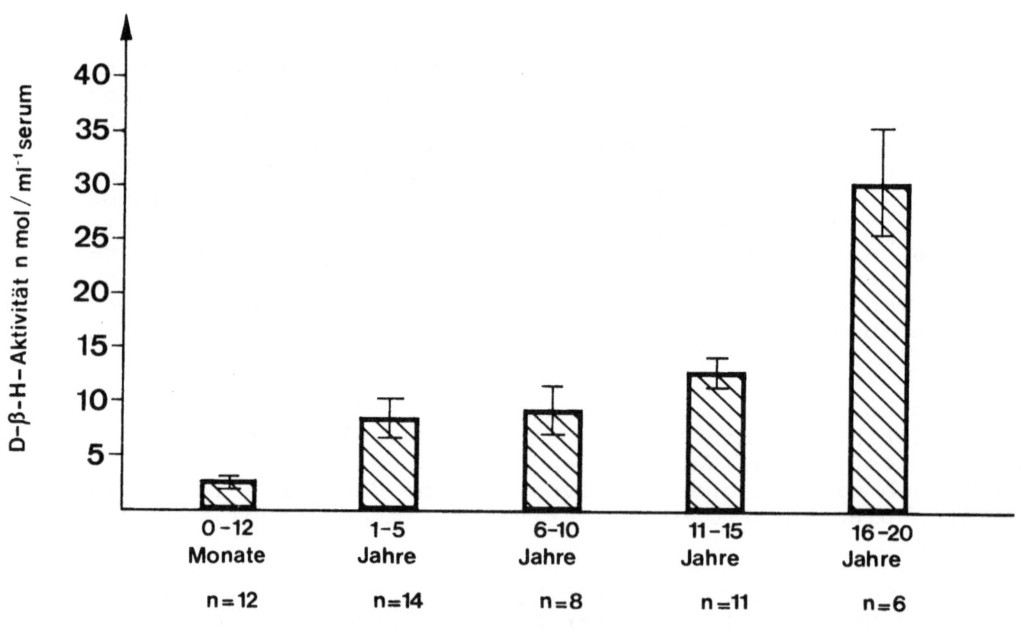



Abb. 4. Altersabhängige Veränderungen der Dopamin-ß-Hydroxylase

Adrenalin aufweist. Es stellt sich nun die Frage, ob es dann in dieser Altersgruppe zu einer ausreichenden Katecholaminreaktion im Rahmen des posttraumatischen Stoffwechsels kommen kann.

HOLLMANN und Mitarbeiter (13) bestimmten bei verschiedenen Altersgruppen in der perioperativen Phase im Blut die Konzentration des freien Adrenalin und des Noradrenalin. Dabei zeigten
sowohl die Frühgeborenen als auch die Säuglinge eine ausreichende Katecholaminreaktion, während bei größeren Kindern und bei
Erwachsenen keine deutliche Erhöhung nachweisbar war. Bei der
Differenzierung der Katecholamine zeigten die Frühgeborenen eine fehlende Adrenalinreaktion. In der Säuglingsgruppe ist die
Adrenalin- und die Noradrenalinreaktion mengenmäßig gleich. Es
bleibt nun die Frage offen, ob eine fehlende Adrenalinreaktion
mit einer ausreichenden Betarezeptorenstimulation gleichzusetzen
ist. Aus der klinischen Praxis wissen wir, daß auch das Dopamin eine deutliche Betarezeptorenstimulation hervorrufen kann.
Es besteht also durchaus die Möglichkeit, daß es aufgrund der
enzymatischen Engpässe vor dem Noradrenalin und dem Adrenalin
zu einer Anreicherung von Dopamin kommt, die dann zu einer vergleichbaren hormonellen Betarezeptorenstimulation führen kann.
Untersuchungen liegen hierzu unseres Wissens für das Kindesalter nicht vor, daher muß diese Aussage reine Spekulation bleiben.

Als wesentlicher Bestandteil der hormonellen Reaktion auf ein
Trauma steht gleichwertig neben der Katecholaminausschüttung
die Aktivierung der Hypothalamus-Hypophysen-Nebennierenrinden-
Achse. Die Hormone, die für den Stoffwechsel von Bedeutung sind,
entstammen zum Teil dem Hypophysenvorderlappen, wie das ACTH
und das Wachstumshormon, und zum Teil der Nebennierenrinde, wie
das Kortisol oder Kortison.

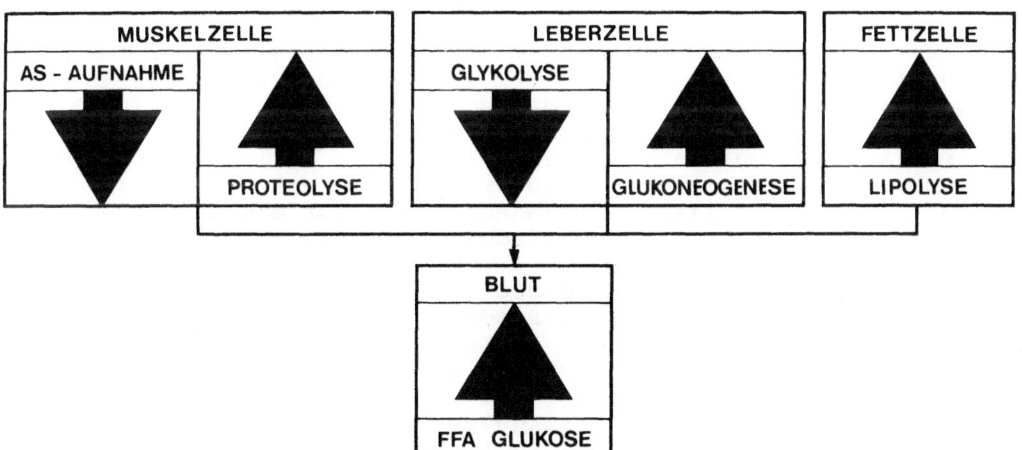


Abb. 5. Stoffwechselwirkung von ACTH und von Kortisol

Die wesentlichen Stoffwechselwirkungen vom ACTH und vom Kortisol sind in Abb. 5 dargestellt. An der Muskelzelle zeigt sich
eine verringerte Aufnahmefähigkeit für Aminosäuren bei einer
verstärkten intrazellulären Proteolyse. In der Leberzelle ist

die Glukolyse reduziert, während die Glukoneogenese durch direkte Stimulation der entsprechenden Enzyme beschleunigt abläuft. In der Fettzelle steht die Lipolyse im Vordergrund. Als Endresultat sieht man im Blut, ähnlich wie bei den Katecholaminen, eine deutliche Erhöhung der freien Fettsäuren und des Glukosespiegels.

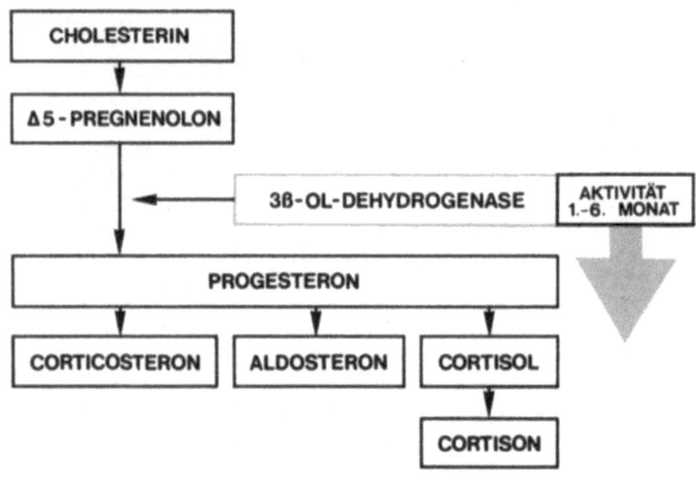


Abb. 6. Syntheseweg der Nebennierenrindenhormone

Die Synthese der Nebennierenhormone nimmt ihren Ausgang vom Cholesterin, das in Δ-5-Pregnenolon umgewandelt wird. Der nächste Schritt vom Δ-5-Pregnenolon zum Progesteron wird enzymatisch gesteuert von der 3ß-OL-Dehydrogenase. Im weiteren Verlauf erfolgt ausgehend vom Progesteron die Synthese der Mineralo- und Glukokortikoide. Geht man nun der Frage nach, ob in diesem Syntheseweg altersabhängige physiologische Besonderheiten zu finden sind, so muß man einen kurzen Rückgriff auf die Entwicklungsgeschichte der Nebennierenrinde machen (3, 14, 17, 21).

Während der Fetalzeit besteht diese aus einer breiten Innenschicht, die als transitorische Rinde bezeichnet wird. Diese fetale Innenschicht hat mit der späteren Nebennierenrinde nichts zu tun, sie untersteht der Kontrolle durch die Plazenta und produziert lediglich Geschlechtshormone. Dieser breiten Innenschicht ist eine schmale Außenschicht aufgelagert, aus der sich die definitive Nebennierenrinde entwickelt. Bei Geburt ist diese Außenschicht mengenmäßig sehr gering ausgebildet, histologisch läßt sich zu diesem Zeitpunkt nur die Zona fasciculata nachweisen. Die Zona glomerulosa ist erst ab dem dritten Monat voll entwickelt, die endgültige Dreiteilung der Nebennierenrinde ist erst mit der Pubertät voll ausgebildet. Gekoppelt an die Ausreifung der definitiven Nebennierenrinde ist die Aktivität wesentlicher Enzyme zur Synthese der Nebennierenrindenhormone. Die Schlüsselstellung nimmt dabei die 3ß-OL-Dehydrogenase ein.

Da während der Fetalzeit über die Plazenta ausreichend Progesteron zur Verfügung gestellt wird, ist die Umwandlung von Δ-5-Pregnenolon zu Progesteron noch nicht erforderlich. Erst nach Abbinden der Nabelschnur kommt es zu einem Progesteronabfall und damit zu einer Stimulation der Enzymaktivität. Man könnte daraus den Schluß ziehen, daß im Rahmen des posttraumatischen Stoffwechsels Neugeborene und junge Säuglinge eine verminderte Reaktion von seiten der Nebennierenrinde zeigen. Zu diesem Punkt liegt eine Reihe von Untersuchungen vor, die jedoch weit davon entfernt sind, ein einheitliches Bild zu vermitteln (10, 15, 19, 20, 23, 24).

GUTAI und Mitarbeiter (10) untersuchten die Kortisolspiegel bei Neugeborenen mit ausgeprägten pränatalen Streßsituationen. Verglichen wurden diese Werte mit dem Kortisolspiegel von Neugeborenen bei unauffälliger Schwangerschaft. Es fanden sich zwischen beiden Gruppen keine wesentlichen Konzentrationsunterschiede.

Die gleiche Untersuchung wurde von denselben Autoren bei Kindern mit postnataler Streßsituation durchgeführt. Verglichen wurden diese Werte wieder mit den Blutspiegeln gesunder Neugeborener. Auch hierbei fanden die Autoren keine wesentlichen Abweichungen zwischen beiden Untersuchungsgruppen. Vergleicht man jedoch die Kortisolspiegel beider Gruppen nach intramuskulärer ACTH-Gabe, so zeigen sich deutliche Unterschiede. Die gestreßten Kinder weisen deutlich erhöhte Kortisolspiegel auf, die sich statistisch sichern lassen. Man kann aus diesen Untersuchungen den Schluß ziehen, daß die Nebennierenrinde durchaus eine adäquate Reaktion auf eine entsprechende ACTH-Stimulation zeigen kann.

Im Gegensatz zu den Untersuchungen von GUTAI (10) zeigen die Untersuchungen von TALBERT und Mitarbeitern (23), daß auch bei Neugeborenen in der posttraumatischen Phase eine adäquate Kortisolreaktion zu erwarten ist. Sie fanden bei Neugeborenen innerhalb der ersten sechs Lebensstunden 20 bzw. 40 min nach Zirkumzision deutlich erhöhte Kortisolspiegel im Blut, wobei sich die Unterschiede statistisch sichern ließen. Auch aufgrund tierexperimenteller Befunde (19) geht zur Zeit die überwiegende Meinung dahin, daß auch Neugeborene und junge Säuglinge eine adäquate Reaktion von seiten der Hypophysen-Nebennierenrinden-Achse bei entsprechender Stimulation zeigen können. Interessant ist in diesem Zusammenhang noch festzustellen, daß Neugeborene trotz ihres enzymatischen Engpasses vor dem Progesteron mehr Kortisol pro m$^2$ Körperoberfläche produzieren als ältere Kinder und Erwachsene. Eine Ausnahme machen möglicherweise Mangelgeborene. Während die Normalwerte vergleichbar denen der reifen Neugeborenen und der echten Frühgeborenen sind, zeigen diese Kinder nach Streßsituationen nur eine unzureichende Reaktion von seiten der Nebennierenrinde (14).

Ein weiteres Hormon, das in der posttraumatischen Phase eine erhebliche Stoffwechselwirkung ausübt, ist das Wachstumshormon. Im Rahmen von Operationen kommt es bei Erwachsenen zu einem rapiden Anstieg des Blutspiegels, es wurden bis zu achtfache Erhöhungen des Ausgangswertes gefunden. Die Stoffwechselwirkungen

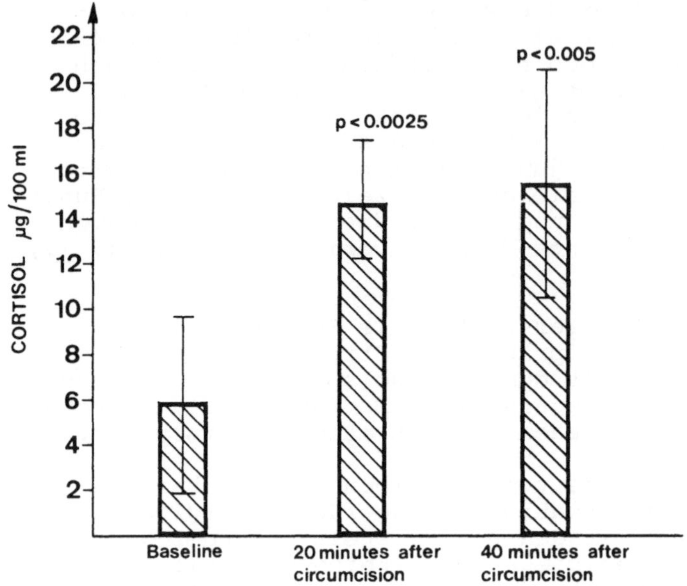


Abb. 7. Kortisolspiegel im Blut nach Zirkumzision bei Neugeborenen

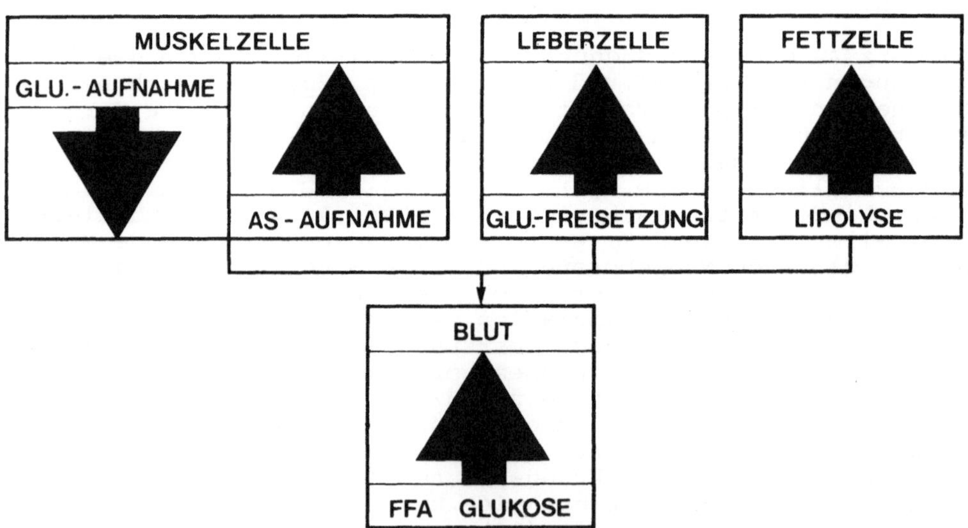


Abb. 8. Stoffwechselwirkungen des Wachstumshormons

des Wachstumshormons sind noch nicht vollständig geklärt, ein
wesentlicher Effekt ist jedoch, im Gegensatz zur ACTH-Kortisol-

reaktion, eine anabole Wirkung. Während das HGH an der Muskelzelle die Glukoseaufnahme hemmt, fördert es auf der anderen
Seite die Aminosäureneinschleusung in die Zelle. Sowohl in der
Leberzelle als auch in der Fettzelle finden sich vergleichbare
Wirkungen wie die vom Kortisol und vom ACTH, nämlich eine verstärkte Glukosefreisetzung und eine gesteigerte Lipolyse. Als
Endresultat finden wir im Blut eine Erhöhung der freien Fettsäuren und eine Erhöhung des Glukosespiegels. Untersuchungen
für das Kindesalter zu diesem Problem liegen unseres Wissens
nicht vor, eine besondere Situation bei Kindern besteht jedoch
darin, daß sie schon physiologischerweise einen erhöhten Wachstumshormonspiegel im Blut aufweisen.

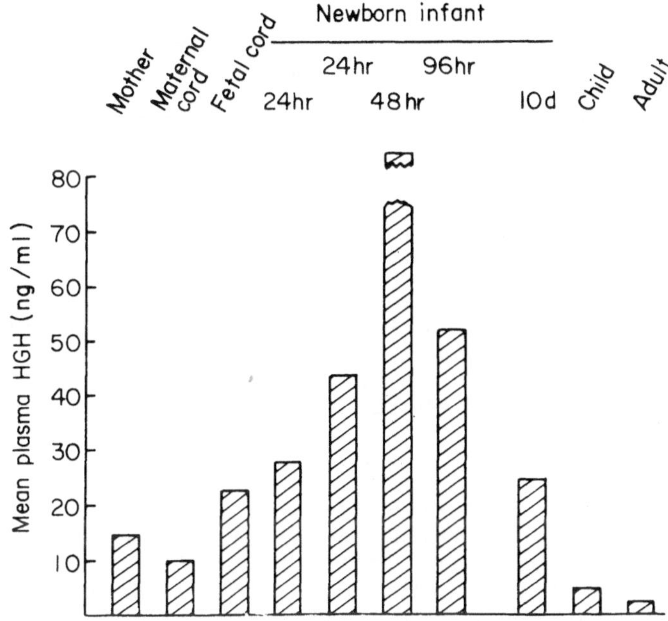


Abb. 9. Altersabhängige Veränderungen des Wachstumshormonspie-
gels (HGH) (Aus: D. HUBBLE: Paediatric Endocrinology)

Außergewöhnlich hohe Spiegel finden sich dabei in den ersten
Lebenstagen mit einer Spitze etwa 48 h postpartal. Vergleichbare Werte bei älteren Kindern werden erst nach vier bis sechs
Wochen erreicht. Bei Frühgeborenen liegen diese Plasmaspiegel
noch höher (14).

Nach den Untersuchungen von WESTPHAL (26) kommt es bei Neugeborenen am ersten Lebenstag bei einem Belastungsversuch mit Insulin zu einer auffallend ausgeprägten Erhöhung des HGH-Spiegels.
Derselbe Versuch im Alter von fünf bis sechs Tagen hat eine wesentlich geringere Reaktion zur Folge. Im Gegensatz zu älteren
Kindern und zu Erwachsenen bewirkt eine Glukosebelastung bei

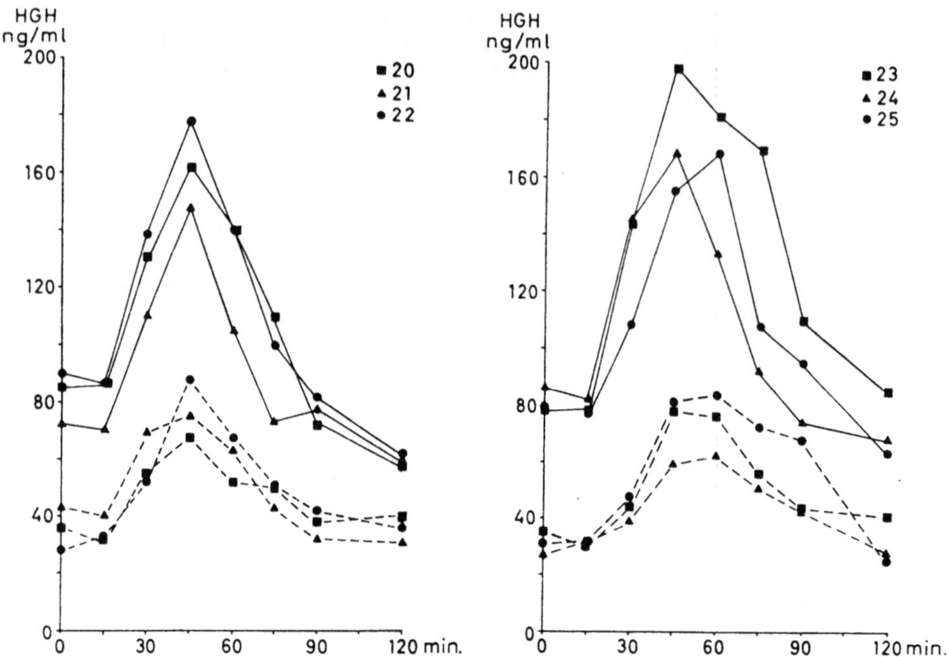

Abb. 10. Verhalten der Serumspiegel des Wachstumshormons unter
Belastung mit Insulin (links) und nach Zufuhr von Glukose (rechts)
am ersten Lebenstag (durchzogene Linie) und im Alter von fünf
bis sechs Tagen (gestrichelte Linie). Die Untersuchungen wurden
von WESTPHAL (1968) bei gesunden Reifgeborenen durchgeführt (Aus:
Handbuch der Kinderheilkunde)

Neugeborenen nicht einen Abfall, sondern einen Anstieg des Wachs-
tumshormonspiegels im Blut. Diese Reaktion ist am ersten Lebenstag wiederum wesentlich ausgeprägter als im Alter von fünf bis
sechs Tagen. Man kann also feststellen, daß bei Kindern aller
Altersstufen in der posttraumatischen Phase mit einer adäquaten
Ausschüttung des Wachstumshormons gerechnet werden kann. Trotz
des relativ hohen Blutspiegels bei Neugeborenen in den ersten
Lebenstagen läßt sich bei adäquater Stimulation noch ein weiterer Anstieg erzielen. Im Gegensatz zu Erwachsenen bewirkt eine
Glukoseerhöhung in dieser Altersstufe keinen Abfall, sondern einen deutlichen Anstieg dieses Hormons im Blut.

Vergleicht man nun noch einmal zusammenfassend bei Kindern und
bei Erwachsenen die hormonelle Reaktion auf ein Trauma, so lassen sich folgende Punkte festhalten:

1. Die Stoffwechselwirkung im Rahmen der Sympathikusaktivierung
   erfolgt über eine Betarezeptorenaktivierung. Die stärkste
   Stimulation geht dabei vom Adrenalin aus, ebenfalls wirksam
   ist das Dopamin. Im Gegensatz dazu hat das Noradrenalin keinen Einfluß auf den Stoffwechsel. Da dieser Noradrenalinan-
   teil an den Gesamtkatecholaminen bei kleineren Kindern, besonders jedoch bei Neugeborenen und Säuglingen, wesentlich

höher liegt, bleibt die Frage offen, ob in diesen Altersgruppen mit einer ausreichenden Betarezeptorenstimulation gerechnet werden kann. Möglicherweise erfolgt eine Kompensation des Adrenalinmangels durch eine Anreicherung von Dopamin, das dann eine entsprechende Stoffwechselreaktion in Gang setzt.

2. Trotz unterschiedlicher Untersuchungsbefunde herrscht zur Zeit die Meinung vor, daß Kinder aller Altersstufen bei Belastungen eine adäquate Reaktion von seiten der Hypothalamus-Hypophysen-Nebennierenrinden-Achse zeigen. Man kann also mit einer vergleichbaren Stoffwechselstimulation wie bei Erwachsenen rechnen. Eine Ausnahme machen wahrscheinlich Mangelgeborene, die trotz entsprechender Stimulation nur zu einer unzureichenden hormonellen Reaktion in der Lage sind.

3. Der Wachstumshormonspiegel liegt bei kleinen Kindern im Gegensatz zu Erwachsenen schon physiologischerweise deutlich höher. Es wird wahrscheinlich in der posttraumatischen Phase bei einer adäquaten Stimulation noch zu einer weiteren Erhöhung kommen können, so daß mit einer vergleichbaren Stoffwechselaktivierung gerechnet werden kann.

Diese hormonelle Reaktion ist der erste Schritt in einer Gesamtreaktionskette. Der Vollständigkeit halber soll hier nur erwähnt werden, daß die Stoffwechselstimulation nur ein Teilaspekt einer Gesamtumstellung im Organismus ist, betroffen sind unter anderem auch das Herz-Kreislauf-System, der Wasser- und Elektrolythaushalt, das blutbildende System und das Immunsystem. Die Stoffwechselreaktion in der posttraumatischen Phase ist natürlicherweise gebunden an die physiologischen Ausgangsbedingungen im Normalfall. Im Kindesalter zeigt der Stoffwechsel erhebliche altersabhängige Veränderungen, die mit Sicherheit auch in der posttraumatischen Phase zum Tragen kommen müssen. Im Vergleich zum Erwachsenen erfüllt er zwei Funktionen:
1. Die vorhandenen Strukturen müssen durch Energiezufuhr erhalten werden,
2. zusätzlich zum Erhaltungsbedarf muß durch die Nahrungsaufnahme das altersentsprechende Wachstum gesichert werden.

Daraus resultiert ein relativ hoher Energieumsatz mit entsprechend höherem Bedarf an einzelnen Bausteinen. Je jünger das Kind ist, desto schwerer fallen diese Unterschiede ins Gewicht. Besondere Verhältnisse finden sich dann noch bei Neugeborenen in den ersten Lebenstagen.

Eine der typischen meßbaren Veränderungen in der posttraumatischen Phase ist die Erhöhung des Blutzuckerspiegels. Diese Veränderung trifft nun im Kindesalter auf einen Kohlenhydratstoffwechsel, der von vornherein deutliche altersabhängige Besonderheiten aufweist.

Schon physiologischerweise zeigen Kinder in den ersten Lebenstagen im Vergleich zu Erwachsenen eine Glukoseverwertungsstörung oder, anders ausgedrückt, eine verringerte Glukosetoleranz. Besonders deutlich ist diese ausgeprägt bei Frühgeborenen in den

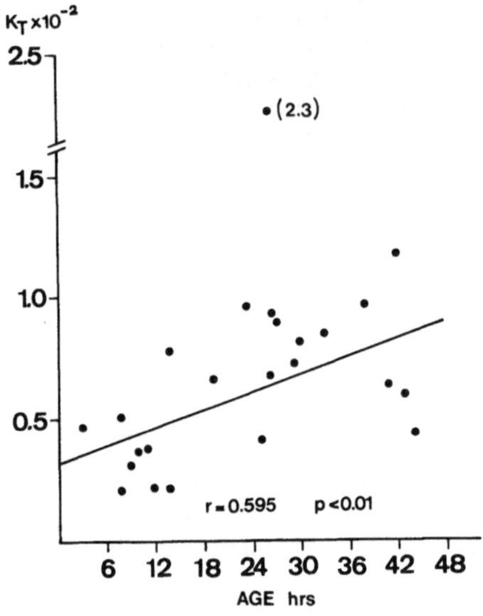



Abb. 11. Altersabhängige Glukoseassimilation bei Frühgeborenen in den ersten Lebenstagen

ersten 24 Lebensstunden. Die Eliminationskonstante zeigt zu diesem Zeitpunkt für diese Kinder einen Wert, der etwa um das Fünffache niedriger liegt als bei größeren Kindern und Erwachsenen.
Eine Angleichung an den Wert von reifen Neugeborenen erfolgt etwa nach 45 h (22).

Tabelle 1. $K_t$-Werte von Glukose, Fruktose, Galaktose und Xylit
im Kindesalter

|  | Glukose | Fruktose | Galaktose | Xylit |
|---|---|---|---|---|
| Frühgeborene   <24 h | 0,46 % | | | |
| Frühgeborene   >24 h | 0,87 % | | | |
| Mangelgeborene 20 - 48 h | ∿1,00 % | | | |
| Neugeborene | 1,40 % | 1,61 % | 3,18 % | |
| Säuglinge | 2,00 % | 3,17 % | 3,85 % | ∿3,00 % |

Reife Neugeborene zeigen für die Glukose einen Wert, der etwa
um die Hälfte niedriger liegt als bei Erwachsenen. Die Norma-
lisierung bzw. die Angleichung an die Größe des Erwachsenenalters erfolgt spätestens ab dem sechsten Lebensmonat. Ähnliche
Bedingungen wie für die Glukose finden sich für die Fruktose
im Neugeborenen- und Säuglingsalter, auffallend ist im Gegensatz dazu der relativ hohe Ausgangswert für die Galaktose, der
im Verlauf der nächsten Lebensmonate nur noch gering gesteigert
wird. Für Xylit liegt die Assimilationskonstante etwa bei 3 %
und zeigt keine wesentlichen altersabhängigen Veränderungen.

Als Ursache für die Glukoseverwertungsstörung unter Normalbedingungen kommt eine verminderte Insulinreaktion in Frage (22).
Bei Frühgeborenen konnten SALLE und Mitarbeiter (22) in den ersten 24 Lebensstunden nach intravenöser Glukosebelastung keine adäquate Insulinreaktion nachweisen. Dieselbe Versuchsanordnung ergibt am zweiten Lebenstag fast die gleichen Verhältnisse, so daß unter Normalbedingungen für die verringerte Glukosetoleranz eine inadäquate Insulinreaktion verantwortlich gemacht werden kann. Diese schon unter Normalbedingungen bestehende Glukoseverwertungsstörung wird in der posttraumatischen Phase weiter gesteigert durch den vermehrten Glukoseanfall und die Blockierung der peripheren Glukoseverwertung durch einen erhöhten Spiegel der freien Fettsäuren. Es ist also in der posttraumatischen Phase bei Neugeborenen, vor allen Dingen jedoch bei Frühgeborenen und Mangelgeborenen, mit einer gesteigerten Glukoseintoleranz zu rechnen. Diese Aussage kann leider nur aufgrund der theoretischen Überlegungen gemacht werden, entsprechende Untersuchungsergebnisse liegen für diese Altersstufen unseres Wissens nicht vor. Bedeutung gewinnt diese Aussage im Rahmen der parenteralen Ernährung in der posttraumatischen Phase. Es besteht zu diesem Zeitpunkt durchaus die Gefahr, daß durch eine hohe Glukosezufuhr ein hyperosmolares Koma erzeugt wird. Auf der anderen Seite kann jedoch kein Zweifel daran bestehen, daß vor allen Dingen für Neugeborene, Frühgeborene und besonders für Mangelgeborene aufgrund der geringen Glykogenreserven eine Glukosezufuhr im Rahmen der parenteralen Ernährung unbedingt erforderlich ist. Der geringen Glukosetoleranz auf der einen Seite steht nämlich auf der anderen Seite die erhöhte Neigung zu Hypoglykämien entgegen. Versuche, in der posttraumatischen Phase dieses Problem durch die Verwendung von Fruktose, Galaktose oder Xylit zu umgehen, sind bereits gemacht worden und haben lebhafte Diskussionen ausgelöst. Für die parenterale Ernährung in der posttraumatischen Phase hat also das Problem, wie man den Glukoseengpaß umgehen kann, wesentlich mehr Gewicht als in der normalen parenteralen Ernährung.

Während der Fetalzeit ist die Glukose der Hauptenergielieferant. Postpartal muß sich das Neugeborene in den ersten Lebensstunden rasch umstellen, da in der Zeit der ungenügenden Nahrungszufuhr seine Glykogenreserven nur für kurze Zeit ausreichen würden. Selbst unter den Bedingungen des Grundumsatzes würde die Energie aus der Glykogenolyse nicht einmal für einen Tag reichen. Das gegen Ende der Fetalzeit rasch zunehmende Fettpolster dient dann dem Neugeborenen in der Phase der ungenügenden Nahrungszufuhr als Hauptenergielieferant. Die Glukosereserven werden sozusagen für die Versorgung des ZNS und der Blutzellen reserviert, während das übrige Gewebe seine Energie aus der Lipolyse beziehen kann. Der meßbare Effekt dieser Stoffwechselumstellung in den ersten Lebenstagen zeigt sich unter anderem in der Abnahme des RQ bei gleichzeitiger Zunahme der freien Fettsäuren und des Glyzerins im Blut.

ANDREW und Mitarbeiter (2) untersuchten bei Kindern verschiedener Gewichtsklassen innerhalb der ersten 48 Lebensstunden die Toleranz gegenüber einer Neutralfett-Bolusinfusion. Dabei lagen die Nüchternwerte innerhalb der bekannten Normalbereiche, ledig-

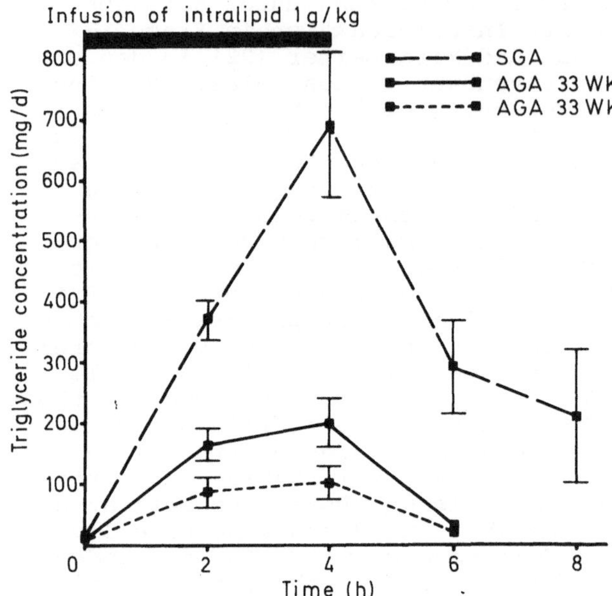



Abb. 12. Triglyzeride bei Frühgeborenen und Mangelgeborenen nach intravenöser Neutralfettbelastung (Mittelwerte ± SEM) (Aus: G. ANDREW et al.)

lich die Mangelgeborenen hatten leicht erhöhte Ausgangswerte. Der Anstieg der Triglyzeride nach 4 h ist bei den älteren Frühgeborenen am geringsten, der Unterschied zu den jüngeren Kindern ist statistisch signifikant. Auffallend jedoch ist in dieser Darstellung der rapide Anstieg der Triglyzeride in der Gruppe der Mangelgeborenen. Während die Frühgeborenen nach 6 h die Ausgangswerte wieder erreicht haben, bleibt der Spiegel bei den Mangelgeborenen auch nach 8 h deutlich erhöht.

Bei der Bestimmung der freien Fettsäuren unter gleichen Versuchsbedingungen lagen die Ausgangswerte wiederum im Normbereich, die Mangelgeborenen hatten leicht erhöhte Werte. Während bei den freien Fettsäuren die beiden Gruppen der Frühgeborenen keine deutlichen Unterschiede aufweisen, zeigt wiederum die Gruppe der Mangelgeborenen stark erhöhte Werte, die auch lange nach Ende der Infusion weit über dem Normbereich liegen. WOLF und Mitarbeiter (28) untersuchten bei Frühgeborenen und Neugeborenen am ersten Lebenstag und im Alter von vier Wochen die Glyzerintoleranz bei exogener Bolusinfusion. Dabei zeigten sich keine wesentlichen Unterschiede zwischen beiden Gruppen, die Glyzerinverwertung ist jedoch bei den älteren Kindern um das Dreifache höher. Man kann aus diesen Befunden den Schluß ziehen, daß im Rahmen der parenteralen Ernährung schon unter Normalbedingungen Fettinfusionen um so zurückhaltender dosiert werden müssen, je kleiner die Kinder sind. Eine Ausnahmestellung haben hier wiederum Mangelgeborene, deren Toleranz gegenüber exogen zugeführten Neutralfetten am geringsten ist. Unter den Bedingungen des posttraumatischen Stoffwechsels, wo von vornherein durch die

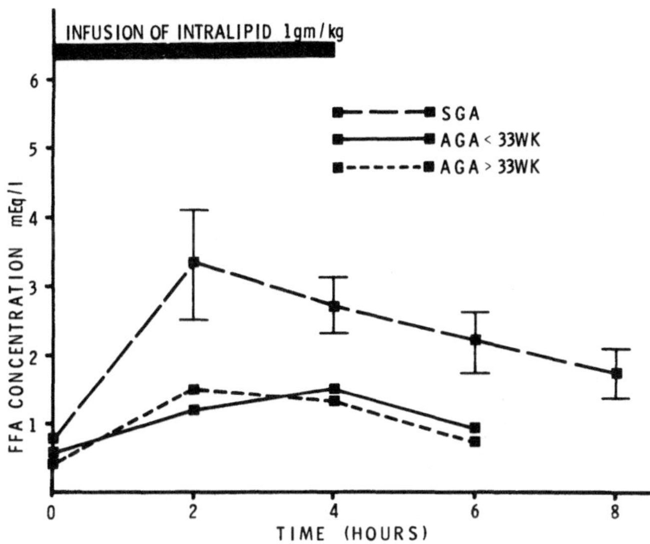


Abb. 13. Die Konzentration der freien Fettsäuren bei Früh- und
Mangelgeborenen nach intravenöser Neutralfett-Belastung (Mittelwerte ± SEM) (Aus: G. ANDREW et al.)

hormonelle Stimulation eine verstärkte Lipolyse in Gang gesetzt
wird, ist mit großer Wahrscheinlichkeit die Fettverwertung für
diese Altersgruppe noch weiter herabgesetzt.

Unterstützt wird diese Aussage noch durch die Darstellung aus
der Arbeit von MELICHAR und WOLF (28), bei der der Glyzerinblutspiegel bei Neugeborenen und Frühgeborenen innerhalb der
ersten 48 Lebensstunden unter verschiedenen Bedingungen untersucht worden ist. Man sieht einmal den Verlauf der Lipolyse bei
Neugeborenen und Frühgeborenen unter Normalbedingungen. Zum
zweiten ist der Verlauf der Lipolyse bei Frühgeborenen unter
den Streßbedingungen der Hypothermie oder der Hypothermie in
Verbindung mit einem Atemnotsyndrom dargestellt. Man sieht hier
am Beispiel der Lipolyse den deutlichen Unterschied zwischen
dem normalen Stoffwechsel und der Stoffwechselsituation unter
Streßbedingungen. Bestehen unter normalen Stoffwechselbedingun-
gen schon Verwertungsstörungen, so kommen diese unter den Bedingungen des posttraumatischen Stoffwechsels vermehrt zum Tragen. Eine erhöhte Intoleranz im Rahmen dieser besonderen Situation liegt jedoch nur so lange vor, wie die körpereigenen Reserven den vermehrten Abbau erlauben. Sind die Vorräte erschöpft
- und dies geschieht um so rascher, je schneller die Reaktion
abläuft und je geringer die Reserven sind - wird eine exogene
Zufuhr unumgänglich.

Vergleichbar dem Kohlenhydrat- und Fettstoffwechsel bietet auch
der Eiweißstoffwechsel im Kindesalter schon im Normalfall physiologische Besonderheiten. Die Abweichungen von den Normgrößen
Erwachsener sind um so ausgeprägter, je jünger das Kind ist.
Auf der einen Seite steht ein erhöhter Aminosäurenbedarf, auf

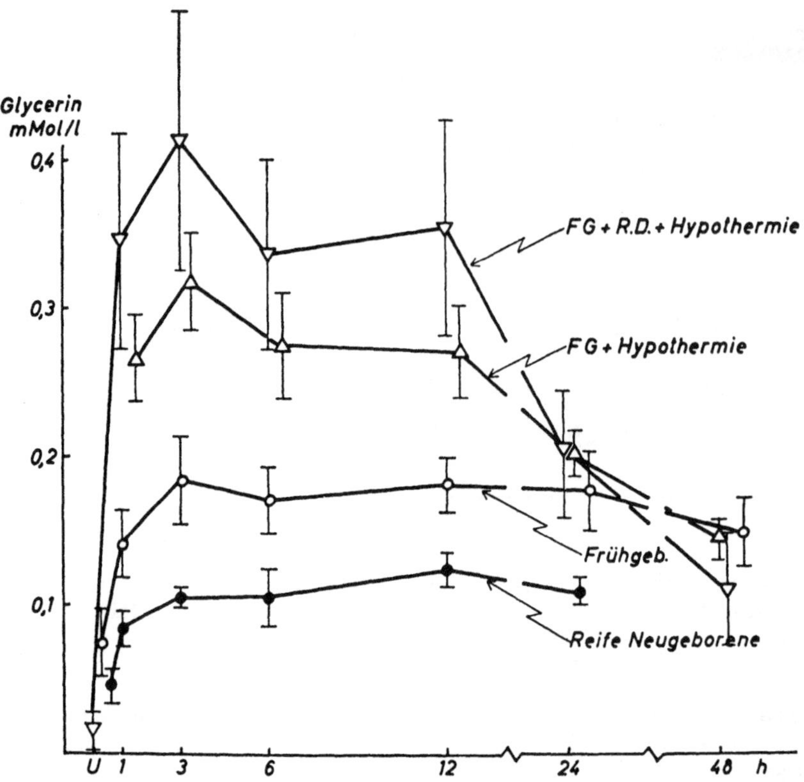



Abb. 14. Glyzerinblutspiegel bei normalen Kindern und Kindern unter Streßbedingungen

der anderen Seite zeigt jedoch gerade die Neugeborenenperiode in den ersten Lebenstagen eine verminderte Toleranz gegenüber einer Reihe von Aminosäuren. Ganz im Vordergrund stehen hierbei das Prolin, das Phenylalanin, das Methionin und das Tyrosin (<u>5</u>). Noch ausgeprägter ist diese Intoleranz bei Frühgeborenen und Mangelgeborenen innerhalb der ersten Lebenstage. Gerade diese Kinder neigen bei exogener Zufuhr besonders leicht zu Imbalancereaktionen. Gelten diese Aussagen bereits für den normalen Stoffwechsel, so ist wiederum unter den Bedingungen des posttraumatischen Stoffwechsels mit einer gesteigerten Empfindlichkeit zu rechnen. In der initialen Phase kommt es unter der Einwirkung von ACTH und Kortisol zu einem gesteigerten Eiweißabbau, so daß im Rahmen einer parenteralen Ernährung zu diesem Zeitpunkt Imbalancereaktionen im Aminosäurenstoffwechsel wesentlich früher auftreten können. Die anabole Phase unter dem Einfluß des Wachstumshormons setzt erst nach einer gewissen Latenzzeit ein, sie ist gekoppelt an eine ausreichende Insulinwirkung und an das Vorhandensein eines weiteren Gewebshormons, das Somatomedin.

Zusammenfassend lassen sich für den Stoffwechsel folgende Aussagen treffen:

1. Schon unter normalen Bedingungen besteht eine Glukoseverwertungsstörung, mit der bis zum sechsten Lebensmonat gerechnet
   werden muß. Besonders ausgeprägt ist diese Veränderung bei
   Mangelgeborenen und Frühgeborenen. Da unter den Bedingungen
   des posttraumatischen Stoffwechsels von vornherein für alle
   Altersstufen mit einer verminderten Glukosetoleranz gerechnet werden muß, ist in den oben angesprochenen Altersstufen
   durch die physiologischen Voraussetzungen noch eine weitere
   Verstärkung dieses Effektes zu erwarten.

2. Neugeborene, hier wiederum besonders Frühgeborene und Mangelgeborene, zeigen gegenüber exogen zugeführten Neutralfetten
   eine verringerte Toleranz. Wie auch bei den Kohlenhydraten,
   so besteht hier ebenfalls unter den Bedingungen des posttraumatischen Stoffwechsels mit einer verstärkt ablaufenden Lipolyse die Gefahr einer gesteigerten Intoleranzreaktion.

3. Die Aminosäurenverwertung ist bei Neugeborenen in den ersten
   Lebenstagen, stärker ausgeprägt noch bei Frühgeborenen und
   Mangelgeborenen, herabgesetzt. Es besteht eine verminderte
   Toleranz gegenüber dem Prolin, dem Phenylalanin, dem Methio-
   nin und dem Tyrosin. Da es in der Initialphase des posttrau-
   matischen Stoffwechsels zu einem vermehrten Eiweißabbau kommt,
   muß man im Rahmen einer parenteralen Ernährung unter diesen
   Bedingungen noch früher mit Imbalancereaktionen rechnen.

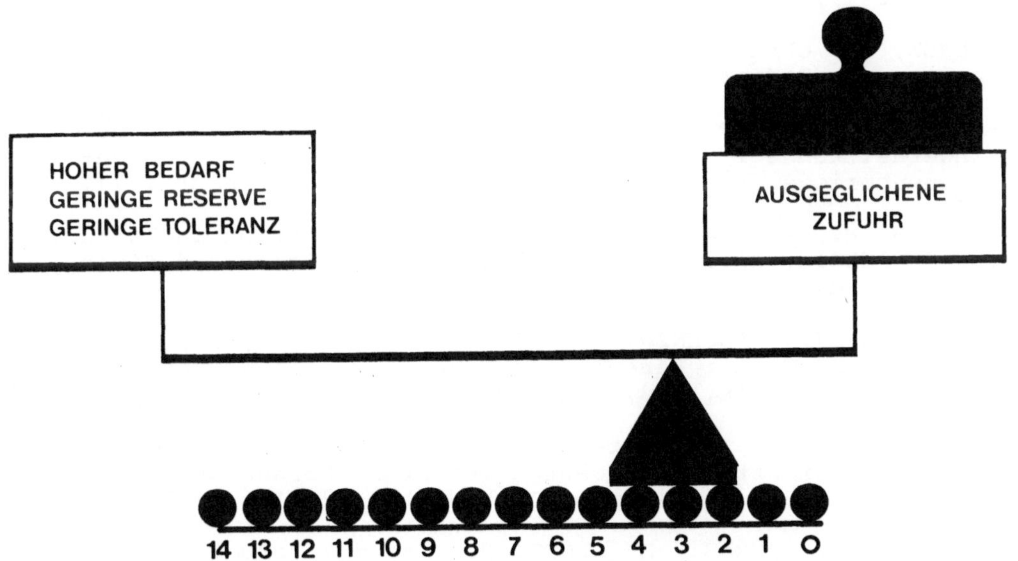



Abb. 15. Altersabhängige Wertung wesentlicher Stoffwechselcha-
rakteristika im Rahmen der parenteralen Ernährung

Es wäre natürlich falsch, jetzt hieraus den Schluß zu ziehen,
daß in der posttraumatischen Phase auf die Zufuhr von Glukose,
von Neutralfetten und von Aminosäuren verzichtet werden muß. Gerade Mangelgeborene und Frühgeborene, bei denen die Verwertungsstörungen am ausgeprägtesten sind, haben nur sehr geringe Energiereserven. Ist daher eine orale Nahrungsaufnahme nicht möglich, muß frühzeitig mit einer parenteralen Zufuhr begonnen werden.

Wie in Abb. 15 dargestellt, läßt sich ganz allgemein für die
parenterale Ernährung und ganz besonders für die Zufuhr in der
posttraumatischen Phase folgendes feststellen: Je jünger die
Kinder sind, um so mehr wiegt der erhöhte Bedarf, die geringen
Reserven und die geringe Toleranz. Damit der Stoffwechsel im
Gleichgewicht gehalten werden kann, muß auf eine ausgeglichene
Zufuhr um so mehr Gewicht gelegt werden, je jünger die Kinder
sind. Ein Zuwenig, aber auch ein Zuviel an therapeutischen Be-
mühungen zerstört dieses Gleichgewicht um so rascher, je kleiner die Kinder sind.


## Literatur


1. AHNEFELD, F. W., BURRI, C., DICK, W., HALMAGYI, M.: Infusionstherapie II. Parenterale Ernährung. Klinische Anästhesiologie
   und Intensivtherapie, Bd. 7. Berlin-Heidelberg-New York:
   Springer 1975.

2. ANDREW, G., CHAN, G., SCHIFF, D.: Lipid metabolism in the
   neonate. J. Pediat. 88, 273 (1976).

3. BIERICH, J. R., GRÜTTNER, R., SCHÄFER, L.-H.: Handbuch der
   Kinderheilkunde I/2. Physiologie und Pathologie der Neugeborenenperiode. Berlin-Heidelberg-New York: Springer 1971.

4. BODE, H. H., WARSHAW, J. B.: Parenteral Nutrition in Infancy
   and Childhood. Advances in Experimental Medicine and Biology,
   vol. 46. New York: Plenum Press 1974.

5. BREMER, H. J., DASCHNER, F., HÖPNER, F., RIEGEL, K., SCHAUB,
   J., STALDER, G. A.: Parenterale Ernährung beim Neugeborenen.
   Mschr. Kinderheilk. 123, 161 (1975).

6. BÜRGER, U., WOLF, H.: Untersuchungen über die Verwertung parenteral zugeführter Aminosäuren bei Frühgeborenen und hypotrophen Neugeborenen. Europ. J. Pediat. 122, 169 (1976).

7. EFFENDIC, S., CERASI, E., LUFT, R.: Trauma: hormonal factors
   with special reference to diabetes mellitus. Acta anaesth.
   scand. 55, 107 (1974).

8. FREEDMAN, L. S., OCHUCHI, T., GOLDSTEIN, M., AXELROD, J.,
   FISH, J., DANCIS, J.: Changes in human serum ß-hydroxylase
   activity with age. Nature 236, 310 (1972).

9. GEFFEN, L.: Serum dopamine ß-hydroxylase as an index of sympathetic function. Life sciences $\underline{14}$, 1593 (1974).

10. GUTAI, J., GEORGE, R., KOEFF, S., BACON, G. E.: Adrenal response to physical stress and the effect of adrenocorticotropic hormone in newborn infants. J. Pediat. $\underline{81}$, 719 (1972).

11. HINE, J. P., WOOD, W. G., MAINWARNING-BURTON, R. W., BUTLER, M. J., IRVING, M. H., BOOKER, B.: The adrenergic response to surgery involving cardio-pulmonary bypass, as measured by plasma and urinary catecholamine concentrations. Brit. J. Anaesth. $\underline{48}$, 355 (1976).

12. HOLDEN, K. R., YOUNG, R. B., PILAND, J. H., HURT, W. G.: Plasma pressors in the normal and stressed newborn infant. Pediatrics $\underline{49}$, 495 (1972).

13. HOLLMANN, G., ENDEL, D., KÖRNER, J., FISCHER, A., SCHMIDT, H. D.: Klinische Untersuchungen zur Reaktion der kindlichen Nebenniere im Streß. Mschr. Kinderheilk. $\underline{118}$, 246 (1970).

14. HUBBLE, D.: Paediatric Endocrinology. Oxford-Edinburgh: Blackwell Scientific Publications 1969.

15. ITURZAETA, N., HILLMANN, D. A., COLLE, E.: Measurement of plasma cortisol in children and adults: a comparison of the double isotope derivative assay, competitive protein-binding analysis and the modified competitive protein-binding analysis. J. Clin. Endocrin. $\underline{30}$, 185 (1970).

16. JOHNSTON, I. D. A.: The endocrine response to trauma. Adv. clin. chem. $\underline{15}$, 255 (1972).

17. KELLER, W., WISKOTT, A.: Lehrbuch der Kinderheilkunde. Stuttgart: Thieme-Verlag 1969.

18. LEON, A. S., THOMAS, P. E., SERNATINGER, E. D. A., GANTAS, A.: Serum dopamine beta-hydroxylase activity as an index of sympathetic activity. J. clin. Pharm. 354 (1974).

19. LITTLE, R. A.: Experimental studies on the pathophysiological responses of the newborn to injury. Brit. J. Surg. $\underline{62}$, 868 (1975).

20. MILNER, R. D. G., CSER, A., GOODE, M., RATCLIFFE, J. G.: Adrenocorticotropin and glucocorticoid response to exchange transfusion. Acta paediat. scand. $\underline{65}$, 439 (1976).

21. NELSON, W. E., McKAY, R. J., VAUGHAN, V. C.: Textbook of Pediatrics. Philadelphia-London-Toronto: W. B. Saunders Co. 1975.

22. SALLE, B., CHANGE, G. W., RUITON-UGLIENGO, M.: Glucose assimilation in neonates. In: Neonatal Intensive Care (eds. J. B. STETSON, P. R. SWYER). St. Louis, Miss.: Warren H. Green, Inc. 1975.

23. TALBERT, L. M., KRAYBILL, E. N., POTTER, H. D.: Adrenal cortical response to circumcision. Obstet. Gynec. 48, 208 (1976).

24. TOAFF, R., TOAFF, M. E., PEYSER, M. R., AYALON, D., CORDOVA, T.: Responsiveness of the human fetus to stress. Israel. J. med. Sci. 10, 1487 (1974).

25. WATSON, B. G.: Blood glucose levels in children during surgery. Brit. J. Anaesth. 44, 712 (1972).

26. WESTPHAL, O.: Human growth hormone. A methodological and clinical study. Acta paed. scand. 182 (1968).

27. WINTERS, R. W.: The Body Fluids in Pediatrics. Boston: Little, Brown and Co. 1973.

28. WOLF, H., MELICHAR, V.: Energiehaushalt beim Neugeborenen. Mschr. Kinderheilk. 115, 479 (1967).

# Grundlagen des Wasser-Elektrolyt- und Säuren-Basen-Haushaltes

## Von H. Chr. Dominick

Die Anatomie und spezielle Physiologie des Kindes bedingen, daß
es nicht als "Miniaturvariante" des Erwachsenen angesehen werden darf; dies muß vor allem bei der parenteralen Ernährung berücksichtigt werden.


## Wasserhaushalt

Die größten Besonderheiten im Wasserhaushalt weist die Neugeborenenperiode auf. Intrauterin kommt es vom ersten bis zum
zehnten Lebensmonat zu einer Abnahme des Gesamtkörperwasserge-
haltes von etwa 94 % auf 76 % bei gleichzeitiger Zunahme des
intrazellulären Flüssigkeitsanteiles von 25 auf 32 %; daraus
resultiert eine Abnahme des Extrazellulärraumes. Diese Verschiebung der Körperflüssigkeitsmengen während der Phase des
stärksten Wachstums ist wahrscheinlich bedingt durch eine Aus-
weitung des Intrazellulärraumes bei Vermehrung der Zellen in
den Geweben sowie durch eine wesentlich stärkere Entwicklung
von wasserreichen Geweben wie Muskulatur. Der Trend der Abnahme des Gesamtkörperwassers bei Zunahme des Intrazellulärvolu-
mens bleibt auch nach der Geburt bis etwa zum zweiten Lebensjahr bestehen, der Gesamtkörperwassergehalt nimmt weiter ab bis
auf 59 %, das Extrazellulärvolumen auf 26 %, während die intrazelluläre Flüssigkeit annähernd konstant bleibt (6).

Mit der Geburt ist also die Verschiebung in den einzelnen Was-
serkompartimenten noch nicht abgeschlossen, zumal die Nieren
als Regulationsorgan und die Perspiratio insensibilis über Atmung und Haut als Quellen eines "stillen, aber regelmäßigen
Wasserverlustes" noch in einem Funktionswandel begriffen sind.
Dieses Problem der unterschiedlichen Wasserverteilung in den
einzelnen Altersphasen wird klinisch deutlich, wenn man zu klären versucht, ob das Neugeborene ein wasserreiches oder wasser-
armes Individuum ist. Bei einem Frühgeborenen von 1.500 g Geburtsgewicht und 35 cm Körperlänge entfallen auf 1 kg Körpergewicht etwa dreimal soviel Körperoberfläche wie bei einem Erwachsenen von 70 kg. Aus dieser ungünstigen Relation von Körpergewicht und Körperoberfläche ergibt sich: Das Frühgeborene
besitzt einen wasserreichen Organismus, wenn sein Wasserbestand
auf kg Körpergewicht bezogen wird, dagegen ist das Frühgeborene
als wasserarm zu betrachten, wenn der tatsächlich vorhandene
Wasservorrat rechnerisch auf die Dimension des Standarderwach-
senen von 1,73 m² Körperoberfläche übertragen wird (Abb. 2).
Bei einem derartigen Vergleich hätte das Frühgeborene von 1.500 g
noch nicht ganz 50 % jenes Wasserbestandes, der dem Erwachsenen
zur Verfügung steht (1).

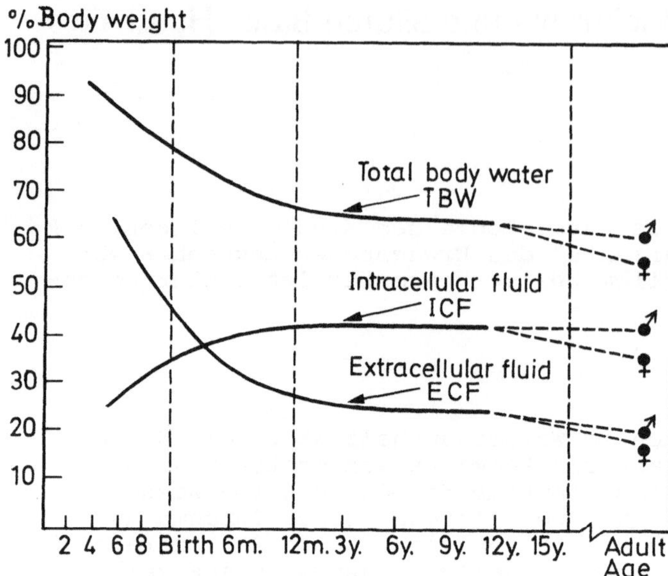



Abb. 1. Körperwasserkompartimente in den verschiedenen Altersstufen (Nach FRIIS-HANSEN)

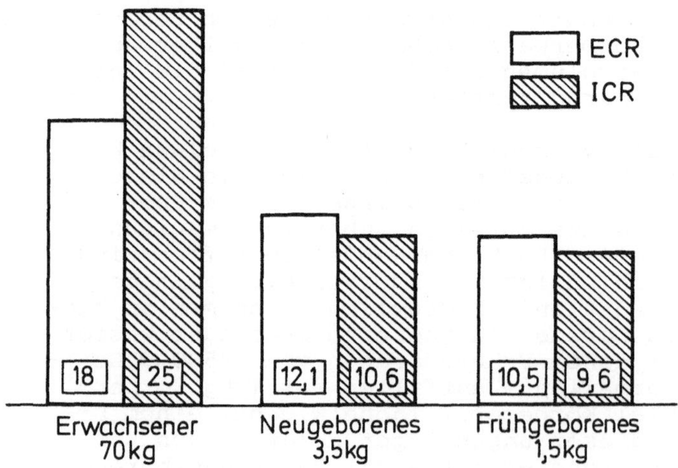



Abb. 2. Wasservorrat pro 1,73 m$^2$ Körperoberfläche in verschiedenen Altersstufen

Bei der relativ großen Körperoberfläche des Neu- und auch des Frühgeborenen ergibt sich, daß alle Funktionen des Organismus, die in Beziehung zur Körperoberfläche stehen, in diesen Altersgruppen gesteigert sind. Für diesen hohen Wasserumsatz sind im wesentlichen verantwortlich:

1. die hohe Perspiratio insensibilis (große Körperoberfläche,
   hohe Atemfrequenz) und
2. die Unfähigkeit der Niere zur Bildung eines konzentrierten
   Harnes ("physiologischer Diabetes insipidus").

ZWEYMÜLLER (13) konnte erstmals die Perspiratio insensibilis
des Säuglings exakt messen. Unter Ruhebedingungen liegt sie
bei Neugeborenen zwischen 340 und 460 mg/kg Körpergewicht/h
oder besser bei 6,36 - 7,42 g/m² Körperoberfläche/h; bei kör-
perlicher Aktivität steigt sie etwa um den Faktor 1,7 an. Auch
Schlaftiefe und Atemfrequenz verändern diese Größe.

Aus der ungünstigen Relation von Körpergewicht und Körperoberfläche erklärt sich infolge eines gesteigerten Grundumsatzes
ein erhöhter Kalorienbedarf des Neugeborenen und damit ein erhöhter Anfall von Metaboliten, besonders saurer Metaboliten,
die mit dem Harn ausgeschieden werden müssen. Vorwiegend aus
zwei Gründen beträgt die minimale Harnmenge für die Ausscheidung dieser Metaboliten etwa 100 ml/Tag. Erstens erreicht die
glomeruläre Filtrationsrate bei einem fünf Tage alten Neugeborenen nur etwa 40 %, im Alter von sechs Monaten erst 80 % der
glomerulären Filtrationsleistung eines Erwachsenen (14). Zweitens und im Gegensatz zur Verdünnungsfähigkeit der Niere, die
wie beim Erwachsenen bis auf 50 mosm/l möglich ist, kann das
Neugeborene nicht über 600 mosm/l, selbst unter extremen Bedingungen, den Harn konzentrieren, während der Erwachsene ihn
bis auf das Vier- bis Fünffache seiner Serumosmolarität zu konzentrieren vermag. Die Mindestmenge an Wasser, um 1 mosm ge-
löster Substanzen auszuscheiden, beträgt beim Neugeborenen
1,4 ml gegenüber 0,7 ml beim Erwachsenen. Eine Erhöhung der
Harnkonzentration beim Neugeborenen ist nur möglich über einen
Anstieg der Serumosmolarität.

Während der gesamten Säuglingsperiode erfolgt also eine stete,
in den jeweiligen Funktionen allerdings unterschiedlich schnelle Steigerung der Partialleistung der Niere. Im Laufe des zweiten Lebensjahres werden jedoch annähernd die Funktionsleistun-
gen einer Erwachsenenniere erreicht (5).

Für die Kalkulation des täglichen normalen Wasserbedarfes kommen drei Bezugsgrößen in Betracht (Tabelle 1):
1. Das Körpergewicht,
2. die Körperoberfläche und
3. der Kalorienumsatz.

Bei der Berechnung auf kg Körpergewicht/24 h benötigt der junge
Säugling etwa 100 bis 150 ml $H_2O$/kg Körpergewicht/24 h, während
der Erwachsene unter Normalbedingungen etwa einen Bedarf von
35 ml/kg Körpergewicht/24 h hat. Der Säugling hat etwa einen
vierfach höheren Wasserbedarf. Es besteht also offenbar keine
einfache Relation zwischen Körpergewicht und dem Normalbedarf
an Wasser in den verschiedenen Altersgruppen. Es sollte jedoch
erwähnt werden, daß in praxi diese Bezugsgröße gewählt wird und
sicher auch geeignet ist, besonders wenn die tägliche Änderung
des Körpergewichtes festgestellt werden kann.

Tabelle 1. Täglicher Flüssigkeitsbedarf in verschiedenen Altersstufen (Nach ZWEYMÜLLER)

| Alter (Jahre) | Geburt | 2/12 | 1 | 3 | 6 | 9 | 12 | 14 | 16 |
|---|---|---|---|---|---|---|---|---|---|
| a) Körperoberfläche in $m^2$ | 0,2 | 0,25 | 0,45 | 0,64 | 0,80 | 1,00 | 1,30 | 1,50 | 1,65 |
|   i  2.500 ml/$m^2$ | 500 | 625 | 1.125 | 1.500 | 2.000 | 2.500 | 3.250 | 3.780 | 4.125 |
|   ii 1.500 ml/$m^2$ | 300 | 375 | 675 | 900 | 1.200 | 1.500 | 1.950 | 2.250 | 2.475 |
| | | | | | | | | | |
| b) Körpergewicht in kg | 3 | 5 | 10 | 15 | 20 | 30 | 40 | 50 | 60 |
|   ml/kg/24 h | 120 | 120 | 120 | 100 | 90 | 80 | 75 | 70 | |
|   ml/24 h | 360 | 600 | 1.200 | 1.500 | 1.800 | 2.400 | 3.000 | 3.500 | |
| | | | | | | | | | |
| c) kcal/kg | 50 | 70 | 63 | 51 | 45 | 38 | 33 | 33 | 31 |
|   ml/24 h (150 ml/100 kcal) | 225 | 525 | 945 | 1.140 | 1.350 | 1.710 | 1.980 | 2.475 | 2.790 |

a b c:    differieren bis zu 50 %, aber innerhalb der Wassertoleranz

a i, b:    ungefähr gleich

a i i, c: sehr ähnlich

Die Körperoberfläche als Referenzbasis geht auf das von RUBNER
aufgestellte Gesetz zurück, daß die Basisstoffwechselrate, bestimmt als Wärmeproduktion, direkt proportional der Körperoberfläche sei. Heute wissen wir jedoch, daß dies besonders für das
Kind keine Gültigkeit hat. Neugeborene haben eine geringe Wär-
meproduktion/$m^2$ Körperoberfläche, während Kinder mit einem Gewicht von 6 - 20 kg eine größere Wärmeproduktion/$m^2$ Körperoberfläche aufweisen. Überträgt man nun daher den Bedarf des Erwachsenen von 1.500 ml/$m^2$ Körperoberfläche auf den Säugling und
das Kleinkind, so können erhebliche Differenzen sich ergeben
für die Dosierung der Wassersubstitution (12).

Der Kalorienverbrauch als Referenzbasis für den erforderlichen
Wasserbedarf findet zunehmend Verwendung, da er sich von der
primär physiologischen Basis, nämlich der metabolischen Umsatzrate ableitet. Die geschätzten verbrauchten Kalorien sind zwar
nicht genauer als die anderen Referenzgrößen, doch sie tragen
am ehesten der Physiologie Rechnung, und Faktoren, die die metabolische Umsatzrate verändern, wie z. B. Fieber oder Hypo-
thyreose, können besser berücksichtigt werden. Zu beachten ist,
daß auf jeweils 100 Kalorien im Stoffwechsel 12 ml Oxydations-
wasser (hidden intake) gebildet werden, die an exogenem Bedarf
in Abrechnung gestellt werden sollten (12).

Für gesunde Säuglinge und Kinder beträgt bei altersgerechter
motorischer Aktivität und Ernährung der normale Wasserbedarf
etwa das Eineinhalbfache des sogenannten Minimalbedarfes.


Elektrolythaushalt

Unter den Elektrolyten ist Natrium als das wichtigste extrazelluläre Kation anzusehen und macht etwa 90 % der Osmolarität
des Serums aus (3). Der Gesamtkörpernatriumgehalt des Feten und
damit auch der Chlorgehalt ist relativ groß, entspricht dem
großen extrazellulären Flüssigkeitsraum und sinkt bis zur Geburt und während des ersten Lebensjahres ab. Für das Neugeborene sind Werte von 70 - 80 mval/kg Körpergewicht Natrium angegeben, die im Laufe der Entwicklung auf 60 mval/kg Körpergewicht und beim Erwachsenen auf 40 mval/kg Körpergewicht absinken werden. Dieser Gesamtkörpergehalt verteilt sich zu recht
unterschiedlichen Anteilen auf die einzelnen Kompartimente,
der größte Anteil, nämlich 43 %, ist fest im Knochen fixiert
und 11 % finden sich im Plasma (Abb. 3). Der relativ hohe Natriumgehalt des Feten ist weiterhin durch den relativ großen
Anteil an Knorpel und Bindegewebe sowie Extrazellulärflüssigkeit bedingt.

Die Regulation des Natriumhaushaltes erfolgt im wesentlichen
über die Niere, die tägliche Filtrationsmenge beträgt etwa das
100fache der aufgenommenen Menge. Davon werden 99 % im Nephron
rückresorbiert, nur 1 % erscheint im Harn. Zwei Drittel davon
werden im proximalen Tubulus resorbiert, die Feinregulation erfolgt jedoch im distalen Nephron über den Renin-Angiotensin-
Aldosteron-Mechanismus, der über Chemo-, Baro- und Volumenrezeptoren stimuliert wird (11). Neben dieser natriumgesteuerten
Volumenregulation wird die Homöostase der Körperflüssigkeiten

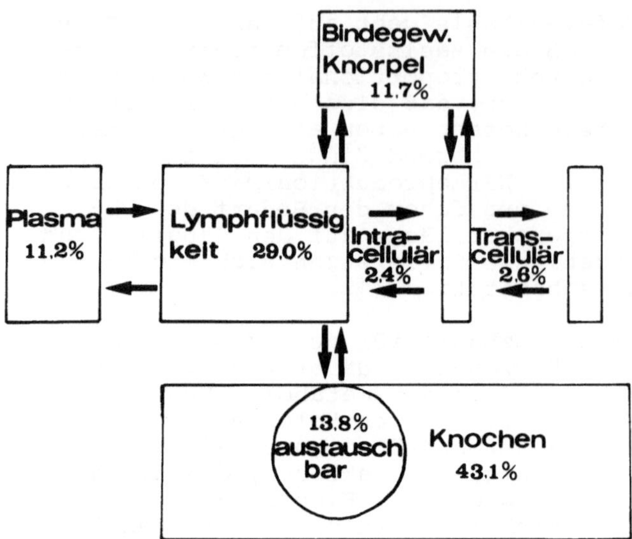

Abb. 3. Natriumverteilung im Organismus beim Erwachsenen (Nach
EDELMANN und LIEBMANN)

entscheidend reguliert über die osmolaritätsgesteuerte ADH-Sekretion (Abb. 4). Mit Hilfe des Aldosteronmechanismus kann die
Harnausscheidung von Natrium von 1 % der Filtrationsmenge auf
über 10 % gesteigert oder auch auf weniger als 1 % vermindert
werden. Dies erlaubt eine erhebliche Flexibilität der Natrium-
aufnahme, ohne daß eine negative oder positive Natriumbilanz
verursacht wird. Mit annähernd 6 - 10 mval/l ist der intrazelluläre Natriumgehalt niedrig und als Ergebnis eines aktiven
Transportes ("Natriumpumpe") anzusehen.

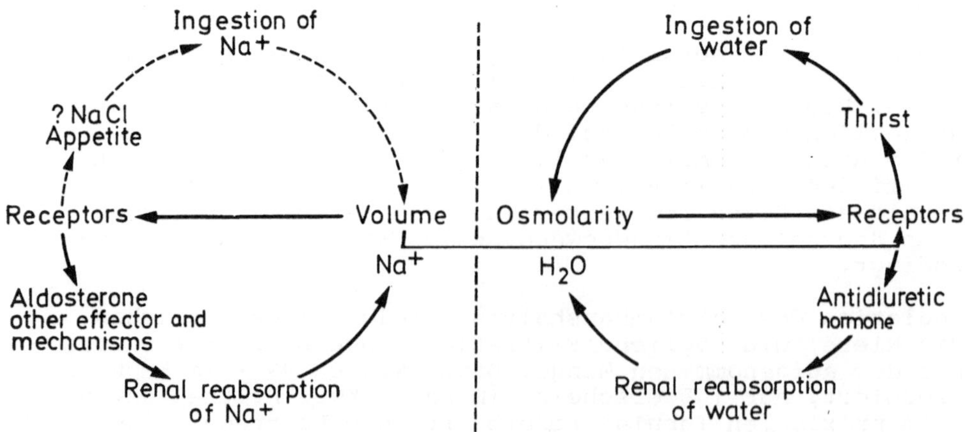


Abb. 4. Volumen- und Osmolaritätsregulation der ECF (Nach WIN-
TERS)

Eigene Untersuchungen zeigten, daß auch die intraerythrozytäre
Natriumkonzentration eine gewisse Altersabhängigkeit aufweist.
Säuglinge haben bis zum Ende des ersten Lebensjahres deutlich
höhere Werte als ältere Kinder und Erwachsene (Abb. 5). Die
transzellulären Natriumkonzentrationen (z. B. Gastrointestinal-
trakt, Pleurahöhle, Liquor) variieren sehr stark und sind bei
pathologischen Zuständen in die therapeutischen Überlegungen
mit einzubeziehen.

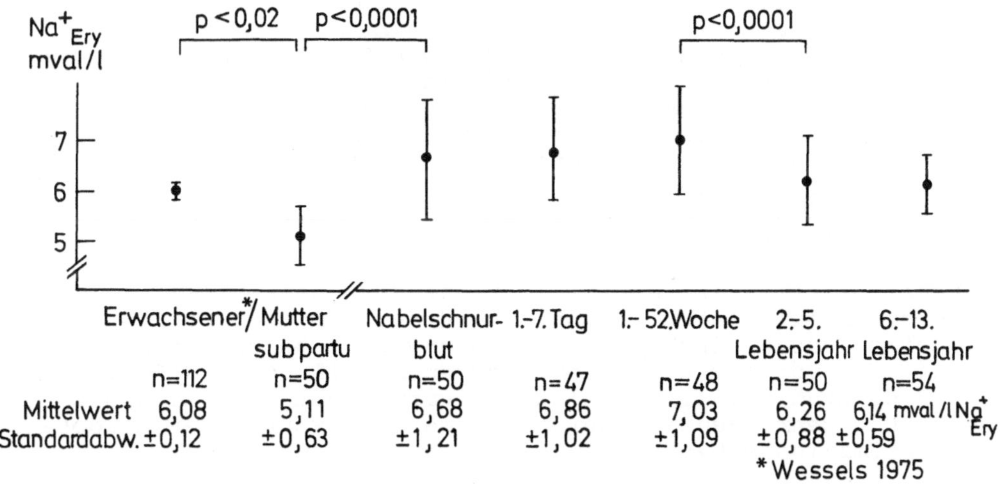


Abb. 5. Normalwerte des intraerythrozytären Natriums in verschiedenen Altersstufen

Kalium ist das wichtigste intrazelluläre Kation, nur 2 % liegen extrazellulär. 95 % des Gesamtkaliums sind, wie Isotopen-
untersuchungen zeigen, austauschbar. Da Kalium fast nur intrazellulär liegt, kann die Veränderung des Gesamtkaliums mit Alter und Gewicht als Maß für das Zellwachstum angesehen werden.
Die Absorption des Kaliums erfolgt vollständig im oberen Dünndarm, in den unteren Anteilen hingegen wird das Plasmakalium
ausgetauscht gegen intraluminales Natrium, so daß auf diese
Weise Kalium bei Diarrhöen in großen Mengen verlorengehen kann.
Der Kaliumverlust erfolgt in kleinem Umfang über den Schweiß
und Stuhl, im wesentlichen aber über die Niere. Unter normalen
Bedingungen werden 15 % der filtrierten Kaliummenge ausgeschieden. Die Ausscheidung kann jedoch durch einen aktiven Sekre-
tionsmechanismus im Tubulus auf ein Vielfaches erhöht werden.
Aldosteron greift ebenfalls regulierend in die Kaliumhomöostase
ein. Ob das intra- oder extrazelluläre Kalium die entscheidende Regelgröße für den Kaliumhaushalt darstellt, ist zur Zeit
noch nicht geklärt. Auf jeden Fall bestehen zwischen beiden
Kompartimenten enge Wechselbeziehungen. Ein Serumkaliumverlust
wird gefolgt von einem zellulären Austritt von Kalium und einem teilweisen Ersatz durch Einstrom von Natrium, H-Ionen sowie

dibasischen Aminosäuren in die Zelle. Diese engen Beziehungen zwischen intra- und extrazellulärem Kalium sind von vitaler Bedeutung für die Zellfunktion.

Kalzium ist das häufigste Mineral im Knochen. 99 % sind im Skelett eingelagert, das restliche 1 % findet sich in Körperflüssigkeiten. Da das kleinere Skelettsystem des Kindes auch weniger mineralisiert ist als das Skelett des Erwachsenen, beträgt der Gesamtkalziumgehalt beim Kind etwa nur 400 mval/kg Körpergewicht gegenüber 950 mval/kg Körpergewicht beim Erwachsenen. Die Serumkonzentration ist bei Gesunden aller Altersstufen mit etwa 4 - 5 mval/l erstaunlich konstant. Etwa 40 - 45 % davon sind an Eiweiß gebunden (vorwiegend an Albumin), 13 % sind komplex gebunden an organische Säuren wie Zitrat, Phosphat oder Sulfat und die restlichen 47 % sind biologisch aktive Ionen. Die Regulation des Gesamtkörperkalziums erfolgt im wesentlichen über die Resorption aus dem Darm in Anwesenheit von 1,25 DHC. Die Serumkalziumkonzentration wird vorwiegend durch das Parathormon und das Calcitonin gesteuert. Die renale Ausscheidung mit etwa 5 % ist weniger bedeutungsvoll als die Ausscheidung mit den Fäzes (etwa 10 %).

Eine Hypalbuminämie erniedrigt zwar das Serumgesamtkalzium, der ionisierte Anteil bleibt jedoch unverändert. Dieser ionisierte Anteil wird jedoch durch pH-Verschiebungen verändert, eine pH-Änderung um 1 verändert den ionisierten Anteil um etwa 10 %, die Azidose erhöht ihn, die Alkalose vermindert ihn, so daß z. B. bei einer sehr raschen oder auch Überkorrektur einer Azidose eine symptomatische Hypokalzämie auftreten kann.

Magnesium ist das vierthäufigste Kation des menschlichen Organismus und das zweitwichtigste intrazelluläre, da es als Kofaktor bei zahlreichen Enzymreaktionen mitwirkt. Es liegt zu 99 % intrazellulär vor. Ungefähr die Hälfte ist in den Knochen eingebaut, ca. 25 % finden sich in der Muskulatur und der Rest ist in den übrigen Geweben gebunden. Nur 1 % ist in der Extrazellulärflüssigkeit vorhanden. Das Serummagnesium wird normaliter bei 1,5 - 2,1 mval/l konstant gehalten. Der intraerythrozytäre Magnesiumgehalt zeigt aber eine deutliche Altersabhängigkeit. Bei Neugeborenen ist er signifikant niedriger als bei den Müttern sowie bei Kleinkindern und Schulkindern (Abb. 6). Dies könnte ein Hinweis sein auf einen latenten Magnesiummangel in der Neugeborenenperiode.

Chlor ist das Hauptanion der Extrazellulärflüssigkeit; der Gesamtchlorgehalt des Organismus beträgt etwa 33 mval/kg Körpergewicht. Die Aufnahme und Ausscheidung von Chlor geht der von Natrium parallel und erfolgt passiv entlang einem elektrochemischen Gradienten.

Anorganisches Phosphat ist nur in geringer Menge in der Extrazellulär- und Intrazellulärflüssigkeit vorhanden, der Hauptanteil ist im Knochen als Kalziumphosphat deponiert. Die Regulation erfolgt hauptsächlich über die Variation der Harnausscheidung, nämlich glomeruläre Filtration und fakultative Rückresorption im proximalen Tubulus unter dem Einfluß des Parat-

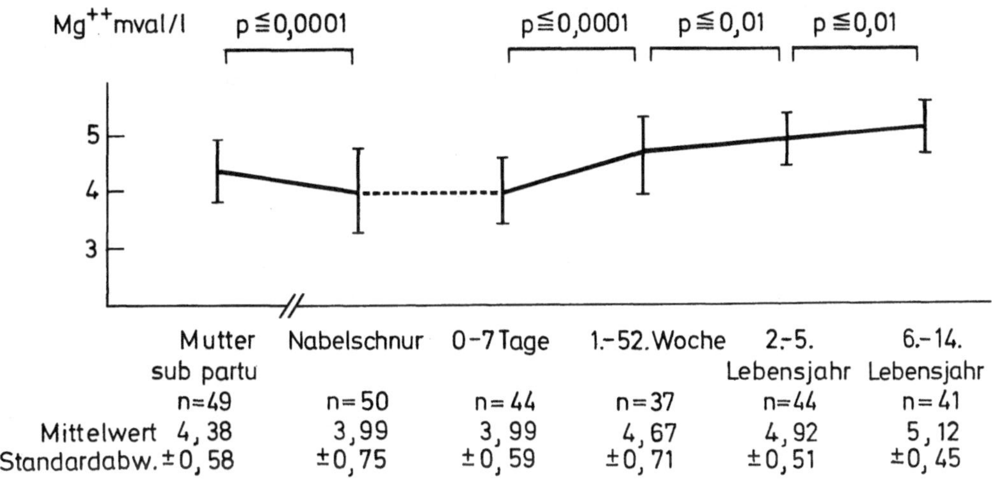



Abb. 6. Normalwerte des intraerythrozytären Magnesiums in verschiedenen Altersstufen

hormons. Die glomeruläre Filtrationsrate ist von entscheidender Bedeutung für den Phosphatstoffwechsel, sinkt sie unter 25 %, so kommt es zu einer Hyperphosphatämie mit ihren sekundären Folgen. Bei jungen Säuglingen ist die glomeruläre Filtrationsmenge niedrig und die Phosphataufnahme über den Darm bei Kuhmilchernährung hoch, so daß das Serumphosphat ansteigt. Die Normwerte liegen daher mit 2,5 mval/l und mehr deutlich höher als bei Erwachsenen mit 1,0 - 2,0 mval/l.

Übereinstimmende Angaben über den Normalbedarf von Elektrolyten in den verschiedenen Altersstufen finden sich in der Literatur vorwiegend aus zwei Gründen nicht:
1. Es fehlen genaue Bilanzuntersuchungen und
2. vermag die gesunde Niere Elektrolyte mit großer Variabilität auszuscheiden.

Da Neugeborene und Säuglinge mit Brustmilchernährung optimal gedeihen, legt man für die Errechnung des Normalbedarfes an Elektrolyten bei kurzfristiger parenteraler Substitution den Mineralsalzgehalt der Muttermilch zugrunde, d. h. 3 - 5 mval Natrium, 2 - 3 mval Kalium und Kalzium sowie 1 - 3 mval Magnesium pro kg Körpergewicht (Tabelle 2). Auf 100 Kalorien Nahrungsaufnahme errechnet man je 2,5 mval Kalium und Natrium sowie 5 mval Chlor. Diese Zahlen können nur als Richtwerte angesehen werden und sollten im jeweiligen Krankheitsfall entsprechend den individuell ermittelten biochemischen Notwendigkeiten korrigiert werden.

## Säuren-Basen-Haushalt

Jenseits der Neugeborenenperiode bestehen prinzipiell keine Unterschiede in der Physiologie des Säuren-Basen-Haushaltes der

Tabelle 2. Täglicher Elektrolytbedarf

|  | Neugeborene und Säuglinge | 1 - 14 Jahre |  |
|---|---|---|---|
| $Na^+$ | 2 - 3 (- 5) | 1 - 2 | mval/kg |
| $K^+$ | 2 - 3 | 2 | mval/kg |
| $Ca^{++}$ | 1 - 2 | 0,1 - 0,5 - 1 | mval/kg |
| $Mg^{++}$ | 1 | 0,04 - 0,3 - 1 | mval/kg |
| $PO_4^{---}$ | 2 - 3 | 0,1 - 1 | mval/kg |
| $Cl^-$ | 2 - 5 | 2 - 5 | mval/kg |

verschiedenen Altersstufen, wohl aber eine größere Labilität, da im Säuglings- und Kleinkindesalter die Regulatoren Lunge und Niere sowie die vorgeschalteten Puffersysteme altersabhängige Eigentümlichkeiten zu erkennen geben. Darüber hinaus resultieren aus dem auf Wachstum eingestellten Stoffwechsel besondere, gewissermaßen zusätzliche Belastungen. Infolge der hohen Stoffwechselintensität des Säuglings (Proteinsynthese, Thermoregulation) ist der Anfall von sauren Metaboliten etwa zwei- bis dreimal höher als bei älteren Schulkindern und Erwachsenen. Beim gesunden Säugling werden etwa 2 - 3 mmol/kg Körpergewicht nichtflüchtiger Säuren gebildet, während dagegen beim Erwachsenen nur 1 mmol/kg Körpergewicht anfällt. Die Menge der täglich gebildeten Kohlensäure beträgt beim Neugeborenen etwa 330 mmol/kg Körpergewicht und beim Erwachsenen 286 mmol/kg Körpergewicht. Trotz des Anfalls dieser großen Mengen saurer Metaboliten gelingt es dem kindlichen Organismus unter physiologischen Bedingungen, den Säuren-Basen-Haushalt mit Hilfe seiner Puffersysteme zu äquilibrieren. Die Puffersysteme lassen sich in Bikarbonat- und Nicht-Bikarbonat-Systeme einteilen. Im Blut machen etwa Plasma- und Erythrozytenbikarbonat 53 % der Pufferkapazität aus, die Nicht-Bikarbonat-Puffer Hb und Oxy-Hb, organische und anorganische Phosphate sowie die Plasmaproteine 47 % (8). Unter diesen Puffern zeigt das Hb, mit dessen Hilfe etwa 90 % des $CO_2$ zur Abatmung in die Lunge überführt werden, eine ausgesprochene Altersabhängigkeit. Da sich unter Normalbedingungen die Pufferkapazität proportional zur Hb-Konzentration verhält, führt eine Anämie zur Abflachung der $CO_2$-Bildungskurve und damit zur Erniedrigung der Pufferkapazität. Aus der Abb. 7 ist unschwer zu ersehen, daß post partum schnell eine Reduktion der Pufferkapazität eintritt, die erst in der Pubertät wieder in den Erwachsenennormalbereich zurückkehrt (9).

Das $H_2CO_3$-$HCO_3^-$-Puffersystem besitzt eine Schlüsselfunktion für die Aufrechterhaltung der H-Ionenkonzentration im Extrazellulärraum. Der Bikarbonatbestand im Extrazellulärraum ist beim Säugling entsprechend der altersbedingten Volumendifferenz dieses Kompartimentes mit 8 mmol/kg Körpergewicht um 50 % größer als beim Erwachsenen mit 5 mmol/kg Körpergewicht, obgleich der An-

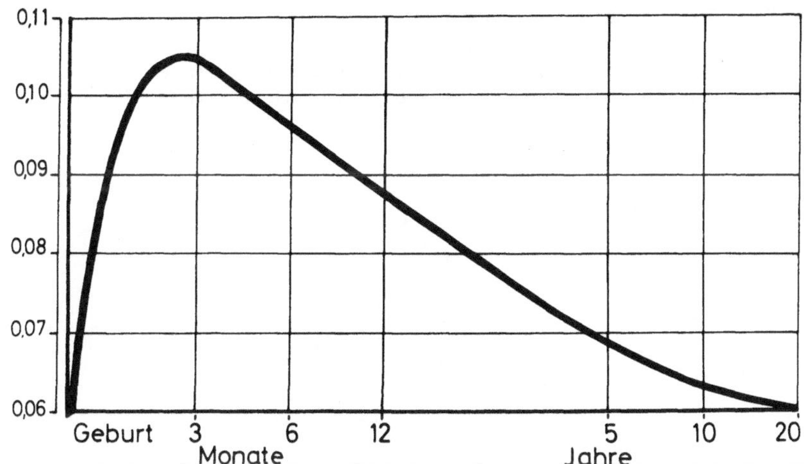



Abb. 7. Pufferkapazität des Blutes für die Aufnahme von 5 Vol.%
$CO_2$ bei 37 °C in verschiedenen Altersstufen (Nach RIEGEL)

fall der nichtflüchtigen Säuren im Säuglingsalter zwei- bis dreimal so hoch ist wie beim Erwachsenen. Der einzigartige Vorteil
dieses Puffersystems ist jedoch die Fähigkeit, die schwache Säure $CO_2$ aus dem flüssigen in den gasförmigen Zustand zu überfüh-
ren und über die Lunge abzuatmen.

Als drittes wichtiges Puffersystem ist das Phosphat zu nennen:
Sekundäres Phosphat wird durch Aufnahme von H-Ionen zum primä-
ren Phosphat. Im Gegensatz zum Bikarbonatpuffer, der überwiegend im Extrazellulärraum wirksam wird, hat der Phosphatpuffer
seinen entscheidenden Effekt bei der Eliminierung von H-Ionen
durch die Niere. Dieser Phosphatpuffer zeigt eine ausgeprägte
Abhängigkeit von der exogenen Phosphatzufuhr: So eliminiert z.
B. der ausschließlich mit phosphatarmer Muttermilch ernährte
Säugling die H-Ionen überwiegend mit Hilfe der Ammoniogenese,
während die phosphatreiche Kuhmilch eine deutliche Steigerung
der H-Ionenausscheidung über den Phosphatpuffer bewirkt (1).

Die durch diese Puffersysteme aufgenommenen Säuren werden sodann über Lunge und Niere eliminiert.

Die Lunge muß sowohl anatomisch als auch funktionell als ein
Organ mit werdender Funktion angesehen werden. Die geringe Ven-
tilationsgröße des Neugeborenen bedingt eine hohe Normalfrequenz
der Atmung, um den $O_2$-Bedarf von 8 ml/kg Körpergewicht und Minute zu decken, beim Erwachsenen sind es 5 ml/kg Körpergewicht
und Minute. Die durchschnittliche Ventilation (240 ml/kg Körpergewicht und Minute) ist beim Säugling etwa zwei- bis dreimal
so hoch wie beim Erwachsenen. Aus diesen Zahlen ist ersichtlich,
daß ein zusätzlicher Anfall von sauren Metaboliten nur in beschränktem Maße respiratorisch kompensiert werden kann und es
bei Säuglingen dabei rasch zur Dekompensation kommt. Hinzu kommt

noch, daß die beiden für die Ventilation natürlichen Stimulatoren, der pH-Wert und der $PCO_2$-Wert, einen kompetitiven Effekt für die alveoläre Ventilation haben können.

Die nichtflüchtigen Wasserstoffionen werden durch die Niere ausgeschieden. Dies geschieht über die Azidifikation des Urins (Abb. 8).

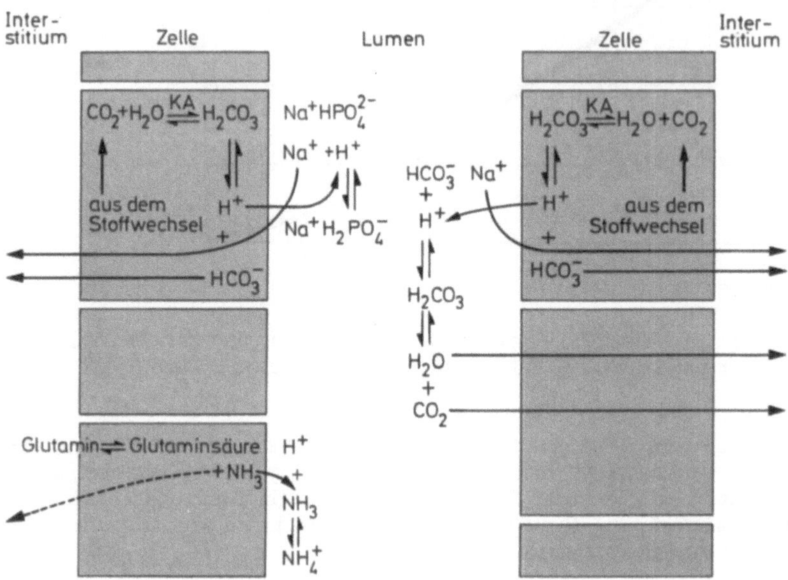


Abb. 8. Schema der Azidifizierung, der Bikarbonatresorption und Ammoniaksekretion (Nach ULLRICH und HIERHOLZER)

Die im Primärharn enthaltenen Bikarbonationen werden nahezu vollständig im Tubuluslumen reabsorbiert. 90 % sind bereits am Ende des proximalen Tubulus aus dem Harn verschwunden. Die Bikarbonatresorption selbst wird durch die Carboanhydrase beschleunigt, die Bikarbonat intrazellulär zur Verfügung stellt. Wenn H-Ionen in das Lumen sezerniert werden, werden sie von anionenschwachen Puffersäuren aufgenommen. Dabei spielt der Phosphatpuffer die Hauptrolle. Bei stärker sauren Urin-pH-Werten wirken auch Kreatinin und Urat als Puffer. Die auf diese Weise eliminierten H-Ionen werden als titrierbare Azidität gemessen. Anionenstarke Säuren können wegen ihres hohen Dissoziationsgrades keine H-Ionen aufnehmen. Sie werden mit dem in der Zelle gebildeten Ammoniak zum Kation - dem NH4 - synthetisiert, das nun bei gleichzeitiger H-Ionenelimination nach Austausch von Natrium zur Neutralisation von Anionen dient.

Auch beim Säugling und Kind führen parenteral zugeführte Zucker- und Aminosäurenmischungen zu Veränderungen im Elektrolyt- und Säuren-Basen-Haushalt.

Verschiedene biochemische Veränderungen werden nach intravenöser Gabe von verschiedenen Zuckern beobachtet (4, 10). Meist
werden aus energetischen Gründen höherprozentige Lösungen infundiert, wobei es neben der lokalen Wirkung zu einer Erhöhung
der extrazellulären Osmolarität kommt, da die zelluläre Aufnah-
mekapazität überschritten ist. Neben einer Verschiebung von $H_2O$
und einer osmotischen Diurese ist ein Elektrolytverlust über
die Niere zu erwarten. Die verschiedenen Zucker bewirken unterschiedliche Anstiege der Osmolarität, am stärksten Xylit und
Sorbit. Der Elektrolytverlust von Natrium und Kalium über die
Niere ist bei Fruktose- und Sorbitinfusionen am stärksten. Während der Infusion dieser Zucker entwickelt sich eine Laktazidose, die am stärksten durch Sorbit, weniger durch Xylit, Fruktose und Glukose verursacht wird. Auch die Harnsäure zeigt Veränderungen unter parenteraler Kohlenhydratzufuhr, am geringsten
unter Glukose, am stärksten unter Sorbit. Dies dürfte Folge einer stärkeren Phosphorylierungsrate von Fruktose bzw. anderer
Zucker sein, mit Abnahme des ATP und des anorganischen Phosphates sowie einer konsekutiven Steigerung des Nucleotidabbaues.
Ein sehr wichtiger Befund ist, daß bei der Infusion von Xylit
beim Menschen Kalziumoxalatkristalle in den Nierentubuli und in
den Gehirnarteriolen beobachtet wurden[1]. Kalium spielt für die
Utilisation von Kohlenhydraten eine besondere Rolle. Es konnte
ein insulininduzierter Kaliumeinstrom in die Zelle zusammen mit
Glukose nachgewiesen werden. Unter Bedingungen der Kaliumver-
armung kommt es z. B. zu einer Beeinträchtigung der Glukoseaufnahme in der Leber. Man rechnet, daß pro 250 g Kohlenhydrate
ca. 40 mval Kalium benötigt werden. Das anorganische Phosphat
im Serum zeigt nach kurz dauernder hochdosierter Kohlenhydrat-
infusion einen Abfall infolge einer vermehrten Bildung von organischen Phosphaten (7).

Hinsichtlich der parenteralen Ernährung mit Aminosäuren im Kindesalter möchte ich nur erwähnen, daß es unter der Zufuhr von
verschiedenen Aminosäurengemischen relativ rasch zur Hypophosphatämie kommen kann, die einmal von Störungen der Glykolyse
gefolgt sein kann, zum anderen infolge Veränderungen des intrazellulären organischen Phosphates zu einer Verschiebung der
$O_2$-Bindungskurve und weiterhin zu einer Verminderung der Adenin-
nukleotide in den Erythrozyten, Thrombozyten und Leukozyten mit
daraus resultierenden Funktionsstörungen führen kann (2). Eine
andere Störung ist die hyperchlorämische metabolische Azidose,
die nach Zufuhr von kristallinen Aminosäuren auftreten kann (7).

Die hier nur in groben Zügen dargestellten Besonderheiten im
Säuren-Basen-Haushalt, Wasserhaushalt und Elektrolythaushalt
sollten die Sonderstellung des wachsenden Organismus kennzeich-
nen und bedürfen auch im Zusammenhang mit der parenteralen Ernährung einer gebührenden Berücksichtigung.

---

[1]siehe dazu Seite 165

## Literatur


1. BACHMANN, K. D., FEENDERS, O.: Spezielle Probleme im Säuglingsalter. In: Klinik des Wasser-, Elektrolyt- und Säure-Basen-Haushalts (ed. H. ZUMKLEY), p. 519. Stuttgart: Thieme-Verlag 1977.

2. DUDRICK, S. J., Mac FADYEN, B. B., von BUREN, C. T., RUBERG, R. L., MAYNARD, A. T.: Parenteral hyperalimentation. Ann. Surg. 176, 259 (1972).

3. EDELMANN, I. S., LIEBMAN, J.: Anatomy of body water and electrolytes. Amer. J. Med. 27, 256 (1959).

4. FÖRSTER, H., HELLER, L., HELLMUND, U., BOEKER, S.: Veränderungen der Serumelektrolytkonzentration und der Elektrolytausscheidung im Harn durch Infusion von Glukose oder von Glukoseaustauschstoffen. Infusionstherapie 2, 240 (1975).

5. FRIEDERISZICK, F. K.: Die Nierenphysiologie im Kindesalter. In: Einführung in die Entwicklungsphysiologie des Kindes (ed. H. WIESENER), p. 234. Berlin-Göttingen-Heidelberg: Springer-Verlag.

6. FRIIS-HANSEN, B.: Changes in Body Water Compartments During Growth. Copenhagen: E. Munksgaard 1956.

7. HEIRD, W. C., WINTERS, R. W.: Total parenteral nutrition. J. Pediatr. 86, 2 (1975).

8. HELWIG, H.: Physiologie des Säure-Basen-Haushaltes im Säuglings- und Kleinkindesalter. Melsunger Medizinische Mitteilungen 50, 29 (1976).

9. RIEGEL, K.: Die Atemgas-Transportgrößen des Blutes im Kindesalter. In: Pädologie 1, 147 (1965).

10. WHITE, P. L., NAGY, M. E.: Total Parenteral Nutrition. München-Berlin-Wien: Urban & Schwarzenberg 1974.

11. WINTERS, R. W.: Disorders of electrolyte and acid-base metabolism. In: Pediatrics (ed. H. L. BARNETT). New York: 1968.

12. WINTERS, R. W.: Maintenance fluid therapy. In: The Body Fluids in Pediatrics (ed. R. W. WINTERS), p. 113. Boston: Little, Brown and Company 1973.

13. ZWEYMÜLLER, E., PREINING, O.: The insensible water loss of the newborn infant. Acta paediat. scand., Suppl. 205, 1970.

14. ZWEYMÜLLER, E.: Physiologie des Wasser-, Elektrolyt- und Säure-Basen-Haushaltes beim Säugling und Kleinkind. In: Infusionstherapie I. Klinische Anästhesiologie (eds. F. W. AHNEFELD, C. BURRI, W. DICK, M. HALMAGYI), Bd. 3, p. 181. München: Lehmanns Verlag 1973.

# Zusammenfassung der Diskussion zum Thema: „Physiologische, biochemische und pathobiochemische Grundlagen der parenteralen Ernährung"

FRAGE:
Lassen sich Stoffwechselkriterien zusammenfassen, in denen sich
Kinder der verschiedenen Altersstufen vom Erwachsenen unter-
scheiden?

ANTWORT:
Nicht der Stoffwechsel des Kindes unterscheidet sich von dem
des Erwachsenen, sondern die Bedarfsverhältnisse. Teilweise
liegen die Ursachen in unterschiedlichen Vorratsbedingungen
(besonders bei Früh- und Mangelgeborenen). Sparmaßnahmen und
Regulationen wie beim Erwachsenen sind wegen mangelnder Vorräte wenig wirkungsvoll. Der kindliche Stoffwechsel ist besonders durch die Wachstumsbedürfnisse gekennzeichnet. Der Nah-
rungsbedarf ist relativ größer als beim Erwachsenen, es besteht
ein Unterschied in den einzelnen Nahrungsbestandteilen, für das
Wachstum ist besonders der Proteinbedarf groß. Beim Erwachsenen
besteht ein Gleichgewicht zwischen Synthese und Abbau (Erhaltung), beim Kind besteht ein Ungleichgewicht insofern, als die
Syntheseleistung (Wachstum) den Abbau überwiegen muß. Die Vorräte des kindlichen Organismus an Protein und Fett sind klein
und in der Wachstumsphase sehr schnell verbraucht. Echte Vorräte stellen nur Fette und Kohlenhydrate dar, die Proteine hingegen haben spezielle Funktionen (Strukturproteine, Enzympro-
teine etc.). Man kann zwar von einem gewissen Proteinpolster
sprechen, da es den Luxus eines über dem aktuellen Bedarf liegenden Enzymbestandes geben kann. Der Organismus kann sich bei
kurzfristigem Mangel bestimmte Einbußen leisten, ohne daß daraus sofort Funktionsstörungen entstehen. Aminosäuren können dabei vor allem aus Enzymen von Leber, Pankreas und Intestinal-
trakt mobilisiert werden. Beim Kind ist diese Spanne aber äußerst
gering, bei unreifen Neugeborenen in der Größenordnung von 100 mg.

Reifungsvorgänge spielen bei Früh- und Neugeborenen eine besondere Rolle. Der Stoffwechsel ist bei ihnen anders als bei älteren Kindern, da bestimmte Reaktionswege noch nicht gangbar sind
(Glukoneogenese, Umwandlung verschiedener Aminosäuren ineinan-
der (Methionin in Cystein, Abbau von Tyrosin etc.)). Eine Nahrungskarenz gefährdet dadurch Früh- und Neugeborene in besonde-
rem Maße, eine frühzeitige Ernährung ist folglich um so notwen-
diger.

Im übrigen sind die Auswirkungen der unterschiedlichen Organ-
relationen in den verschiedenen Altersstufen des Kindesalters
nur zum Teil bekannt. Sie verursachen z. B. Unterschiede im
Wasser- und Mineralhaushalt (Niere).

FRAGE:
Stellt körpereigenes Eiweiß unter diesem Aspekt tatsächlich
überhaupt einen Proteinvorrat dar?


ANTWORT:
Einen eigentlichen Vorrat an Protein zum Zwecke der Speicherung -
wie bei Glykogen oder Fett - gibt es nicht. Wird jedoch bei Eiweißmangel Protein eingeschmolzen, so können unmittelbar lebens-
wichtige Proteine auf Kosten weniger wichtiger für eine gewisse
Zeit geschont werden. So verlieren in frühen Stadien des Proteinmangels Zellverbände mit kurzer Halbwertszeit ihre Proteine rascher als solche mit langen Halbwertszeiten. Dieser Prozeß aber
limitiert sich selbst, weil mit der Verarmung die Umsatzgeschwin-
digkeit sinkt. Dann übernehmen Gewebe mit langsamem Umsatz, wie
die Muskulatur, die Hauptlast. Die labilen Gewebe oder Proteine
können dann auf Kosten der stabileren in einem zwar reduzierten,
aber konstanten Zustand erhalten werden. In diesem Zustand ist
ein Organismus durchaus lebensfähig, aber es liegt bereits eine
Einengung der biologischen Regelbreite vor, beispielsweise ist
die Immunkompetenz verringert, die Resistenz geschwächt usw..
Im Wachstumsalter ist das Problem ernster als beim Erwachsenen,
weil Wachstumsstillstand gleichbedeutend ist mit Entwicklungs-
und Reifungsstörungen, die in bestimmten Phasen der Entwicklung
beim Gehirn irreversibel sein können.

Möglicherweise gibt es über die rein kinetische Regulation des
Proteinabbaues entsprechend den Halbwertszeiten hinaus überge-
ordnete Regulationsprozesse, welche zur Schonung lebenswichti-
ger Organe führen. Beispielsweise findet man bei atrophischen
Kindern, bei denen das Gewicht der Muskulatur auf 30 % zurück-
gegangen ist, noch 90 % des Gehirn- und 80 % des Nierengewich-
tes (2). Ähnliche Unterschiede findet man bei einzelnen Enzymen: Xanthinoxidase der Leber verschwindet bei Proteinmangel
sehr rasch fast vollständig, während Transaminasen, die für die
Glukoneogenese gebraucht werden, sogar ansteigen (Glukokorti-
koideinwirkung?).


FRAGE:
Gibt es klinische Korrelate für Funktionseinbußen des Organismus bedingt durch Proteinmangel?


ANTWORT:
Es ist eine ganze Reihe solcher klinisch relevanter Funktions-
ausfälle bekannt, erinnert sei an das Respiratory-Distress-Syn-
drom, den Verlust von Enzymaktivitäten in Mukosazellen, Störungen der Immunabwehr etc.. Insbesondere die Immunabwehr reagiert
sehr schnell auf einen Eiweißmangel; Funktionseinbußen konzentrieren sich auf das Komplementbindungssystem und das lympho-
zytäre System. Als Resultante beobachtet man Infektanfälligkei-
ten.

Manche dieser klinischen Manifestationen eines Proteinmangels
treten rasch auf, z. B. in ein bis drei Tagen im Bereich der

Immunabwehr, andere Funktionseinbußen werden erst klinisch
sichtbar, wenn es zum Handeln bereits zu spät ist (Gehirnentwicklung).


FRAGE:
Ist unter diesem Aspekt ein Neugeborenes, das z. B. drei Tage
kein Protein erhalten hat, infektanfälliger als ein normal er-
nährtes Neugeborenes?


ANTWORT:
Hierüber liegen bis heute keine verläßlichen Untersuchungen vor.
Ergebnisse, die aus lang dauernden Ernährungsstudien gewonnen
wurden, können nicht auf das Problem des kurzzeitigen Proteinmangels beim Menschen übertragen werden. Andererseits können wir
nicht auf klinische Zeichen warten, die entweder zu diskret sind
oder zu spät auftreten; der Abbau von Körperprotein zur Energie-
deckung sollte generell vermieden werden.

Es gibt Anhaltspunkte aus Untersuchungen, die sich auf den Kohlenhydratmangel beziehen. Ein System, das besonders schnell auf
einen Kohlenhydratmangel reagiert, ist die Thyroxindejodinase.
Bei normaler Ernährung werden 80 % des $T_4$ (Thyroxin) in der Peripherie zu $T_3$ = 5-Dejodthyroxin (Trijodthyronin) umgewandelt,
nur 20 % zu Reverse-$T_3$ = 5'-Dejodthyroxin. Reverse-$T_3$ ist metabolisch inaktiv. Bei mangelnder Kohlenhydratversorgung steigt
sofort die Bildung von Reverse-$T_3$ an, die Bildung von $T_3$ fällt
ab, weil sich der Organismus keinen Stoffwechselantrieb leisten
kann. Dies ist also ein sehr frühes Zeichen für Kohlenhydrat-
hunger.

Neugeborene und Frühgeborene haben hohe Reverse-$T_3$-Spiegel, Feten bilden ausschließlich Reverse-$T_3$. Im Hungerzustand (Kohlenhydratmangel) haben auch Erwachsene sehr hohe Reverse-$T_3$-Spie-
gel, ausgesprochen hoch sind diese bei der Verbrennungskrank-
heit.

Bei Diabetes gelangt wenig Glukose in die Zelle, die Reverse-$T_3$-
Spiegel sind hoch. Dieses System ist anscheinend insulinabhän-
gig. Immer wenn die Zelle zu wenig Glukose bekommt, steigt das
Reverse-$T_3$ an und $T_3$ selbst fällt ab.


FRAGE:
Lassen sich - basierend auf der vorangehenden Diskussion - stoff-
wechselspezifische Altersstufen innerhalb des Kindesalters von-
einander abgrenzen?


ANTWORT:
Es wurde bereits darauf hingewiesen, daß die wesentliche Besonderheit des kindlichen Stoffwechsels in den Wachstumserforder-
nissen liegt. Dabei ist die Wachstumsdynamik in der intrauterinen und ersten postpartalen Periode besonders groß. Gewisse an-
geborene Stoffwechselstörungen können uns teilweise Einblick in
diese Wachstumsdynamik und ihre Kriterien geben.

Ein wichtiger Ausgangspunkt für die Betrachtungen ist zunächst
die Feststellung, ob das Kind altersgemäß entwickelt ist (AGA =
appropriate for gestational age), unabhängig davon, ob das Kind
zum errechneten Termin oder früher geboren wurde, oder ob es
sich um ein Mangelgeborenes handelt (SGA = small for gestational age). SGA-Kinder haben allgemein eine schlechtere Prognose
als AGA-Kinder. Die Lebensfähigkeit beginnt mit der 28. Schwangerschaftswoche und einem mittleren Gewicht von ca. 1.000 g.

Früh- und Neugeborene lassen sich also unterscheiden in AGA-
und SGA-Kinder. Die Neugeborenenperiode erstreckt sich bis zum
28. Lebenstag.

Darüber hinaus jedoch sind Stoffwechselbesonderheiten nicht so
altersspezifisch, daß von der bisher geübten klinischen Einteilung abgewichen werden müßte. Danach erstreckt sich die Säuglingsperiode vom 28. Lebenstag bis zum Ende des ersten Lebensjahres, die Kleinkindesperiode vom zweiten bis zum sechsten Lebensjahr und die Schulkindphase vom sechsten Lebensjahr bis zur
Pubertät.

Die in den einzelnen Altersperioden ablaufenden Veränderungen
des Organismus wurden bereits erwähnt (siehe Beitrag ALTEMEYER).


FRAGE:
Gilt diese Einteilung (die ja im wesentlichen auf Empirie beruht, sich klinisch jedoch über lange Jahre bewährt hat) für
alle Nährstoffe (Eiweiß, Fette und Kohlenhydrate) oder lassen
sich bestimmte Zäsuren anbringen, die eine gesonderte Betrach-
tungsweise der einzelnen Substrate in den verschiedenen Alters-
abschnitten notwendig erscheinen lassen?


ANTWORT:
Die Verstoffwechselung der verschiedenen Nährstoffgruppen ist -
in Relation zu den Altersstufen des Kindesalters - nicht so unterschiedlich, daß von der bereits oben gegebenen klinisch bewährten Alterseinteilung abgewichen werden müßte.


FRAGE:
Müssen innerhalb der drei Gruppen von Nährstoffen in Relation
zum jeweiligen Alter bestimmte Unterscheidungen getroffen werden, z. B. für die verschiedenen Kohlenhydrate?


ANTWORT:
Beim Neugeborenen sind Glukosetoleranzstörungen beobachtet worden, die einerseits durch die noch geringe Insulinausschüttung
bedingt sind; andererseits sind die freien Fettsäuren in der
Phase des Nahrungsaufbaues (in den ersten fünf bis sieben Tagen
der Neugeborenenperiode) noch hoch, da die Fettvorräte zur Ener-
giedeckung mit herangezogen werden müssen. Die Insulinwirkung
ist durch die freien Fettsäuren beeinträchtigt. Daraus wird jedoch gleichzeitig deutlich, daß die Enzyme der Lipolyse und Fett-

säurenoxidation in diesem Zeitabschnitt voll aktiv sind, so z.
B. zur Thermoregulation durch non-shivering thermogenesis, bei
der fast ausschließlich Fettsäuren verwertet werden. Andere Enzyme, die noch nicht erforderlich sind, sind inaktiv oder nicht
vorhanden.

Die Glukoseassimilation ist in der Neugeborenenperiode eingeschränkt. Diese Einschränkung tritt verstärkt beim Früh- und
Mangelgeborenen auf. In der späteren Säuglingsperiode können
Glukoseverwertungsstörungen im Rahmen von Stoßbelastungen noch
sichtbar werden, während sie bei kontinuierlicher Belastung
nicht mehr zum Tragen kommen. Die Glukoseverwertung erreicht
etwa zum Zeitpunkt des sechsten Lebensmonats im Prinzip die Bedingungen wie beim Erwachsenen.


FRAGE:
Wie ist zu erklären, daß Neugeborene, die intrauterin ihren
Energiebedarf ausschließlich aus der Glukoseoxidation decken,
postpartal die erforderliche Energie nicht mehr ausschließlich
auf diese Weise gewinnen können, weil eine relative Glukoseverwertungsstörung dem entgegensteht?


ANTWORT:
Der Energiebedarf intrauterin ist wesentlich kleiner als der in
der unmittelbar postpartalen Phase; unter anderem muß das Neugeborene plötzlich Wärme produzieren und Atemarbeit leisten;
hierzu reicht die Fähigkeit zur Glukoseverwertung - bedingt
durch die verringerte Glukosetoleranz - noch nicht aus. Das Neugeborene ist jedoch in der Lage, vor allem im Gehirn Ketonkörper zu verwerten. Eine Adaptation ist nicht erforderlich, da
die Verwertung von Ketonkörpern keine Enzymadaptation erfordert,
sondern nur eine Frage des Ketonkörperangebotes darstellt. Die
Wärmeproduktion erfordert vor allem freie Fettsäuren.

Dabei darf jedoch nicht nur das Gehirn gesehen werden, so wichtig dieses ist; sein Verbrauch ist gering im Verhältnis zu den
Muskelzellen und der gesamten Peripherie. Wenn ß-Hydroxybutyrat-
dehydrogenase im Gehirn fehlt, so ist der Ketonkörperverbrauch
im Gehirn noch nicht blockiert, weil Acetacetat oxidiert werden
kann, und solange die anderen Gewebe ß-Hydroxybutyrat oxidieren
können, erhält das Gehirn immer noch ca. 30 % aller Ketonkörper
in Form von Acetacetat.


FRAGE:
Wie lange etwa hält die Ketonkörperverwertung und -verstoff-
wechselung an, wann kommt es zur Umstellung?


ANTWORT:
Der Ketonkörperumsatz des Neugeborenengehirns nimmt im Laufe der
Zeit ab. Dies ist aber wahrscheinlich eine Frage des Ketonkörperangebotes und nicht eine Frage der abnehmenden Ketonkörper-
verwertfähigkeit des Neugeborenengehirns. Wahrscheinlich ist

eine starke Ketonkörperbildung nicht per se negativ, sondern
nur dadurch, daß sie sich im Säuren-Basen-Haushalt auswirkt.
Außerdem kann durch eine Ketonurie sehr viel Energie mit dem
Harn verlorengehen. Die Ausscheidung von Ketonkörpern im Harn
ist bei Neugeborenen sehr gering trotz des hohen Ketonkörper-
spiegels im Blut. Im übrigen ist nicht hinlänglich bekannt, ob
für die Entwicklung des Neugeborenengehirns die Ketonkörperverwertung oder die frühzeitige Glukoseverwertung besser ist. Für
Erwachsene ist bekannt, daß die geistige Leistung unter Hungerbedingungen (Ketonkörperverwertung) eingeschränkt ist (1).

FRAGE:
Welchen Stellenwert nehmen unter physiologischen Bedingungen die
verschiedenen Kohlenhydrate im Stoffwechsel des Kindes ein?

ANTWORT:
Die Laktoseverwertung ist beim Säugling naturgemäß am größten.
Die Fähigkeit, akut mit großen Laktosemengen fertig zu werden,
sinkt mit zunehmendem Alter, besonders dann, wenn wenig Milch
oder Milchprodukte konsumiert werden. Die Laktase hat ihre
höchste Aktivität im Säuglingsalter.

Fruktose kommt physiologischerweise in der Nahrung des Neugeborenen und jungen Säuglings nicht vor. Bei oraler Aufnahme wird
Fruktose zum Teil in der Mukosazelle zu Glukose umgewandelt;
erst bei Überschreiten bestimmter Konzentrationen erreicht das
Fruktosemolekül die Leber. Es spielt also nicht nur die Dosis
eine Rolle, man muß auch unterscheiden, ob Fruktose oral oder
parenteral aufgenommen wird. Für eine Fruktoseapplikation gibt
es aus diesen Gründen nur selten eine zwingende Indikation.

Für den Xylit gibt es keine Unterschiede in der Verwertung gegenüber den Bedingungen beim Erwachsenen. Das Neugeborene vermag ca. 0,5 g/kg/h zu verwerten (3), beim Erwachsenen liegt die
Umsatzkapazität bei 0,35 g/kg/h. Aus diesen Untersuchungen läßt
sich der Schluß ziehen, daß Säuglinge und Kleinkinder zumindest
keine geringere Umsatzkapazität für Xylit aufweisen als Erwachsene.

FRAGE:
Sind die Auswirkungen der Fruktose- oder Xylitapplikation auf
den Stoffwechsel hinlänglich untersucht, insbesondere unter dem
Aspekt, daß Neugeborene und Säuglinge relativ rasch metabolische
Azidosen entwickeln?

ANTWORT:
Die jeweiligen Auswirkungen bestimmter Kohlenhydratapplikatio-
nen sind in erster Linie eine Frage der Dosierung. Wenn auch
die Umsatzkapazität des Neugeborenen für Xylit bei 0,5 g/kg/h
liegt, so sollte die Umsatzkapazität des Erwachsenen und hier
insbesondere die Dosierungsempfehlungen von 0,25 g/kg/h beachtet werden, selbst dann, wenn größere Mengen theoretisch ver-
stoffwechselt werden können.

Für Fruktose liegen derartig eingehende Verwertungsuntersuchungen wie für Xylit nicht vor. Es ist bekannt, daß bei Kindern mit Glukose-Galaktose-Malabsorption - die ja zeitlebens mit Fruktose ernährt werden müssen - starke Harnsäureanstiege mit Ausfällungen der Harnsäure im Nierenhohlsystem auftreten können (Harnsäuresteine). Hyperurikämien im Gefolge der Fruktose-applikation sind wiederum abhängig von der Zufuhrrate; bei einer Zufuhr von 1 g/kg/h können Harnsäurespiegel bis zu 1.100 mmol/l auftreten. Im übrigen kann nicht genug betont werden, daß Nebenwirkungen applizierter Substanzen entscheidend davon abhängen, ob die Substanzen enteral oder parenteral zugeführt werden, in welchen Zeiträumen sie appliziert werden, ob eine Stoßbelastung vorliegt oder eine kontinuierliche Applikationsweise eingehalten wird. In diesem Zusammenhang kann auf die Turku-Studie verwiesen werden, wo unterschiedliche Kollektive zwei Jahre lang als Kohlenhydrat jeweils nur Saccharose, Fruktose oder Xylit erhielten. Im Verlauf dieser Zeiträume fanden sich bei den Fruktose- bzw. Xylitkollektiven keinerlei Abweichungen von der Saccharosegruppe im Hinblick auf Harnsäure, Laktat, Pyruvat, Blutglukose, Insulin, Serumtriglyceride, Cholesterin, Leberfunktionsteste und viele andere Parameter.

FRAGE:
Welchen Stellenwert nimmt die Fettverwertung in den verschiedenen Altersstufen des Kindesalters ein?

ANTWORT:
Das Neugeborene und der Säugling sind physiologischerweise auf die Fettverbrennung angewiesen, da die Glykogenreserven beim Neugeborenen nur wenige Stunden vorhalten. Das reife Neugeborene hat einen Vorrat von ca. 500 g Fett und nur 35 g Glykogen. Die reife Muttermilch enthält etwa 50 % der Kalorien in Form von Fett.

FRAGE:
In klinisch engem Zusammenhang mit der Verwertung von Nährstoffen steht die Belastung des Säuren-Basen-Haushaltes. Lassen sich - wiederum in Relation zu den Altersstufen des Kindesalters - bestimmte physiologische Besonderheiten des Säuren-Basen-Haushaltes abgrenzen?

ANTWORT:
Qualitativ bestehen keine Unterschiede zwischen den verschiedenen Altersstufen, das jüngere Kind, das Neugeborene, das Frühgeborene können in ihren Säuren-Basen-Regulationen jedoch eher entgleisen als das ältere Kind, da die Regulationsbreite geringer ist. Im übrigen sind die Grenzen des Normbereiches im Kindesalter noch schlechter definierbar als im Erwachsenenalter.

FRAGE:
Lassen sich stichwortartig diejenigen Besonderheiten zusammen-

fassen, durch die Kinder sich hinsichtlich ihrer Reaktion auf
ein Trauma von diesbezüglichen Reaktionen im Erwachsenenalter
unterscheiden?


ANTWORT:
Die Reaktionsabläufe sind im Detail im Beitrag ALTEMEYER dargestellt. Zusammenfassend ist von vorrangiger Bedeutung, daß im
Rahmen der Katecholaminreaktion das jüngere Kind vorwiegend Noradrenalin freisetzt, das ältere in zunehmendem Anteil Adrenalin.
Möglicherweise erfolgt die Betarezeptorenstimulation durch das
Dopamin. Von seiten der Nebennierenrinde ist nach allen bisher
zur Verfügung stehenden Untersuchungen mit einer adäquaten Reaktion zu rechnen, eine Ausnahme bilden möglicherweise Mangelgeborene.

Trotz des schon physiologischerweise erhöhten Wachstumshormon-
spiegels tritt als Traumareaktion ebenfalls eine Erhöhung des
STH auf.

Die Konsequenz der hormonellen Traumareaktion besteht wie beim
Erwachsenen in einer Erhöhung des Blutzuckerspiegels und des
Spiegels der freien Fettsäuren. Der erhöhte Spiegel freier Fettsäuren führt wiederum zu einer peripheren Glukoseverwertungsstörung. Der erhöhte Adrenalinspiegel seinerseits hemmt die Insulinausschüttung, so daß die Glukoseverwertungsstörung weiter
verstärkt wird. Zusammengefaßt ist die Traumareaktion des Kindes also gekennzeichnet durch eine verstärkte Lipolyse und eine
Glukoseverwertungsstörung. Diese Traumareaktionen pfropfen sich
auf die bereits physiologischerweise bestehenden Besonderheiten
des kindlichen Stoffwechsels auf. Die posttraumatische Hyperglykämie ist auch im Kindesalter sowohl eine Folge der Glukoseverwertungsstörung als auch eine Folge der erhöhten Glykogenolyse und der gesteigerten Glukoneogenese. Bei erhöhter Konzentration freier Fettsäuren steigt die Schwellendosis für Insulin an, d. h. die Dosis, bei der eine Insulinwirkung (aktive
Einschleusung von Glukose in die Zelle) überhaupt erst nachweisbar wird.


FRAGE:
Gibt es verläßliche Anhaltspunkte dafür, wann von einem stoffwechselgesunden und wann von einem stoffwechselkranken Kind ge-
sprochen werden kann?


ANTWORT:
Bei angeborenen Stoffwechselstörungen kann man Toleranzgrenzen
messen und somit exakt feststellen, dies ist z. B. beim posttraumatischen Stoffwechsel nicht möglich. Allenfalls läßt sich
aus der Insulinreaktion im posttraumatischen Stoffwechsel ein
gewisser Anhalt gewinnen. Läßt sich eine Hyperglykämie in der
posttraumatischen Phase mit normalen Insulinmengen therapeutisch
beeinflussen, so ist dies ein indirekter Hinweis dafür, daß die
besondere Stoffwechselsituation als Folge des Streß nicht mehr
existiert. Aus diesem Grunde wäre gerade im Kindesalter die Be-

stimmung der freien Fettsäuren im Blut in dieser Stoffwechselsituation von besonderer Bedeutung; direkte Untersuchungen dazu existieren jedoch noch nicht.


FRAGE:
Lassen sich beim traumatisierten Kind Unterschiede in der Verwertung der einzelnen Kohlenhydrate nachweisen?


ANTWORT:
Die physiologische Glukoseverwertungsstörung des Neugeborenen
und jungen Säuglings endet spätestens mit dem sechsten Lebensmonat.

Die Fruktoseverwertung ist altersabhängig. Ein Neugeborenes hat
eine um die Hälfte geringere Fruktoseverwertung als ältere Kinder. Auf die Umsatzkapazität für Xylit wurde bereits hingewiesen. Für die Verwertung von Glukose einerseits und Nicht-Glukose-
Kohlenhydraten andererseits unter den Bedingungen des posttraumatischen Stoffwechsels sind folgende Gesichtspunkte von Bedeutung.

1. Es gibt drei Mechanismen der zellulären Glukoseaufnahme:

   a) Der aktive Glukosetransport in Muskelzelle, Fettzelle,
      Fibroblast erfolgt insulinabhängig.

   b) Mit Hilfe der Glukokinase wird Glukose unter der indukti-
      ven Wirkung von Insulin phosphoryliert. Wenn Insulin fehlt,
      ist eine verminderte Glukokinaseaktivität nachweisbar. Da-
      bei ist noch ungeklärt, wie weit die Glukokinase auf leicht
      verringerte Insulinspiegel reagiert.

   c) Die Hexokinase schließlich hat eine andere Kinetik. Sie
      spricht schon auf geringere Glukosekonzentrationen an als
      die Glukokinase, die einen wesentlich höheren KM-Wert hat.

      In der Leberzelle kommen Glukokinase und Hexokinase neben-
      einander vor.

2. Freie Fettsäuren beeinflussen die Glukoseaufnahme der Leberzelle nicht, da die Leber ein Organ ist, welches normalerweise Glukose nur in geringer Menge aufnimmt. Die Fruktoseauf-
   nahme der Leberzelle ist konzentrationsabhängig. Bei hohen
   Fruktosekonzentrationen kommt es zu einem raschen Fruktoseeinstrom in die Leber und zu einer raschen Phosphorylierung.
   Deshalb sinkt die ATP-Konzentration in der Leberzelle bei
   einem raschen Fruktoseeinstrom stark ab. Energielieferanten
   für die Leber sind in erster Linie Fettsäuren und Aminosäuren, Glukose ist weniger ein Substrat als ein Produkt der
   Leber.

3. Für die Kohlenhydratverwertung in der posttraumatischen Phase ist schließlich von Bedeutung, daß die Nicht-Glukose-Kohlenhydrate, im Gegensatz zu Glukose, in den ersten Stoffwech-

selschritten - der zellulären Aufnahme von Nicht-Glukose-
Kohlenhydraten in die Leber - insulinunabhängig verstoffwech-
selt werden. Aus den Glukosepräkursoren wird in der Leber
(Glukoneogenese) Glukose und Glykogen gebildet. Diese gebil-
dete Glukose wird von der Leber wieder an das Blut abgegeben.
Dadurch ist zu erklären, daß - auch wenn ca. 50 % der Nicht-
Glukose-Kohlenhydrate wieder in Glukose umgewandelt werden -
kein Anstieg des Blutzuckers zu beobachten ist; im Gegenteil,
gelegentlich kann sogar eine leicht absinkende Glukosekonzentration nachgewiesen werden. Gleichzeitig findet sich ein Absinken der freien Fettsäuren im Serum, wodurch wahrscheinlich
auch die erhöhte Insulinschwelle in der Peripherie wieder erniedrigt wird. Es ist durchaus möglich, daß die Zuckeraus-
tauschstoffe die Endoxidation von Fettsäuren verbessern und
daß dadurch die erhöhten freien Fettsäuren absinken; dies ist
jedenfalls für Fruktose nachgewiesen worden (1). Eine definitive abschließende Erklärung für diesen Sachverhalt ist
jedoch noch nicht möglich; nur sollte man sich diesen Sachverhalt therapeutisch zunutze machen.


FRAGE:
Wie verhält sich das Neugeborene unter den Bedingungen der posttraumatischen Reaktion?


ANTWORT:
Die Blutglukosekonzentration des normalen Neugeborenen sinkt
selten unter 2,2 mmol/l (40 mg%). Bei niedrigen Konzentrationen
zwischen 1 und 2,2 mmol/l (ca. 20 - 40 mg%) treten häufig Symptome auf. Deshalb sollte bei Werten unter 2,2 mmol/l eine 7,5-
bis 10%ige Glukoseinfusion verabreicht werden.

In der posttraumatischen oder postoperativen Phase können wir
auch beim Neugeborenen eine Ketose kombiniert mit einer Hyperglykämie finden. In diesen Fällen könnte mit der Glukosezufuhr
das Bild nicht korrigiert werden, wohl durch die Zufuhr von
Nicht-Glukose-Kohlenhydraten; die KT-Werte für Polyole zeigen,
wie bereits erwähnt wurde, keine altersabhängigen Verwertungs-
unterschiede, die Polyoldehydrogenasen sind auch beim Neugeborenen voll aktiv.

Unter den Bedingungen des Hungers jedoch ist die adäquate Therapie die Applikation von Glukose, da man damit die Hypoglykämie
und gleichzeitig die Ketose beheben kann.


<u>Literatur</u>

1. DIETZE, G., WICKLMAYR, M., GRUNST, J., STIEGLER, S., MEHNERT,
   H.: Der Sauerstoff-, Kohlenhydrat- und Fettstoffwechsel des
   Splanchnikusgebiets unter dem Einfluß äquimolarer parenteraler Dosen von Glukose und Fruktose. Z. Ernährungswiss. <u>14</u>,
   252 (1975).

2. DIETZE, G., WICKLMAYR, M., MEHNERT, H.: Physiologie des Hungerstoffwechsels. In: Infusionstherapie II: Parenterale Ernährung. Klinische Anästhesiologie und Intensivtherapie (eds. F. W. AHNEFELD, C. BURRI, W. DICK, M. HALMAGYI), Bd. 7, p. 20. Berlin-Heidelberg-New York: Springer 1975.

3. HUTTUNEN, J. K., MÄKINEN, K. K., SCHEININ, A.: XI. Effects of sucrose, fructose and xylitol diets on glucose, lipid and urate metabolism. In: Turku Sugar Studies I - XXI (eds. A. SCHEININ, K. K. MÄKINEN). Acta odont. scand. $\underline{33}$, Suppl. 70, 239 (1975).

4. KERPEL-FRONIUS, E., FRANK, K.: Einige Besonderheiten der Körperzusammensetzung und Wasserverteilung bei der Säuglingsatrophie. Ann. paediat., Basel $\underline{173}$, 321 (1949).

5. WILLGERODT, H., BEYREISS, K., THEILE, H.: Der Umsatz von Xylit und sein Einfluß auf die Glukose- und Laktatkonzentrationen im Blut und den Säure-Basenhaushalt von Neugeborenen. Acta biol. med. germ. $\underline{28}$, 651 (1972).

# Bedarf und Verwertung von Kohlenhydraten bei der parenteralen Ernährung im Säuglingsalter

Von P. Wurnig, P. Holzleitner und W. Königswieser

Die allgemeinen Grundlagen der parenteralen Ernährung dürfen
vor diesem Forum vorausgesetzt werden. Dazu gehört,
1. daß im Kindesalter je nach Altersgruppe ein zwei- bis vierfach höherer Kalorienbedarf pro kg KG und 24 h besteht wie
   beim Erwachsenen;
2. daß neben dem Kalorienbedarf auch der Eiweißbedarf zu berücksichtigen ist, wobei ein höherer Bedarf wegen des kindlichen
   Wachstums ebenso einzurechnen ist;
3. daß ein eiweißsparender Effekt durch geeignete Zufuhr von
   Kohlenhydraten eintreten kann und
4. daß wegen dieses beträchtlichen Kalorienbedarfes die zulässige Flüssigkeitszufuhr pro Tag stark überschritten werden
   muß, auch wenn man Kalorien in konzentrierter Form zuführen
   kann, wie es durch Fettinfusionen möglich ist.

Um diesen Einsparungseffekt zu erreichen, ist man in den letzten Jahren dazu übergegangen, 2, 3, ja bis zu 4 g Fett/kg KG
und Tag zu infundieren (3, 7).

Im Brennpunkt des Interesses standen in den letzten Jahren die
geeignete Stickstoff- bzw. Eiweißzufuhr und die geeignete intravenöse Gabe von Fetten zur Ernährung. Der Kalorienersatz
durch Kohlenhydrate war der Anfang. Wir selbst haben 1957 bereits versucht, mit 40%iger Dextrose eine parenterale Ernährung
durchzuführen, damals allerdings mit insuffizienten Mitteln. Da
in der amerikanischen Literatur die intravenöse Zufuhr von Fett-
lösungen wegen eines offiziellen Verbotes solcher Stoffe in den
Vereinigten Staaten lange Zeit nicht berücksichtigt werden konnte, ist lediglich die Kalorienzufuhr durch Kohlenhydrate relativ gut erforscht, sie wurde jedoch in den letzten Jahren leider nicht mehr in diesem Maße berücksichtigt. Dennoch ist die
Diskussion um die Art der Kohlenhydratzufuhr nicht abgerissen.
Hauptprobleme sind dabei
1. die bei reiner Glukosezufuhr gelegentlich auftretenden starken Hyperglykämien oder auch die Hypoglykämie nach Absetzen
   dieser Form der parenteralen Ernährung (7, 9, 10).
2. Weiter das Auftreten von Laktazidosen bei zu reichlicher Gabe von Fruktose (7).
3. Die mögliche Fruktoseintoleranz beim Neugeborenen (6), die
   allerdings extrem selten ist (1 auf 40.000).
4. Probleme, die daraus entstehen, daß die Glukose direkt metabolisierbar ist, die Fruktose jedoch nur auf indirektem
   Wege, und daß die Harnschwelle für die Glukose relativ niedrig liegt. Diese direkte Metabolisierbarkeit der Glukose kann
   besonders dann, wenn höherprozentige Dextrose zugeführt wird,
   zu extremen Blutzuckerschwankungen führen, was wiederum eine
   Insulinzufuhr notwendig macht. Die schlechte Steuerbarkeit
   liegt auf der Hand. In dieser Hinsicht ist die Fruktose von

Vorteil, da sie nur indirekt metabolisierbar ist und über
den Glukosestoffwechsel nutzbar wird. Daher steht sie dem
Stoffwechsel relativ langsamer zur Verfügung, was einen ausgeglichenen Mechanismus bedeutet. Die höhere Harnschwelle
der Fruktose gegenüber der Glukose ist ebenfalls günstiger,
weil geringere Verluste im Harn auftreten.

Wägt man Vor- und Nachteile dieser beiden Zucker gegeneinander
ab, wird aller Voraussicht nach das Optimum in der Mitte liegen,
zumal auch der normale Organismus nicht mit einem Reinkohlenhy-
drat ernährt wird, sondern mit einer Mischung (9). Dieser Frage
der optimalen Mischung bei Erwachsenen sind BICKEL und HALMAGYI
(2) nachgegangen und haben an einer Reihe von Patienten mit einem festen Infusionsprogramm die Toleranzen für verschiedene
Zucker untersucht. Untersucht wurden Glukose, Xylit sowie Fruktose bzw. eine Mischung dieser drei Zucker im Mischungsverhält-
nis 1:1:2.

Diese Untersuchungen ergaben, daß erwachsene Patienten in der
unmittelbaren postoperativen Phase ein sehr unterschiedliches
Verhalten zeigen. Einzelne Patienten verwerten die Glukose sehr
schlecht, und es kommt oft auch nach Tagen noch zu extrem hohen
Blutzuckerspiegeln. Auf jeden Fall kommt es bei Infusion von
reiner Glukose zu einem steilen Anstieg des Blutzuckers und zu
einer starken Glukosurie. Die Infusion von Fruktose, Xylit oder
Kohlenhydratmischungen verursacht eine wesentlich geringere Erhöhung der Blutglukose. Die Fruktose- und Xylitkonzentrationen
im Blut stellen sich dabei auf ein konstantes, von der Dosierung
unabhängiges Niveau ein. Das mäßige Ansteigen der Blutglukose
bei Zufuhr von Austauschzuckern ist ein noch ungeklärtes Phäno-
men. Die Glukosurie ist dabei ebenfalls geringer als bei Infusion von reiner Glukose. Nach FÖRSTER, KELLER und FROESCH wird
weit über die Hälfte der parenteral zugeführten Zuckeraustausch-
stoffe vornehmlich in der Leber in Glukose umgewandelt. Andererseits ist nachgewiesen, daß bei der metabolischen Verwertung der
Fruktose ein ungefähr dreifach höherer Laktatspiegel im Blut entsteht als bei Infusion von Glukose, Sorbit oder Xylit. Bei ausreichender Sauerstoffzufuhr dürfte jedoch das Säuren-Basen-
Gleichgewicht kompensiert werden können. Nur in seltenen Fällen
kommt es auf dieser Basis wirklich zu klinischen Störungen (1).

Aus all diesen Gründen haben wir uns schon vor Jahren wegen der
Einfachheit der Handhabung in der postoperativen Phase bei Neugeborenen und Säuglingen zunächst der Fruktoseanwendung bedient.
Nach einem kurzfristigen Versuch, nur Glukose zu geben, haben
wir dies wieder aufgegeben, da wir dabei beträchtliche Blutzucker-
anstiege mit schwerster Steuerbarkeit gesehen haben, die den Befunden von BICKEL und HALMAGYI vergleichbar waren. Da von vielen Pädiatern die Gabe von reiner Fruktose im Säuglingsalter
aus den angeführten Gründen abgelehnt wird, wir andererseits
Laktatanstiege in nennenswerten Ausmaßen nie gesehen haben, war
es naheliegend, aus der Praxis heraus zunächst die vorhandenen
Ergebnisse von BICKEL und HALMAGYI als gegeben zu betrachten und
zu untersuchen, inwieweit die Anwendung von verschiedenen Zuckerformen beim Säugling vorteilhaft ist.

Tabelle 1. Prä- und postoperative Glukosetoleranz bei Säuglingen mit Herniotomie ohne Infusionstherapie (n = 5)

---

1. Aufnahmetag: Glukosebelastung mit 50 g Glukose/m$^2$ per os

A)  9.15 Uhr        a) Nüchternblutzucker (Nü-BZ)
                    b) Insulinkonzentration (IK): 2 ml Nativblut
                    Anschließend Glukose in Tee geben (siehe oben)

    9.30 Uhr        a) Blutzucker
                    b) 2 ml Nativblut

    9.45 Uhr        Blutzucker

   10.15 Uhr        Blutzucker

   10.45 Uhr        a) Blutzucker
                    b) 2 ml Nativblut

B) Harnzucker und Harnmenge mit Zeitangabe

2. Operationstag: 1 h nach der ersten Mahlzeit

                    a) Blutzucker
                    b) 2 ml Nativblut
                    c) Harnzucker und Harnmenge mit Zeitangabe

3. Erster postoperativer Tag:

Belastung wie bei 1.

4. Dritter postoperativer Tag:

Belastung wie bei 1.

---

Die Fragestellung war
1. wie ein operativer Eingriff, auch ein kleiner, den Zucker-
   stoffwechsel beeinflußt;
2. bei welcher Zuckergabe die geringsten Verluste im Harn eintreten, d. h. bei welcher Zufuhrrate der Zucker optimal aus-
   genützt wird (optimale Dosierung), besonders bei der sogenannten hoch- oder hyperkalorischen Ernährung;
3. wobei die geringsten Komplikationen eintreten (z. B. Störungen des Blutzuckerspiegels, klinisch relevante Azidosen).

Zur Beantwortung der ersten Frage wurde bei fünf Säuglingen, die
einer Hernienoperation unterzogen wurden, eine Glukosebelastung
durchgeführt und die Blutzucker- und Insulinspiegel bestimmt
(nach dem Schema der Tabelle 1). Es zeigte sich (Abb. 1 und 2),
daß bei einer präoperativ normalen Kurve von Blutzucker und Insulin am ersten postoperativen Tag und am dritten postoperativen Tag eine deutliche Änderung eintritt, die nicht geklärt werden kann; möglicherweise handelt es sich dabei um einen Print-
effekt. Eine größere Zahl an Untersuchungen war wegen der technischen Schwierigkeiten der Blutabnahme in diesem Alter nicht
möglich.

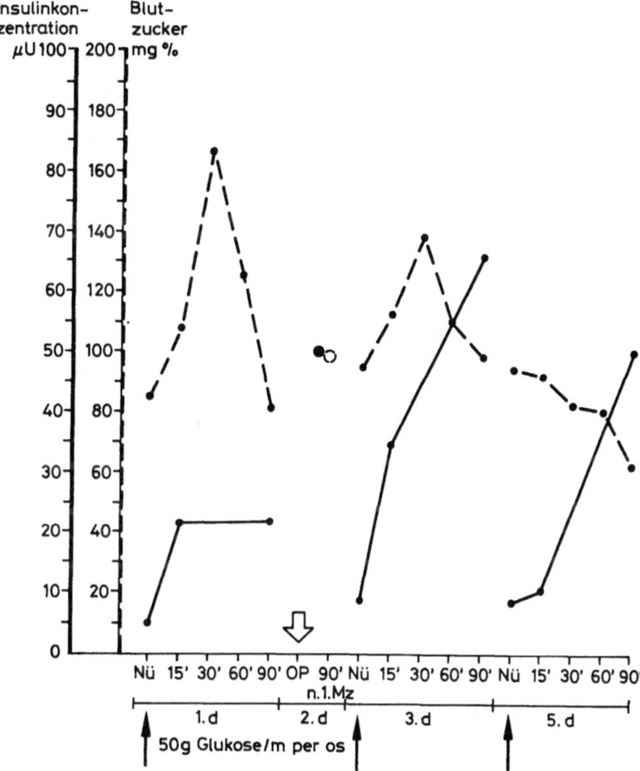


Abb. 1. Summenkurve der Blutzucker- und Insulinspiegel präoperativ, 1 h postoperativ und am ersten sowie am dritten postoperativen Tag. Bei allen Patienten komplikationsloser postoperativer Verlauf und normaler Ernährungsaufbau
——— Insulin
----- Blutzucker

Um die zweite Frage der minimalen Verluste zu beantworten, wurden Kinder, die komplett parenteral ernährt wurden, in der postoperativen Phase zusammengefaßt. In einer Serie von acht Fällen
(Abb. 3) wurde im wesentlichen Fruktose verabreicht, wobei als
Eiweißdonator Aminofusin Päd$^R$ mit einem Xylitzusatz verwendet
wurde. Dabei ergaben sich einige bemerkenswerte Ergebnisse:

1. In der ersten postoperativen Phase kam es zu einer beträcht-
   lichen Glukosurie bzw. Fruktosurie. 2 - 4 % der zugeführten
   Fruktosemenge wurden in Glukose bzw. Fruktose ausgeschieden.
   In der weiteren Folge verringerte sich diese Glukosurie bzw.
   Fruktosurie, um dann ab einem gewissen Stadium, wenn mehr
   Fruktose zugeführt wurde, wieder beträchtliche Ausmaße zu
   erreichen. Dies spricht zunächst dafür, daß eine deutliche
   Menge von Fruktose bzw. Xylit in Glukose umgewandelt wird,
   und zwar in einem Ausmaß, daß es sogar zur Glukosurie kommt.

2. In den ersten postoperativen Tagen kommt es offensichtlich
   aufgrund des Katabolismus oder des Streßstoffwechsels in die-

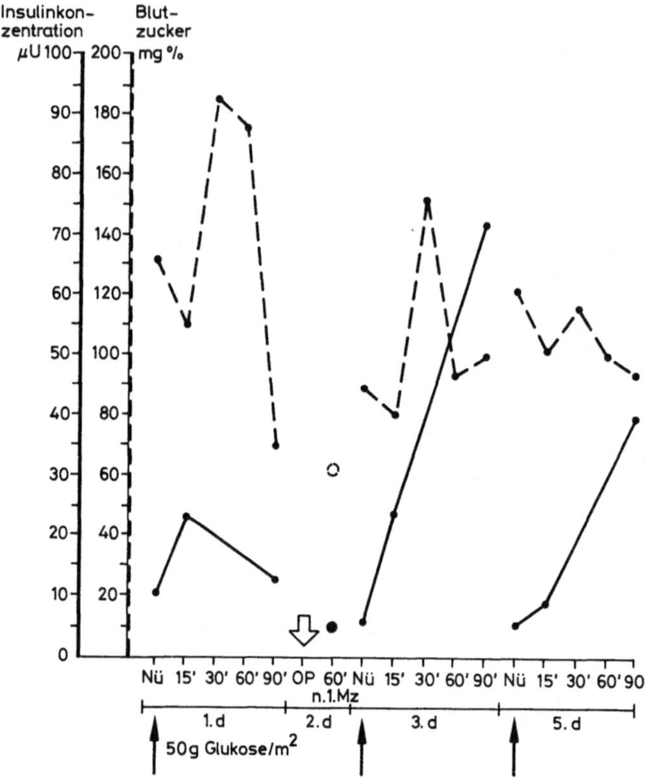



Abb. 2. Einzelkurve eines Falles (Erklärung siehe Abb. 1)

ser Zeit zu einer Mangelverwertung der genannten Kohlenhydrate, so daß diese ausgeschieden werden. Betrachtet man die Endphase am siebten und achten Tag, kommt man zu dem Schluß, daß es keinen Sinn hat, ein Überangebot an solchen Kohlenhydraten zu geben, da diese dann samt und sonders im Sinne eines Overflow ausgeschieden werden. Zu bemerken ist, daß alle diese Fälle Aminofusin Päd[R] in ausreichender Menge und Fettinfusionen in einer Dosierung von 2 - 3 g Fett/kg Körpergewicht/24 h zugeführt bekamen.

In einer zweiten Untersuchungsserie (Abb. 4) wurde acht Kindern Austauschzucker, Fruktose und Glukose zu etwa gleichen Teilen verabreicht. Bemerkenswert bei dieser Serie, die alle hyperkalorisch ernährt wurden, war, daß es ebenfalls in den ersten drei Tagen zu einer beträchtlichen Glukosurie kam, die jedoch 3 % der zugeführten Menge nicht überschritt, d. h. sie war minimal. Ab dem vierten postoperativen Tag war die Fruktoseausscheidung ebenso minimal, obwohl im ganzen wesentlich mehr Kohlenhydrate zugeführt wurden (bis zu 24 g/kg und Tag) als in der ersten Serie (bis zu 14 g/kg und Tag). Diese Fälle erhielten 2 - 3 g Fett/kg und Tag. Vergleicht man damit die Fälle der ersten Serie, die vollkalorisch ernährt wurden (Abb. 5), so sieht man, daß die primäre Glukosurie bzw. Fruktosurie ebenfalls geringer ist. Es wird offensichtlich der primäre Zuckerverlust am

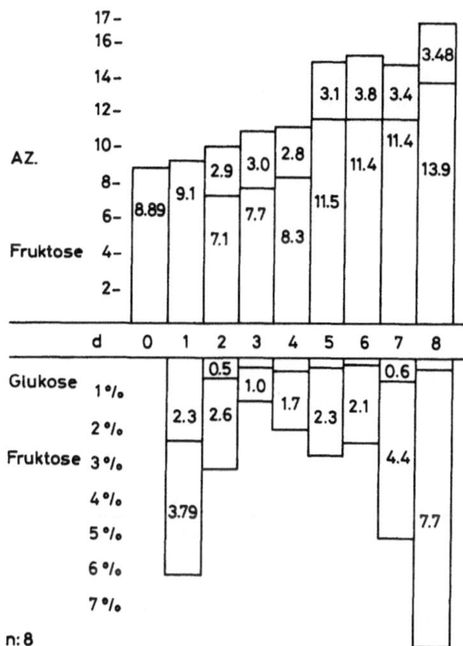



Abb. 3. Zufuhr von reiner Fruktose am Operations- und ersten postoperativen Tag. Ab dem zweiten postoperativen Tag auch Intralipid und Aminofusin Päd 600, daher auch Xylit-Sorbit-Zusatz. Zufuhr in g/kg und Tag angegeben, Harnverluste in Prozent der Zufuhr (AZ: Xylit, Sorbit)

ersten postoperativen Tag, der durch die katabole Phase eintritt, ausgeglichen und entspricht annähernd der Glukosurie bei der zweiten Serie (Abb. 4).

In der zweiten Phase steigt jedoch die Fruktosurie stark an, so daß der Eindruck entsteht, daß das Overflow-Syndrom bei vollkalorischer Ernährung stärker auftritt. Die grobe Überprüfung des Säuren-Basen-Haushaltes mittels Blutgasanalysen ohne Laktatbestimmung ergab, daß eine schwere Abweichung nicht auftritt. Die Korrekturmaßnahmen, die erforderlich waren, waren mit den augenblicklichen metabolischen und respiratorischen Verhältnissen in Einklang zu bringen und durchaus beherrschbar. Die Blutzuckerspiegel waren bei den untersuchten Fällen immer im Bereich der Norm, im Gegensatz zu nur mit Glukose behandelten Fällen in der früheren Zeit.

## Zusammenfassung

Die Anwendung von Fruktose und Fruktose-Glukose-Xylit-Gemischen wird problemlos vertragen, auch dann, wenn wie bei Säuglingen relativ hohe Mengen von Kalorien pro kg KG und Tag zugeführt werden müssen. Schwer beherrschbare Hyper- und Hypoglykämien traten nicht auf.

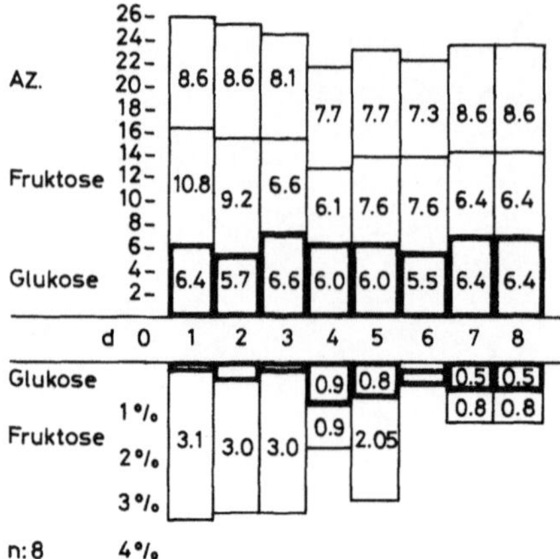

Abb. 4. Zufuhr von Fruktose-Glukose und Sorbit-Xylit ab dem ersten postoperativen Tag. Ab dem zweiten postoperativen Tag wurde auch Intralipid und Aminofusin Päd 600 zugeführt. Zufuhr in g/kg und Tag. Ausscheidung im Harn in Prozent der Zufuhr. Der Harnverlust betrug nie mehr als 3 %, obwohl etwa die doppelte Kohlenhydratmenge zugeführt wurde wie in Abb. 3

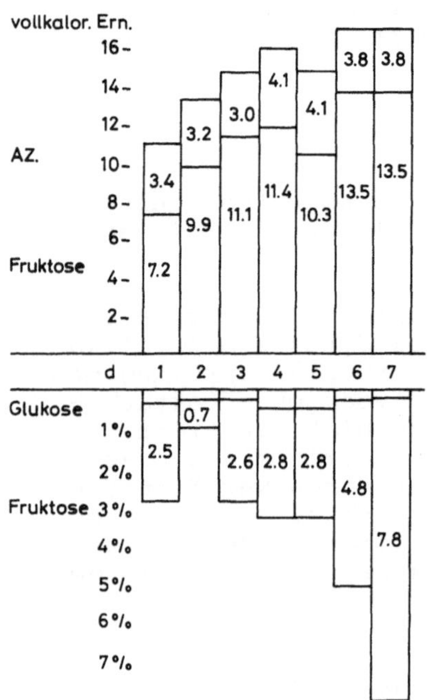

Abb. 5. Aus Abb. 3 ist hier nur die Phase der vollen Kalorienzufuhr herausgegriffen. Es fehlt daher der Glukoseverlust der ersten katabolen Phase. Der Fruktoseverlust (Overflow) des Überangebotes in der späteren Phase bleibt bestehen (AZ: Sorbit, Xylit)

Die beste Utilisation der zugeführten Zucker im Organismus ist bei gemischter Kohlenhydratzufuhr gegeben, hier traten die geringsten Verluste im Harn auf, obwohl bei diesen vollkalorisch ernährten Fällen, die alle drei Zuckerformen bekamen, bis zu 24 g/kg KG und Tag Kohlenhydrate zugeführt wurden.

Bei den Fällen, denen lediglich bis zu 14 g/kg KG und Tag vorwiegend Fruktose und in geringer Menge Xylit zugeführt wurde, bestanden wesentlich höhere Verluste im Harn. Es ist daher die Ausnützbarkeit gemischt zugeführter Kohlenhydrate wesentlich günstiger. Die Gefahr einer Fruktoseintoleranz ist gegeben, sie ist jedoch sehr gering und ist in bezug auf das Risiko vor allen Dingen gegen den Diabetes mellitus abzugrenzen, der ebenfalls im ersten Lebensjahr beobachtet wird und bei reiner Glukosezufuhr auch Komplikationen auslöst.


<u>Literatur</u>


1. BERGSTRÖM, J., HULTMANN, E., ROCH-NORLUND, A.: Lactic acid accumulation in connection with fructose infusion. Acta med. scand. <u>184</u>, 359 (1968).

2. BICKEL, H., HALMAGYI, M.: Bedarf und Verwertung von Kohlenhydraten und Alkohol. In: Infusionstherapie II: Parenterale Ernährung. Klinische Anästhesiologie und Intensivtherapie (eds. F. W. AHNEFELD, C. BURRI, W. DICK, M. HALMAGYI), Bd. 7, p. 72. Berlin-Heidelberg-New York: Springer 1975.

3. BØRRESEN, H. C., KNUTRUD, O., VAAGE, S.: Intravenous feeding in pediatric surgery. Progr. Ped. Surgery <u>8</u>, 49 (1975).

4. FÖRSTER, H., HELLER, L., HELLMUND, U.: Stoffwechseluntersuchungen bei kontinuierlicher Dauerinfusion von Glukose, Fruktose und Xylit über 48 Stunden. Dtsch. med. Wschr. <u>99</u>, 1723 (1974).

5. FROESCH, E. R.: Übersicht über den Haushalt der Betriebsstoffe mit besonderer Berücksichtigung des Stoffwechsels der Glukose, Fruktose, Sorbit und Xylit und deren therapeutischen Verwendbarkeit. In: Parenterale Ernährung, p. 73. Bern-Stuttgart-Wien: Verlag Huber 1970.

6. FROESCH, E. R.: Fructose intolerance. In: Birth Defects (ed. BERGSMA), p. 308. The Nat Foundation. March of Dimes. Baltimore: Williams & Wilkins Co. 1973.

7. HARRIES, J. T.: Intravenous feeding in infants. Arch. Dis. Childh. <u>46</u>, 855 (1971).

8. MEURLING, S., GROTTE, G.: Removal rate from the bloodstream of Intralipid[R] in infants. 10th Annual meeting of the PAPS 1977, Sidney, und persönliche Mitteilung.

9. NOELLE, H.: Enterale und parenterale Ernährung. Internist <u>10</u>, 195 (1969).

10. SHILS, M. E.: Guidelines for total parenteral nutrition.
    JAMA 225, 1721 (1972).

11. SCHÄRLI, A.: Parenterale Ernährung bei Säugling und Früh-
    geborenen. In: Parenterale Ernährung, p. 138. Bern-Stutt-
    gart-Wien: Verlag H. Huber 1970.

12. WEIL, W. B.: Juvenile diabetes mellitus. In: Birth Defects.
    (ed. BERGSMA), p. 451. The Nat Foundation. March of Dimes.
    Baltimore: Williams & Wilkins Co. 1973.

# Zum Aminosäurenbedarf des Kindes bei parenteraler Ernährung

Von P. Jürgens, C. Panteliades und G. Fondalinski

Das mir gestellte Thema: "Der Aminosäurenbedarf des Kindes unter den Bedingungen der totalen parenteralen Ernährung" überschreitet die Grenzen des gegenwärtig durch internationale Forschungen experimentell gesicherten Wissens. Dieses umfaßt zwar
wesentliche Aspekte des altersentsprechenden physiologischen
quantitativen und qualitativen Bedarfes an Aminosäuren des Kindes unter den Bedingungen der totalen parenteralen Ernährung,
eventuelle Bedarfszahlen für spezifische pathophysiologische
Bedingungen sind aber bisher nicht erarbeitet worden. Diese
Einschränkungen müssen bedacht werden, wenn hier für Gegenwart
und nähere Zukunft aufgrund der heute verfügbaren physiologischen Bedarfszahlen sowie einer kritischen Sichtung dabei an-
gewandter Prüfsysteme ein Rahmenprogramm der quantitativen und
qualitativen Aminosäurenzufuhr für die pädiatrische Praxis erarbeitet wird.

Vielfach ist in der Vergangenheit auf Symposien über parenterale Ernährung der altersbezogene Stickstofftagesbedarf des Kindes kontrovers diskutiert worden. Obgleich bisher lückenlose
Stickstoffbedarfszahlen für das Kindesalter unter den Bedingungen der parenteralen Ernährung nicht erarbeitet worden sind,
läßt sich dennoch meines Erachtens der jeweils adäquate Stickstofftagesbedarf recht genau abschätzen. Denn erstens darf aufgrund von Einzelbeobachtungen (6, 8, 10, 40) angenommen werden,
daß, wie beim Erwachsenen, auch bei Kindern der spezifische Tagesbedarf bei enteraler und parenteraler Ernährung annähernd
gleich ist. Die von HEGSTED (10) für die Bedingungen der enteralen Ernährung erarbeiteten altersbezogenen Stickstoffbedarfszahlen (Abb. 1) sind somit beispielsweise eine geeignete Basis für
eine adäquate Stickstoffzufuhr auch während der parenteralen Ernährung. Entscheidende Voraussetzung der zitierten Proteinbe-
darfszahlen (10) ist die ausschließliche Verwendung von Nahrungs-
proteinen mit hohem Wachstumswert. Denn nur durch Ernährung mit
solchen Proteinen können unter den gesetzten Bedingungen Stick-
stoffretentionswerte bis zu 70 %, wie aus der Grafik ablesbar,
erreicht werden. Zweitens läßt sich der spezifische Stickstofftagesbedarf aus der Kenntnis von physiologischen Wachstumsra-
ten (1, 22, 36), Stickstoffgehalt des Gewebes (1) und physiologischen Stickstoffverlusten im Stuhl und Urin (24) mühelos
errechnen. Beide Wege führen bei identischen metabolischen Voraussetzungen zu nahezu identischen Bedarfswerten. Krankheits-
bedingte Stickstoffverluste müssen jeweils additiv bilanziert
werden.

Enteral zugeführte Nahrungsproteine werden in unserem Organismus bevorzugt in Form freier L-Aminosäuren transportiert. Ausschließlich aus freien L-Aminosäuren erfolgt die Synthese aller
körpereigenen Proteine und Peptide. Adäquate Zusammensetzung

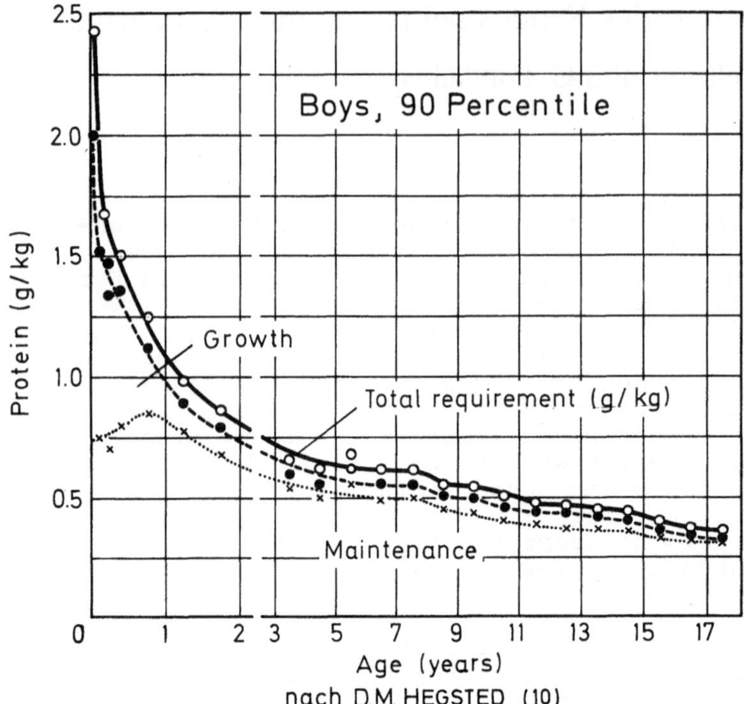



Abb. 1

vorausgesetzt, sind somit ausschließlich Lösungen freier Aminosäuren das physiologische Substrat zur parenteralen Deckung des
Eiweißbedarfes; ausschließlich solche Aminosäurenlösungen sollten zur parenteralen Ernährung von Kindern verwandt werden.

Wie weit sind die heute verfügbaren altersphysiologischen Aminosäurenbedarfszahlen des Kindes methodisch gesichert? Die unver-
zichtbare Voraussetzung für solche vergleichenden Ernährungs-
forschungen ist die längerfristige Erstellung exakter Stickstoff-
bilanzen. Dabei sollten nicht nur der Wachstumswert (dieser entspricht der Stickstoffretentionsrate) des verwandten Aminosäurengemisches, sondern gleichwertig die tägliche Stickstoffausscheidung pro Kilogramm Körpergewicht herausgearbeitet werden.
Parallel sollten unerwünschte Retentionen stickstoffhaltiger
Metaboliten ausgeschlossen sowie adäquate Relationen zwischen
Stickstoffretention und Zugewinn an Körpergewicht (1) nachgewiesen werden.

Zur metabolischen Entschlüsselung einer bestimmten Stickstoffretentionsrate ist die Analyse freier Aminosäuren im Serum und
gegebenenfalls intrazellulär zwingend erforderlich; denn der
Wachstumswert eines bestimmten Aminosäurengemisches ist die Resultante der durch dieses Aminosäurengemisch endogen ausgelösten
metabolischen Umsätze an jeder einzelnen physiologischen Aminosäure. Auch bei Kindern besteht unter physiologischen Stoffwech-

selbedingungen eine gesetzmäßige metabolische Beziehung zwischen Quantität und Qualität der Bedarfsdeckung an jeder einzelnen physiologischen Aminosäure und den Konzentrationsmustern freier Aminosäuren im Intra- und Extrazellulärraum (18), so daß aufgrund der unter Zufuhr eines bestimmten Aminosäurengemisches registrierten Aminosäurenkonzentrationen im Serum eine direkte und differenzierte Aussage über die quantitative und qualitative Ausgewogenheit bzw. Unausgewogenheit desselben gegeben werden kann.

Das physiologische Konzentrationsmuster freier Aminosäuren im Serum ist ausschließlich eine direkte Funktion des aktuellen postnatalen Lebensalters (18). Dem Körpergewicht kommt nur insoweit eine gestaltende Bedeutung zu, als dieses eine Funktion des Lebensalters ist. Wie jetzt von uns durch eine mehrjährige Studie gesichert werden konnte (18), besteht keine Abhängigkeit dieses Konzentrationsmusters freier Aminosäuren im Serum von dem zum Zeitpunkt der Geburt erreichten Reifegrad des Kindes (Messung bei Frühgeborenen ab Körpergewichten von 940 g). Der Aminosäurenbedarf gleichaltriger reif bzw. unreif geborener junger Kinder ist somit qualitativ identisch.

In den letzten 15 Jahren haben verschiedene Autoren den Bedarf an den acht klassischen essentiellen Aminosäuren verschieden alter Kinder bestimmt (12, 16, 17, 18, 19, 25, 26, 27, 28) und dabei überraschend einheitliche relative Bedarfszahlen an diesen Aminosäuren gefunden (Abb. 2). Vergleicht man auf der Basis identischer Summen die Proportionierung der klassischen essentiellen Aminosäuren beispielsweise in
1. den von unserem Team an Frühgeborenen unter den Bedingungen der parenteralen Ernährung erarbeiteten Aminosäurenbedarfszahlen (16, 17, 19),
2. den von SNYDERMAN et al. (12) an jungen Kindern unter den Bedingungen der enteralen Ernährung erarbeiteten Aminosäurenbedarfszahlen,
3. den von NAKAGAWA et al. (25, 26, 27, 28) an Schulkindern unter den Bedingungen der enteralen Ernährung ermittelten Bedarfszahlen untereinander sowie
4. mit dem Muster essentieller Aminosäuren in Muttermilch (3, 23), so ergeben sich identische relative Bedarfszahlen für L-Threonin, L-Tryptophan, L-Isoleucin, L-Leucin und L-Valin sowie - mit Ausnahme der Studien von NAKAGAWA et al. (25, 26, 27, 28) - auch für L-Lysin.

Aus methodischen und metabolischen Gründen (8) muß dem L-Phenylalanin- und dem L-Methioninwert der L-Tyrosin- bzw. L-Cystinwert der jeweiligen Nahrung zugerechnet werden. Da exakte Angaben über die parallele Tyrosin- und Cystinzufuhr bei einigen Autoren fehlen, resultiert hier zwangsläufig eine größere Variation.

Der weitgehend identische relative Bedarf an den acht klassischen essentiellen Aminosäuren bei Frühgeborenen (16, 17, 19), jungen Säuglingen (7, 12) und Schulkindern (25, 26, 27, 28) ergibt für diesen gesamten Lebensabschnitt zwingend ein einheitliches Bedarfsmuster der klassischen essentiellen Aminosäuren. Dieses Bedarfsmuster stimmt übrigens mit Ausnahme des relativen

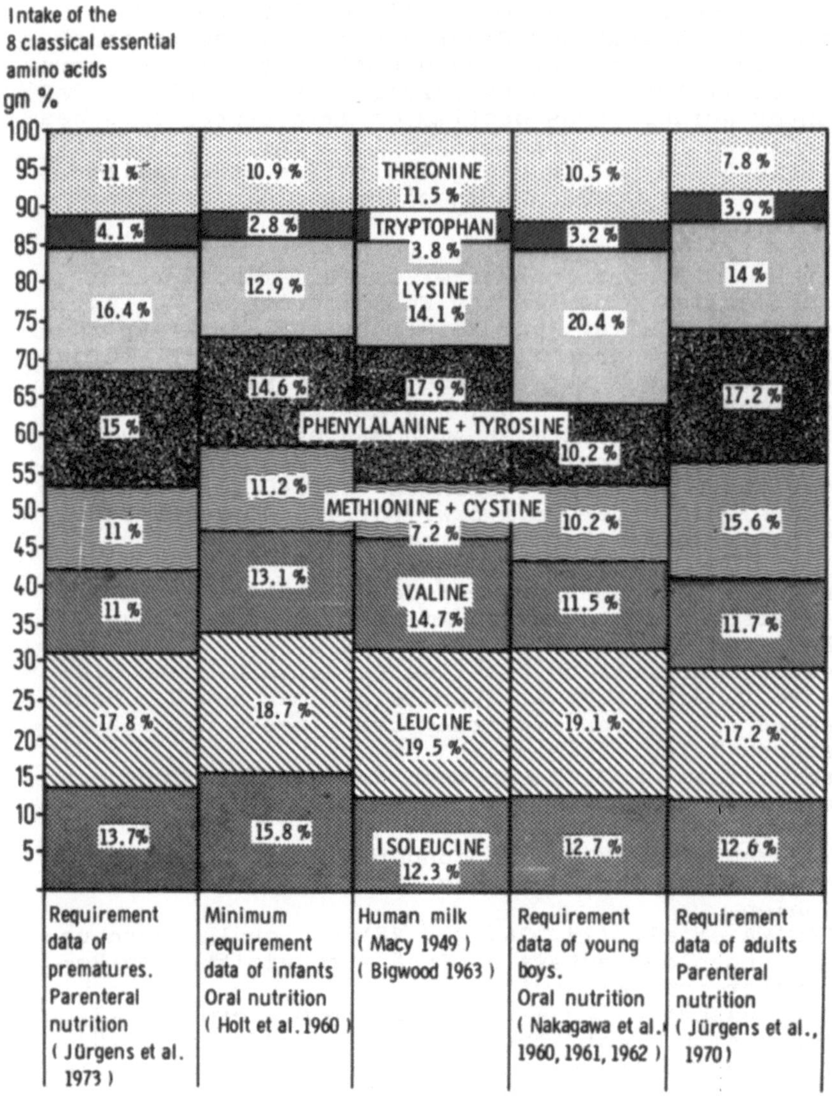

Intake of the
8 classical essential
amino acids
gm %

| | Requirement data of prematures. Parenteral nutrition (Jürgens et al. 1973) | Minimum requirement data of infants Oral nutrition (Holt et al. 1960) | Human milk (Macy 1949) (Bigwood 1963) | Requirement data of young boys. Oral nutrition (Nakagawa et al. 1960, 1961, 1962) | Requirement data of adults Parenteral nutrition (Jürgens et al., 1970) |
|---|---|---|---|---|---|
| THREONINE | 11 % | 10.9 % | 11.5 % | 10.5 % | 7.8 % |
| TRYPTOPHAN | 4.1 % | 2.8 % | 3.8 % | 3.2 % | 3.9 % |
| LYSINE | 16.4 % | 12.9 % | 14.1 % | 20.4 % | 14 % |
| PHENYLALANINE + TYROSINE | 15 % | 14.6 % | 17.9 % | 10.2 % | 17.2 % |
| METHIONINE + CYSTINE | 11 % | 11.2 % | 7.2 % | 10.2 % | 15.6 % |
| VALINE | 11 % | 13.1 % | 14.7 % | 11.5 % | 11.7 % |
| LEUCINE | 17.8 % | 18.7 % | 19.5 % | 19.1 % | 17.2 % |
| ISOLEUCINE | 13.7 % | 15.8 % | 12.3 % | 12.7 % | 12.6 % |

Abb. 2. Patterns of amino acid requirements and human milk.
Proportioning of the eight classical essential amino acids

Methioninbedarfes - dieser ist bei Erwachsenen (Aminosäurenta-
geszufuhr zwischen 0,6 und 1,5 g/kg Körpergewicht) ca. doppelt
so hoch gelegen (2, 5, 14, 16) - mit den des Erwachsenen (Abb.
2) überein.

Bei der parenteralen Ernährung Frühgeborener konnten wir (16,
17, 19) homöostatische Serumkonzentrationen der klassischen essentiellen Aminosäuren (Abb. 3) nur beobachten, wenn derartig
zusammengesetzte L-Aminosäurenlösungen infundiert wurden, ein
Befund, der zwischenzeitlich von anderen Autoren (31, 39) be-

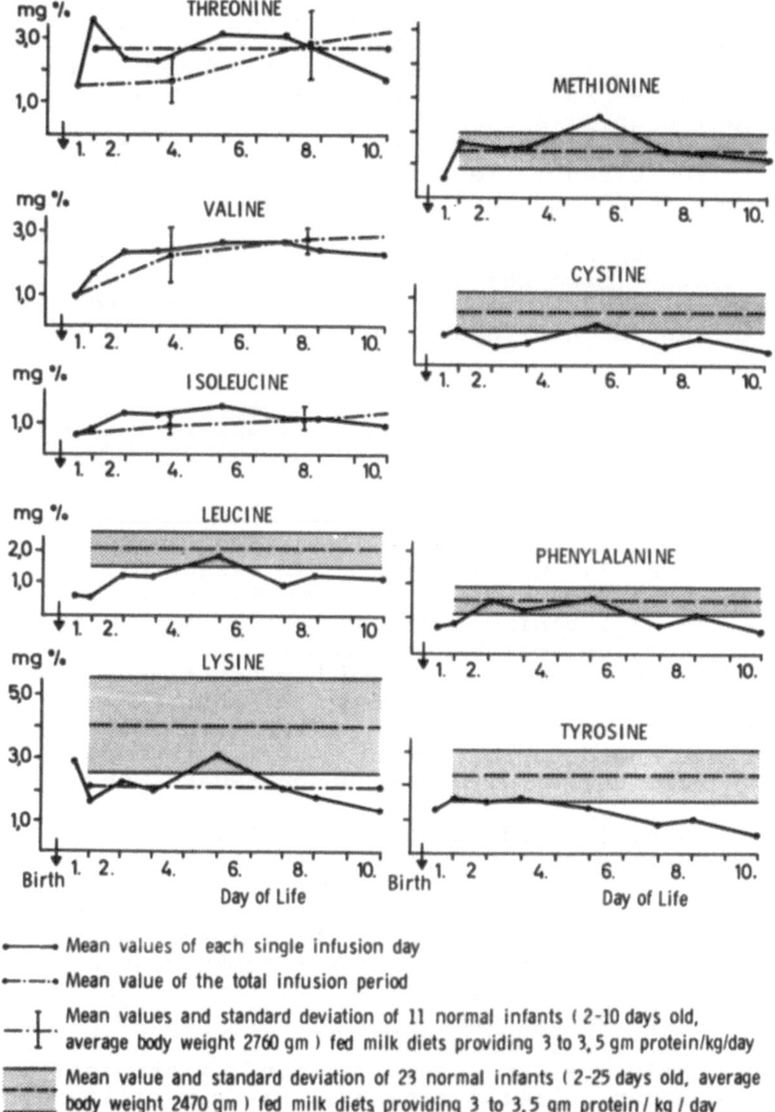



Abb. 3. Concentration of the classical essential amino acids. Cystine and tyrosine in the serum of prematures under the conditions of complete parenteral nutrition (Requirement-adapted amino acid solution. JÜRGENS et al. (1973))

stätigt werden konnte. Dieses Bedarfsmuster sollte daher innerhalb eines physiologischen Regelungsbereichs von ± 15 % den verbindlichen Rahmen für die Zufuhr der acht klassischen essentiellen Aminosäuren im Kindesalter bilden.

In den letzten Jahren konnten verschiedene Autoren (16, 17, 19,
30, 31) bei totaler parenteraler Ernährung junger Kinder nachweisen, daß die fehlende oder niedrige Zufuhr von L-Tyrosin und
L-Cystin (Abb. 3: 20 mg L-Tyrosin und 7,5 mg L-Cystin pro kg
Körpergewicht und Tag) signifikant erniedrigte Serumkonzentrationen dieser Aminosäuren bedingen. L-Tyrosin und L-Cystin sind
somit hochwahrscheinlich essentielle Aminosäuren des Früh- und
Neugeborenen. Erwünscht hohe Zufuhren dieser beiden Aminosäuren
- aus den Studien von BÜRGER und WOLF (4) lassen sich Tagesbe-
darfswerte für diese beiden Aminosäuren von je ca. 60 mg pro kg
Körpergewicht abschätzen - sind bei der totalen parenteralen
Ernährung nur schwer zu verwirklichen, da das Problem der Lös-
lichkeit dieser Aminosäuren in Aminosäurenlösungen bisher ungelöst blieb.

L-Histidin ist zweifellos eine essentielle Aminosäure des Kindes (12, 33). Der Histidintagesbedarf des Kindes dürfte zwischen
34 mg (33) und 60 mg pro kg Körpergewicht (16, 17, 19) gelegen
sein.

L-Arginin reduziert die Toxizität freier Aminosäuren und deren
Gemische (Übersicht bei 8, 21) und ist somit ein essentieller
Bestandteil bei jeder Ernährung mit freien Aminosäuren. Nach
eigenen Studien (16, 17, 19) bedingen Tageszufuhren von 200 mg
L-Arginin pro kg Körpergewicht bei Frühgeborenen unter den Bedingungen der totalen parenteralen Ernährung homöostatische Konzentrationen von Arginin, Ornithin und Citrullin (Abb. 4) und
verhindern Ammoniakintoxikationen (11, 13). BÜRGER und WOLF (4)
kommen in ihrer Versuchsanordnung bei kombinierter Zufuhr von
Arginin und Ornithin zu einem vergleichbar hohen Bedarfswert.

Nach eigenen Studien unter den Bedingungen der totalen parenteralen Ernährung ist L-Prolin eine essentielle Aminosäure bei
Erwachsenen (5, 14, 15, 16) und somit hochwahrscheinlich auch
des Kindes. Tägliche L-Prolinzufuhren von 220 mg pro kg Körpergewicht bedingen bei Frühgeborenen unter den Bedingungen der
totalen parenteralen Ernährung homöostatische Serumkonzentrationen von L-Prolin und L-Hydroxyprolin (Abb. 4) und dürften
somit etwa dem Bedarfswert entsprechen (16, 17, 19).

Der summarischen und individuellen Zufuhr der fünf nichtessentiellen Bausteinaminosäuren - L-Glutaminsäure, L-Asparaginsäure,
L-Alanin, L-Serin und Glycin - wird ernährungsphysiologisch im
allgemeinen kaum Aufmerksamkeit gewidmet. Nun konnten aber bereits 1962 SNYDERMAN et al. (32) im Ernährungsexperiment an jungen Kindern nachweisen, daß der Wachstumswert von Kuhmilch entscheidend durch den zu geringen Gehalt an nichtessentiellen
Aminosäuren begrenzt wird. Gleichartige Bedingungen dürften für
alle Nahrungsproteine mit gleich hoher E/T-Ratio von 3,1 - 3,4,
wie Muttermilch und Volleiprotein, angenommen werden. Aus den
Aminosäurenbedarfszahlen unserer Ernährungsstudien an Frühgeborenen unter den Bedingungen der totalen parenteralen Ernährung, welche durch parallele Messungen der Stickstoffretentions-
raten und Serumaminosäurenkonzentrationen bestimmt wurden (16,
17, 19, 39), errechnet sich eine E/T-Ratio von 2,3. Dieser Wert
ist meines Erachtens eine geeignete Basis für die Bilanzierung
von Aminosäuren in Aminosäureninfusionslösungen für die Pädiatrie.

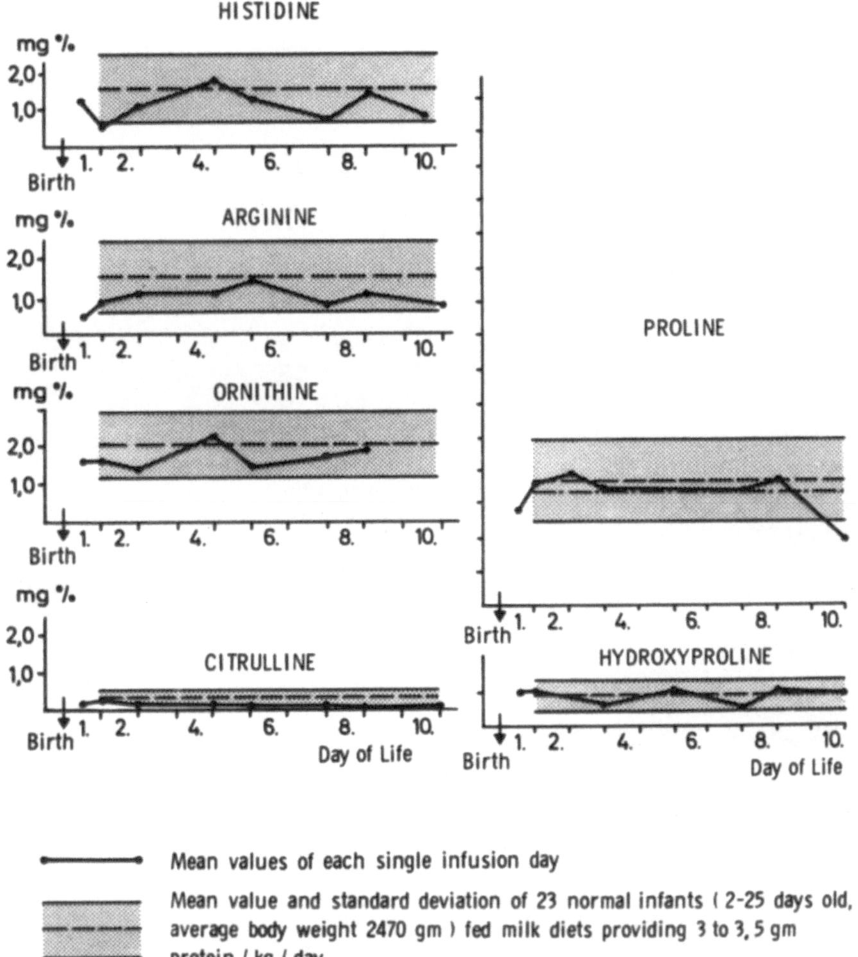



Abb. 4. Concentration of histidine, arginine, ornithine, citrulline, proline and hydroxyproline in the serum of prematures under the conditions of complete parenteral nutrition (Requirement-adapted amino acid solution. JÜRGENS et al. (1973))

Andere Autoren (Übersicht bei 8) konnten nachweisen, daß die Wachstumsrate junger Labortiere direkt von der jeweils verwandten Quelle nichtessentiellen Stickstoffs abhängig ist. Mehrere Experimente waren erforderlich (Abb. 5), um den wünschenswerten Tagesbedarf an den fünf nichtessentiellen Bausteinaminosäuren: L-Glutaminsäure = ca. 400 mg, L-Asparaginsäure = ca. 200 mg, L-Alanin = ca. 380 mg, Glycin = maximal 200 mg und L-Serin = ca. 50 mg pro kg Körpergewicht zu ermitteln (16, 17, 19).

Nach eigenen Untersuchungen (19) unter den Bedingungen der totalen parenteralen Ernährung kommt der adäquaten Zufuhr der beiden Dikarbonsäuren (L-Glutaminsäure und L-Asparaginsäure) für

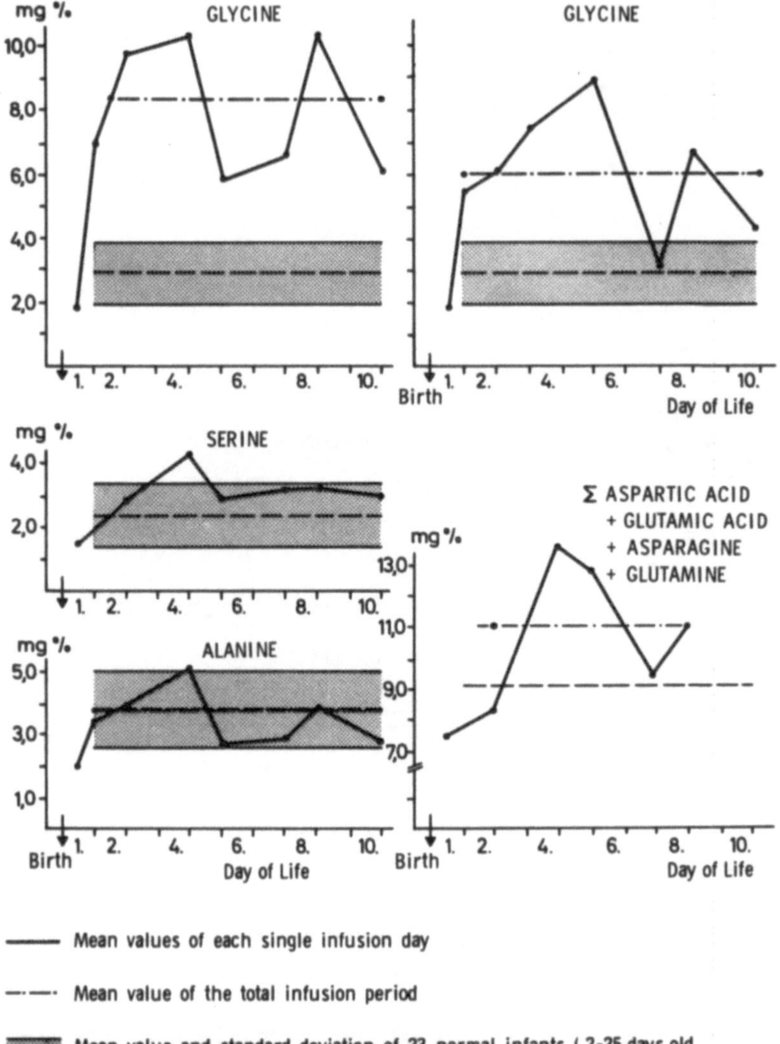


Abb. 5. Concentration of glycine (intake: a) 390, b) 372 mg/kg
body weight), alanine (intake 410 mg/kg body weight), serine
(no intake) and Σaspartic acid + asparagine + glutamic acid +
glutamine (intake: 191 mg aspartic acid + 429 mg glutamic acid/
kg body weight) in the serum of prematures under the conditions
of parenteral nutrition

die Gestaltung des Stickstoffbilanzniveaus bei Früh- und Neugeborenen eine ähnliche Schlüsselfunktion zu wie bei Erwachsenen
(5, 15, 16, 37, 38). Bei sonst identischen Programmen der totalen parenteralen Ernährung von Früh- und Neugeborenen bedingte
die Infusion einer glutaminsäure- und asparaginsäurefreien L-
Aminosäurenlösung eine Stickstoffretentionsrate von 56 %, die

Infusion einer parallelen L-glutaminsäure- und L-asparaginsäu-
rehaltigen L-Aminosäurenlösung gleichen Stickstoffgehaltes hingegen eine Stickstoffretentionsrate von 65 % (19).

Es muß hier ausdrücklich darauf hingewiesen werden, daß nach-
weislich schwere Stoffwechselstörungen nicht nur durch unphysiologisch hohe Zufuhren der beiden Dikarbonsäuren (29, 34),
sondern durch metabolisch vergleichbar hohe Zufuhren jeder Bau-
steinaminosäure ausgelöst werden (Übersicht bei 8). Die von uns
erarbeiteten wünschenswerten Bedarfszahlen für die beiden Dikarbonsäuren stimmen im Gesamtkonzept der Aminosäurenlösung annähernd mit dem Relativgehalt jener Aminosäuren in Muttermilch
überein (Tabelle 1). Bei kontinuierlicher Infusion solcher Aminosäurenlösungen über jeweils 24 h werden auch bei hoher Amino-
säurenbedarfsdeckung Infusionsraten von 0,4 mg freie Dikarbonsäuren pro kg Körpergewicht und Minute nicht überschritten, ein
Wert, der etwa eine Zehnerpotenz unterhalb des oberen Grenzwer-
tes des physiologischen Regelungsbereiches für diese Aminosäuren gelegen ist (20).


Tabelle 1. Patterns of the non-essential amino acids

| Amino acids (in gm % of Σclassical essential amino acids) | Requirement data of prematures (JÜRGENS et al. (1973)) | Human milk (MACY (1949)) (BIGWOOD (1963)) | Requirement data of adults (JÜRGENS et al. (1970)) |
|---|---|---|---|
| Aspartic acid | 27 | 19 | – |
| Glutamic acid | 59 | 39 | 56 |
| Alanine | 52 | 8 | 35 |
| Serine | 4 | 10 | – |
| Glycine | 27 | 5 | 70 |


Die vergleichende Ernährungsstudie an Früh- und Neugeborenen mit
einer glutaminsäure- und asparaginsäurefreien Aminosäurenlösung
brachte einen überraschenden Befund (19). Trotz eines mit Ausnahme des Gehaltes an diesen beiden nichtessentiellen Aminosäuren identischen totalen parenteralen Ernährungsprogrammes sank
unter Infusion der glutaminsäure- und asparaginsäurefreien L-
Aminosäurenlösung bei allen so ernährten Früh- und Neugeborenen
quantitativ identisch die Serumkonzentration von Taurin hochsig-
nifikant ab und blieb dann während der gesamten Infusionsperiode
in extrem niedrigen Konzentrationsbereichen. So wenig dieser Befund bisher metabolisch befriedigend aufgeklärt werden kann,
kommt ihm zweifellos eine große Bedeutung zu (9, 35). Denn viele Einzelbeobachtungen (Übersicht bei 9, 35) sprechen dafür,
daß Taurin bei Früh- und Neugeborenen ein essentieller Nahrungs-
faktor sein könnte. Taurin ist unter anderem ein wichtiger Faktor in der Entwicklung der menschlichen Retina.

Wie bei Erwachsenen ($\underline{5}$, $\underline{14}$, $\underline{15}$, $\underline{16}$) ist auch bei Frühgeborenen ($\underline{16}$, $\underline{17}$, $\underline{19}$) die endogene Umsatzrate von Glycin bei 200 mg pro kg Körpergewicht und Tag begrenzt. Höhere Glycinzufuhren (in Abb. 5 390 bzw. 372 mg pro kg Körpergewicht und Tag) bedingen nicht nur einen signifikanten Anstieg der Serumkonzentration von Glycin, sondern auch von Serin ($\underline{16}$, $\underline{17}$). In diesem Zusammenhang muß auf die metabolische Beziehung zwischen Hyperglycinämie und Oxalose hingewiesen werden.

Zusammenfassend kann meines Erachtens somit heute zu Recht ausgesagt werden, daß wir über experimentell gut gesicherte quantitative und qualitative altersphysiologische Aminosäurenbedarfszahlen·für Kinder verfügen. Diese sollten zunächst auch für die klinische Anwendung der parenteralen Ernährung unter spezifischen pathophysiologischen Bedingungen der verbindliche Rahmen sein. Es ist eine wesentliche Aufgabe der weiteren parenteralen Ernährungsforschung, geeignete Prüfsysteme zu entwickeln, um den altersspezifischen Aminosäurenbedarf auch unter spezifischen pathophysiologischen Bedingungen exakt bestimmen zu können.

## Literatur


1. ALLISON, J. B.: In: Mammalian Protein Metabolism (eds. H. N. MUNRO, J. B. ALLISON), vol. II. New York-London: Academic Press 1964.

2. BANSI, H. W., JÜRGENS, P., MÜLLER, G., ROSTIN, M.: Klin. Wschr. $\underline{42}$, 332 (1964).

3. BIGWOOD, E. J.: Wld. Rev. Nutr. Diet. $\underline{4}$, 93 (1963).

4. BÜRGER, N., WOLF, H.: Europ. J. Pediat. $\underline{12}$, 1 (1976).

5. DOLIF, D., JÜRGENS, P.: Z. Ernährungsforsch., Suppl. 10, 24 (1971).

6. DUDRICK, S. J., LONG, J. M., STEIGER, E., RHOADS, J. E.: Med. Clin. N. Amer. $\underline{54}$, 577 (1970).

7. FOMON, S. J., THOMAS, L. N., FILER, L. J., ANDERSON, T. A., BERGMANN, K. E.: Acta paediat. scand. $\underline{62}$, 33 (1973).

8. GREENSTEIN, J. P., WINITZ, M.: Chemistry of Amino Acids. New York-London: John Wiley & Sons 1961.

9. HAYES, K. C.: Nutrition Rev. $\underline{34}$, 161 (1976).

10. HEGSTED, D. M.: In: Mammalian Protein Metabolism (eds. H. N. MUNRO, J. B. ALLISON), vol. II. New York-London: Academic Press 1964.

11. HEIRD, W. C., NICHOLSON, J. F., PRISCOLL, J. M., SCHULLINGER, J. N., WINTERS, R. W.: J. Pediat. $\underline{81}$, 162 (1972).

12. HOLT, L. E., GYÖRGY, P., PRATT, E. L., SNYDERMAN, S. E.,
    WALLACE, W. M.: Protein and Amino Acid Requirements in Early
    Life. New York: University Press 1960.

13. JOHNSON, J. D., ALBRITTON, W. L., SUNSHINE, P.: J. Pediat.
    81, 15 (1972).

14. JÜRGENS, P., BANSI, H. W., DOLIF, D., MÜLLER, G.: In: Par-
    enteral Nutrition (eds. H. C. MENG, D. H. LAW). Springfield
    (Ill.): C. C. Thomas 1970.

15. JÜRGENS, P., DOLIF, D.: Klin. Wschr. 46, 181 (1968).

16. JÜRGENS, P., DOLIF, D.: In: International Conference on Par-
    enteral Nutrition (ed. A. W. WILKINSON). Edinburgh-London:
    Livingstone 1972.

17. JÜRGENS, P., DOLIF, D., PANTELIADES, C., HOFERT, C.: Z. Er-
    nährungsforsch., Suppl. 15, 69 (1973).

18. JÜRGENS, P., PANTELIADES, C., FONDALINSKI, G.: Im Druck.

19. JÜRGENS, P., PANTELIADES, C.: Im Druck.

20. KLINGMÜLLER, V.: Biochemie, Physiologie und Klinik der
    Glutaminsäure. Aulendorf i. Württ.: Cantor 1955.

21. KREBS, H. A.: In: Mammalian Protein Metabolism (eds. H. N.
    MUNRO, J. B. ALLISON), vol. I. New York-London: Academic
    Press 1965.

22. LUBCHENCO, L. O.: Pediatrics 32, 793 (1969).

23. MACY, I. G.: Amer. J. Dis. Child. 78, 589 (1949).

24. MUNRO, H. N.: In: Mammalian Protein Metabolism (eds. H. N.
    MUNRO, J. B. ALLISON), vol. I. New York-London: Academic
    Press 1964.

25. NAKAGAWA, I., TAKAHASHI, T., SUZUKI, T.: J. Nutrit. 71, 176
    (1960).

26. NAKAGAWA, I., TAKAHASHI, T., SUZUKI, T.: J. Nutrit. 73, 185
    (1961).

27. NAKAGAWA, I., TAKAHASHI, T., SUZUKI, T.: J. Nutrit. 74, 401
    (1961).

28. NAKAGAWA, I., TAKAHASHI, T., SUZUKI, T.: J. Nutrit. 77, 61
    (1962).

29. OLNEY, J. W., HO, O. L., RHEE, V.: New Engl. J. Med. 289,
    391 (1973).

30. POHLANDT, F.: Acta paediat. scand. 63, 801 (1974).

31. POHLANDT, F.: Mschr. Kinderheilk. 123, 448 (1975).

32. SNYDERMAN, S. E., HOLT, L. E., DENSIS, J., ROITMAN, E.,
    BOYA, A., BALIS, M. E.: J. Nutrit. 78, 57 (1962).

33. SNYDERMAN, S. E., PROSE, P. H., HOLT, L. E.: Amer. J. Dis.
    Child. 98, 459 (1959).

34. STEGINK, L. D., SHEPHERD, J. A., BRUMMEL, M. C., MURRAY, L.
    M.: Toxicology 2, 258 (1971).

35. STURMAN, J. A., RASSIN, D. K., GAULL, G. E.: Pediat. Res.
    10, 415 (1976).

36. USHER, R., McLEAN, F.: J. Pediat. 74, 901 (1969).

37. WATTS, J. H., BRADLEY, L., MANN, A. N.: Metabolism 14, 504
    (1965).

38. WATTS, J. H., TOLBERT, B., RUFF, W. L.: Metabolism 13, 172
    (1964).

39. WILLE, L., JÜRGENS, P., LUTZ, P., PANTELIADES, C.: Mschr.
    Kinderheilk. 125, 540 (1977).

40. WINTERS, R. W.: Pediatrics 56, 17 (1975).

# Die Bedeutung von Imbalancen in der Ernährung von Kindern

Von F. Pohlandt[1]

Der Begriff Imbalancen wurde klinisch bisher nicht klar umrissen und fand vorzugsweise Anwendung bei der Beschreibung abnormer Aminosäurenkonzentrationen im Plasma. In diesem Beitrag wird der Begriff Imbalance verwendet bei einer Beeinträchtigung der enteralen Resorption als Folge der Nahrungszusammensetzung oder einer gestörten Homöostase der Nahrungsbausteine im Blut. Der vorliegende Beitrag beschränkt sich auf Imbalancen bei Eiweiß/Aminosäuren und Kohlenhydraten.

Zu unterscheiden sind reversible Störungen, die in allen Altersstufen auftreten, von irreversiblen Veränderungen, die nur im jungen Kindesalter entstehen können. Zum besseren Verständnis der im frühen Kindesalter möglichen nutritiven Schädigungen wird ein kurzer und vereinfachender Überblick über die prä- und postpartale Entwicklung des menschlichen Zentralnervensystems gegeben (15). Die Vermehrung der Neuroblasten ist nach der 30. Schwangerschaftswoche nahezu abgeschlossen. Zu diesem Zeitpunkt setzt mit der Multiplikation der Spongioblasten, besonders der Oligodendroglia, die Phase des schnellen Gehirnwachstums ein, die in der zweiten Hälfte durch die Myelinisierung des Gehirns charakterisiert ist (Tabelle 1). Am Ende dieses Wachstumsspurts ist der größte Teil der Myelinisierung erfolgt. Daran schließt sich bis zur Reife des Gehirns ein abgeschwächtes Wachstum an. Der Abschnitt des zerebralen Wachstumsspurts ist von besonderer Bedeutung, weil die Entwicklung des Gehirns in dieser Zeit durch Wachstumseinschränkung, bedingt z. B. durch Unterernährung oder Aminosäurenimbalancen, störbar ist. Als Folgen der nutritiven Wachstumsbeschränkung wurden beschrieben:

1. Reduziertes Gehirngewicht und Mikrozephalie beim Tier (13) und Menschen (11).
2. Reduzierte Zellzahl im Gehirn beim Tier (48) und Menschen (47).
3. Störung der Zytoarchitektur beim Tier (14).
4. Überproportionale Verminderung der Myelinlipide beim Tier (9, 12).
5. Verminderung der Synapsen beim Tier (8).
6. Verhaltens- und Intelligenzstörung beim Tier und Menschen (Übersicht bei 5).

Es sei betont, daß diese Defekte nur entstehen, wenn die nutritive Störung in die vulnerable Phase der Gehirnentwicklung, die Zeit des Wachstumsspurts, fällt.

[1] Mit Unterstützung der Deutschen Forschungsgemeinschaft, SFB 87, Projekt D5.

Tabelle 1. Entwicklungsschema des Säugetiergehirns, modifiziert nach DOBBING (15)

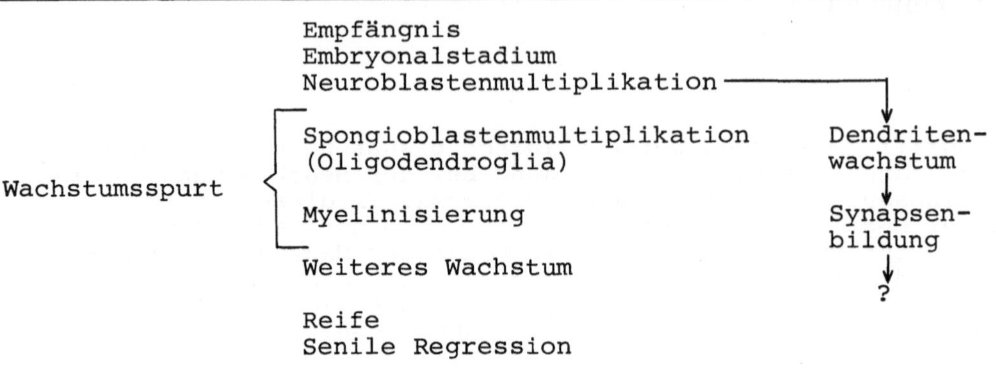


Die in Tabelle 1 dargestellten Entwicklungsschritte lassen sich quantitativ und qualitativ stören. Der normale zeitliche Ablauf der Entwicklung läßt sich jedoch nicht beeinflussen (Abb. 1).

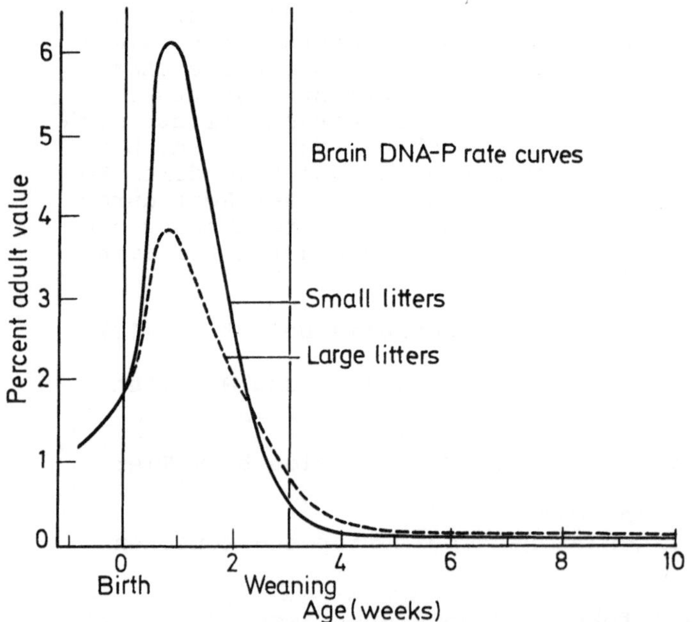


Abb. 1. Wachstumsgeschwindigkeit des Rattengehirns bei normaler Ernährung ——— und bei nutritiver Wachstumseinschränkung -----. Die Unterernährung bleibt ohne Einfluß auf den zeitlichen Ablauf des Wachstumsspurts (15)

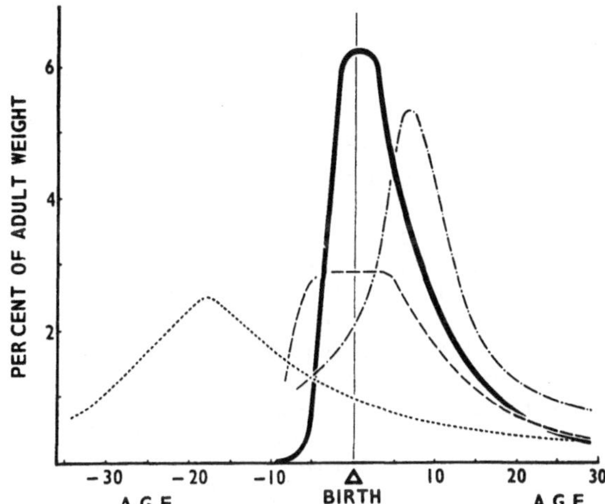



Abb. 2. Zeitlicher Ablauf des zerebralen Wachstumsspurts bei
verschiedenen Spezies (15). Mensch ——— (Monate), Meerschwein
····· (Tage), Schwein ----- (Wochen), Ratte ·-·-· (Tage)

Der zeitliche Ablauf des Wachstumsspurts zeigt in bezug auf die
Geburt zwischen den Spezies große Unterschiede (Abb. 2). Beim
Menschen erstreckt sich die vulnerable Phase der Gehirnentwicklung von der Mitte der Schwangerschaft bis über das zweite Lebensjahr hinaus, d. h. mehr als 80 % des Wachstumsspurts erfolgen postnatal.

Ebenso wie eine unzureichende Ernährung rufen auch isolierte
Hyperaminoazidämien zur Zeit des raschen Gehirnwachstums irreversible Störungen des körperlichen Wachstums und der zentral-
nervösen Funktion hervor. Zum Beispiel weisen Neugeborene von
Müttern mit nicht behandelter Phenylketonurie eine Dystrophie
und Mikrozephalie auf (17). Als Ursache hierfür wird die von der
Mutter induzierte intrauterine Hyperphenylalaninämie angesehen.
Die Irreversibilität dieser nutritiven Schädigung wird angezeigt
durch den auch postnatal gestörten Verlauf der somatischen und
intellektuellen Entwicklung. Gleichartige Störungen ließen sich
im Tierversuch bei Rhesusaffen und Ratten nachweisen (6, 28).

Die Untersuchungen von MENKES und Mitarbeitern (31) an Frühgeborenen und von MAMUNES und Mitarbeitern (30) an reifen Neugeborenen machen wahrscheinlich, daß auch transitorische Hyper-
tyrosinämien von mehr als 14 mg% im Neugeborenenalter bleibende
Minderungen der Intelligenz bewirken können. Transitorische Hy-
pertyrosinämien werden gehäuft bei Neugeborenen beobachtet, die
eine eiweißreiche Milch (3,5 g/dl) erhalten (2).

Aus diesen Beobachtungen ergeben sich drei klinisch bedeutsame
Fragen:

1. Welche Aminosäuren schränken bei Überangebot das Wachstum
   ein?

2. Ab welcher Plasmakonzentration ist mit einer Entwicklungsstörung zu rechnen?
3. Wie lange muß eine Aminosäurenimbalance bestehen, um eine
irreversible Störung zu bewirken?

Aus ethischen Gründen lassen sich diese Fragen am Menschen experimentell nicht untersuchen. An Ratten konnte jedoch gezeigt
werden, daß besonders Methionin, aber auch Phenylalanin, Tryp-
tophan, Cystin und Glutaminsäure toxisch wirken (10, 32). Im
geringeren Maße wurde das Wachstum durch ein Überangebot von
Histidin, Lysin und Tyrosin eingeschränkt. Leucin, Valin, Prolin, Arginin, Serin und Glycin zeigten nur einen geringen oder
keinen Einfluß auf das Wachstum (10). Hervorzuheben ist, daß
zwischen der Plasmakonzentration der geprüften Aminosäuren und
der Wachstumsstörung eine positive Korrelation gefunden wurde.
Die Bedeutung der Dauer und Ausprägung einer Imbalance für die
zerebrale Entwicklungsstörung ist weitgehend unbekannt. Beobachtungen an Säuglingen mit Phenylketonurie deuten darauf hin, daß
mit Intelligenzminderungen zu rechnen ist, wenn die Hyperphenylalaninämie länger als zwei Monate nach der Geburt bestehen bleibt
(23).

Die dargestellten pathophysiologischen Zusammenhänge und klinischen Beobachtungen sollen nun in Beziehung gesetzt werden zur
Praxis der Ernährungsbehandlung im Kindesalter.


## I. Aminosäurenimbalancen


### a) Enterale Ernährung

GORDON und Mitarbeiter hatten 1947 gezeigt, daß Frühgeborene mit
einer proteinreichen Kuhmilchernährung schneller an Gewicht zunehmen als bei Muttermilchfütterung (22). Seitdem wird für Frühgeborene eine Eiweißzufuhr von 2,25 bis 5,0 g/kg Körpergewicht
und Tag empfohlen (7). Jüngste Untersuchungen von RÄIHÄ, GAULL,
RASSIN und HEINONEN bestätigen die schnellere Gewichtszunahme
proteinreich ernährter Frühgeborener im Vergleich zu mit Muttermilch gefütterten Kindern. Das Längenwachstum unterschied sich
in beiden Gruppen jedoch nicht signifikant (36). Die proteinreich ernährte Gruppe hatte 4,5 g Eiweiß pro kg Körpergewicht und
Tag erhalten und wies erhebliche Imbalancen einzelner Aminosäuren im Plasma auf (Abb. 3 und 4) (18, 37, 38). Ob diese signifikant erhöhten Konzentrationen die Gehirnentwicklung beeinträchtigen, läßt sich zur Zeit nicht entscheiden. Eine proteinreiche
Ernährung kann jedoch aufgrund der beschriebenen Imbalancen und
der damit verbundenen Gefahren für Frühgeborene nicht mehr grundsätzlich empfohlen werden.

Der Eiweißbedarf des Neugeborenen und Säuglings läßt sich in folgender Weise annähernd berechnen (Tabelle 2) (45). Das reife Neugeborene wiegt 3,4 kg und sein Körper enthält ca. 380 g Eiweiß.
Innerhalb von 20 Wochen verdoppelt es sein Gewicht und setzt dabei wiederum 380 g Eiweiß an, durchschnittlich also 2,7 g täglich.

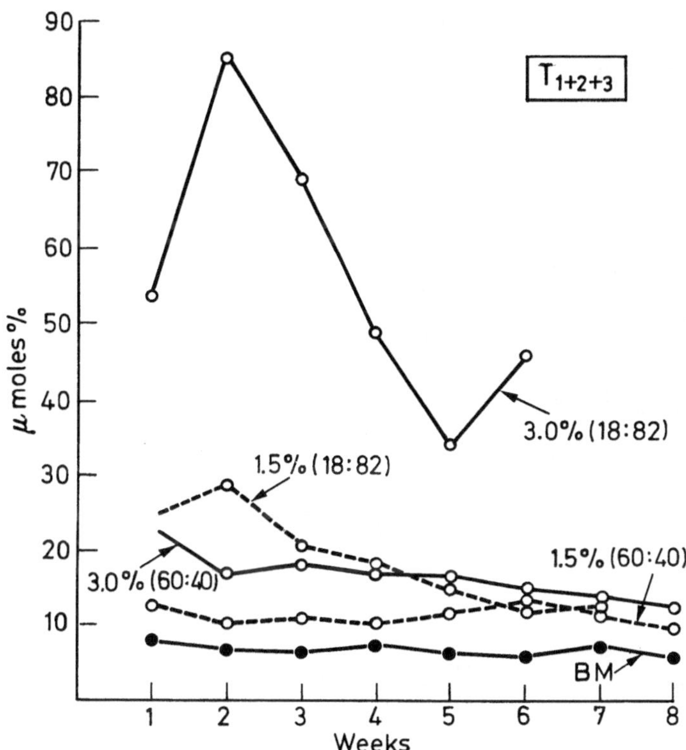



Abb. 3. Tyrosinkonzentration im Plasma von Frühgeborenen bei unterschiedlicher Proteinzufuhr: BM = Frauenmilch, 1,63 g/kg/ Tag; 1,5 % (18:82) = 2,25 g/kg/Tag (18:82 = Molkeeiweiß:Kasein); 1,5 % (60:40) = 2,25 g/kg/Tag (60:40 = Molkeeiweiß:Kasein); 3 % (18:82) = 4,5 g/kg/Tag (18:82 = Molkeeiweiß:Kasein); 3 % (60:40) = 4,5 g/kg/Tag (60:40 = Molkeeiweiß:Kasein) (<u>38</u>)

Zusätzlich zum Wachstumsbedarf ist der Erhaltungsbedarf zu berücksichtigen, mit dem die Stickstoffverluste über den Urin ausgeglichen werden. Diese Verluste betragen etwa 2 mg Stickstoff für jede verbrauchte Kalorie des basalen Stoffwechsels, der mit 48 kcal/kg Körpergewicht und Tag angenommen wird (<u>26</u>). Hieraus ergibt sich ein täglicher Erhaltungsbedarf von 96 mg Stickstoff, entsprechend 0,6 g Eiweiß pro kg Körpergewicht. Für einen 5 kg schweren Säugling errechnet sich somit ein Erhaltungsbedarf von 3,0 g täglich. Einschließlich des Wachstumsbedarfes (2,7 g/Tag) besteht ein täglicher Bedarf von 5,7 g Eiweiß. Ein 30%iger Aufschlag berücksichtigt eine unvollständige Ausnutzung und Verluste über den Stuhl und die Haut und führt zu einem Tagesbedarf von 8,1 g bzw. 1,6 g Eiweiß pro kg Körpergewicht. Die Berechnung der Eiweißaufnahme bei gestillten Säuglingen ergibt hiermit übereinstimmende Werte (Tabelle 3). Die Nahrungsaufnahme des Säuglings im ersten Lebenshalbjahr beträgt 160 - 190 ml/kg Körpergewicht. Reife Frauenmilch enthält 0,9 bis 1,0 g Eiweiß/dl (<u>1</u>, <u>29</u>). Hieraus folgt eine tägliche Eiweißaufnahme von 1,4 bis 1,9 g Eiweiß pro kg Körpergewicht, die auch für Frühgeborene nicht wesentlich überschritten werden sollte.

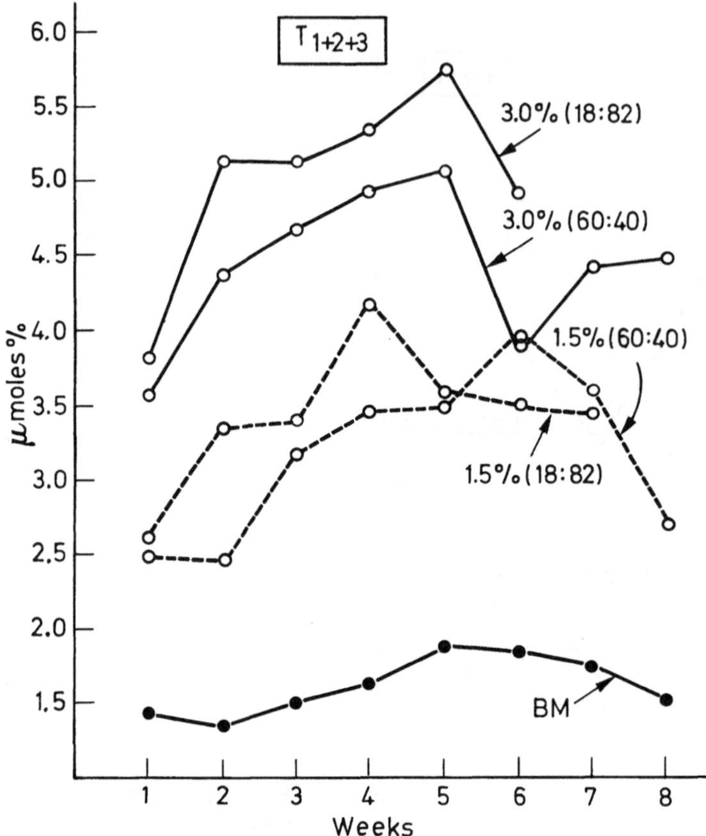


Abb. 4. Methioninkonzentration im Plasma von Frühgeborenen bei unterschiedlicher Proteinzufuhr (18). Erklärung der Symbole siehe Abb. 3

## b) Parenterale Ernährung

Bei der enteralen Ernährung nimmt die Leber den größten Teil der resorbierten Aminosäuren aus dem Pfortaderblut auf und verhindert auf diese Weise starke postprandiale Schwankungen der Aminosäurenkonzentrationen im Blut (16, 44). Unter den Bedingungen der parenteralen Ernährung ist diese Funktion der Leber jedoch weitgehend ausgeschaltet. Die Aminosäurenkonzentration wird deshalb im wesentlichen bestimmt von der parenteralen Zufuhrrate einerseits und der Verwertung und Ausscheidung durch den Patienten andererseits. Bei einer angenommenen konstanten Verwertung wird die Aminosäurenkonzentration demnach von der Zufuhrrate und der Zusammensetzung der Aminosäurenlösung bestimmt. Eine über 24 h gleichmäßig durchgeführte Infusion ist deshalb besonders wichtig zur Vermeidung von Aminosäurenimbalancen.

Bei den Aminosäurenlösungen zur parenteralen Ernährung sind zwei Typen zu unterscheiden:

Tabelle 2. Berechnung des Eiweißbedarfes bei Neugeborenen und
Säuglingen (Nach WIDDOWSON ($\underline{45}$))

---

**Eiweißbedarf in der 1. - 20. Woche**

**Wachstumsbedarf**

| | |
|---|---|
| Eiweißgehalt bei 3,5 kg Geburtsgewicht | 380 g |
| Eiweißgehalt bei verdoppeltem Geburtsgewicht | 760 g |
| Durchschnittlicher Eiweißansatz/Tag | 2,7 g |

**Erhaltungsbedarf**

Basaler Stoffwechsel (B. S.)     48 kcal/kg KG/Tag
Täglicher N-Verlust durch Eiweißabbau     2 mg/kcal B. S.
= 2 x 48 =   96 mg N/kg KG/Tag
       ≙ 600 mg Eiweiß/kg KG/Tag
bei 5 kg ≙   3 g Eiweiß/Tag

**Gesamtbedarf**
      2,7 + 3,0 = 5,0 g/Tag
+ 30 %         = 8,1 g/Tag

≙ 1,6 g/kg/Tag

---

Tabelle 3. Eiweißaufnahme von gestillten Säuglingen

---

**Eiweißzufuhr bei Frauenmilchfütterung**

| | |
|---|---|
| Nahrungsmenge | 160 - 190 ml/kg/Tag |
| Eiweißgehalt reifer Frauenmilch | 0,8 - 0,9 g/dl |

≙ 1,4 - 1,9 g Eiweiß/kg/Tag

---

1. Albumin-, Fibrin- und Kaseinhydrolysate und
2. Gemische synthetischer L-Aminosäuren.

Albumin, Fibrin und Kasein wurden ihres Gehaltes an essentiellen Aminosäuren wegen als Eiweißkörper zur Herstellung von Hydrolysaten verwendet. Das Aminosäurenmuster, d. h. das molare Verhältnis der einzelnen Aminosäuren zueinander, unterscheidet sich jedoch zwischen verschiedenen Hydrolysaten stark ($\underline{41}$). Die Zusammensetzung des Hydrolysats kann darüber hinaus chargenabhängig schwanken und von den Angaben des Herstellers abweichen ($\underline{19}$, $\underline{25}$). Aus den Berichten über Aminosäurenimbalancen bei Infusion aller Arten von Hydrolysaten kann geschlossen werden, daß die Zusammensetzung dieser Lösung den Bedürfnissen des Neugeborenen und Säuglings nicht gerecht wird ($\underline{19}$, $\underline{25}$, $\underline{41}$, $\underline{43}$). Die Brauchbarkeit dieser Hydrolysate wird zusätzlich eingeschränkt durch eine titrierbare Azidität von 24 - 40 mval/l ($\underline{4}$), eine teilweise starke Ammoniakverunreinigung ($\underline{20}$, $\underline{42}$) und Beimengungen von Peptiden, deren Struktur und Eigenschaften nicht bekannt sind ($\underline{24}$).

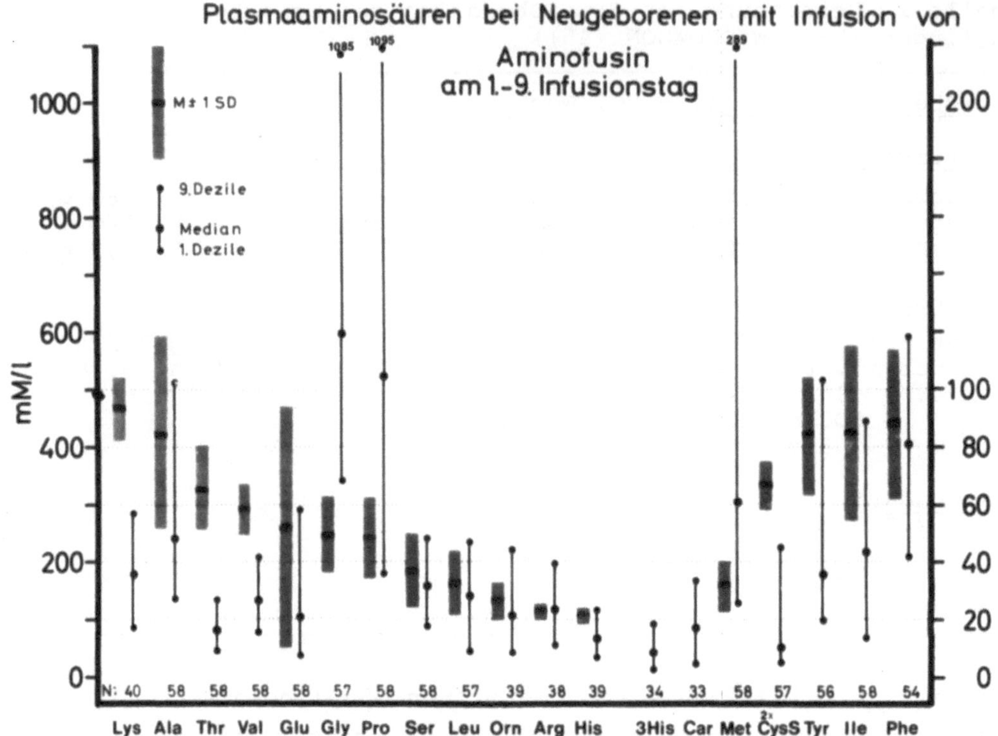



Abb. 5. Aminosäurenkonzentrationen im Plasma von Neugeborenen
mit parenteraler Ernährung bei Verwendung von Aminofusin[R] L
forte 3 - 4 g/kg Körpergewicht/Tag. Schraffierte Säulen: Referenzwerte der Nabelschnurarterie in der Frühschwangerschaft
(Aus COCKBURN et al.: Brit. med. J. 3, 747 (1970))

Das Konzept, Lösungen kristalliner, synthetischer L-Aminosäuren
herzustellen, bestand zunächst darin, das Aminosäurenmuster der
in der enteralen Ernährung bewährten Kartoffel-Ei-Diät nachzu-
ahmen. Auch die Infusion kristalliner Aminosäurenlösungen führte jedoch zu ausgeprägten Imbalancen im Plasma, wie die Untersuchungen von GHADIMI (21), JÜRGENS et al. (27) und POHLANDT (34)
gezeigt haben (Abb. 5). Diese Imbalancen waren einerseits bedingt durch ein ungeeignetes Aminosäurenmuster und andererseits
durch eine Überdosierung des Gemisches (3 - 4 g/kg Körpergewicht
und Tag). Heute dagegen ist der Aminosäurenbedarf des Neugeborenen und Säuglings während einer parenteralen Ernährung in den
Grundzügen bekannt, und es stehen Lösungen kristalliner L-Aminosäurenlösungen zur Verfügung, deren Zusammensetzung den Bedürfnissen des Neugeborenen und Säuglings besser angepaßt sind (34).

Für die Beurteilung von Imbalancen sind Referenzwerte notwendig.
Im Hinblick auf eine ungestörte Gehirnentwicklung hatten wir die
Aminosäurenkonzentrationen im Plasma der Nabelschnurarterie sowie in peripheren Venen gestillter Neugeborener vorgeschlagen
(34). Beide Referenzkollektive zeigen eine gute Übereinstimmung
miteinander (35).

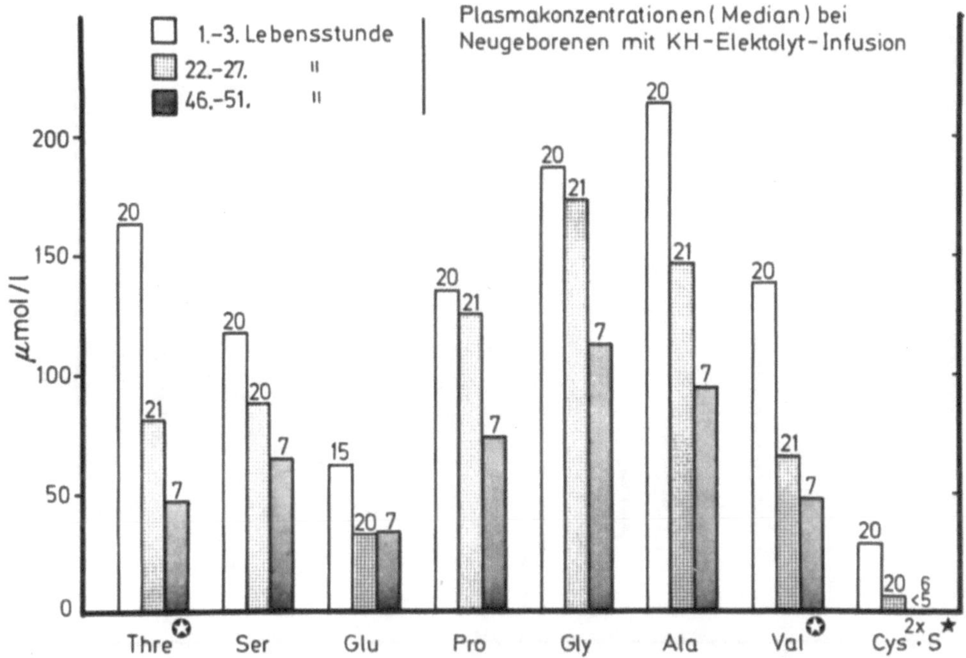



Abb. 6. Aminosäurenkonzentrationen im Plasma von Neugeborenen
mit Kohlenhydrat-Elektrolyt-Infusion während der ersten beiden
Lebenstage (34). Die Anzahl der untersuchten Patienten ist am
oberen Ende der Säulen angegeben

Bei Frühgeborenen mit Kohlenhydrat-Elektrolyt-Infusion sinken
die Plasmaaminosäuren innerhalb der ersten 48 Lebensstunden zum
Teil auf ein Drittel der Anfangskonzentrationen ab (Abb. 6 und
7) (34), während bei gestillten Neugeborenen postnatal nur die
Konzentration von Lysin und Threonin deutlich abnimmt (35). Die
klinische Bedeutung dieser allgemeinen Hypoaminoazidämie für
das Neugeborene ist unbekannt. Zur Vermeidung dieses unphysiologischen Konzentrationsabfalles halten wir eine Aminosäurenin-
fusion bereits am ersten Tag für berechtigt, wenn die enterale
Ernährung nicht möglich ist.

Die Frage, welche Bedeutung Aminosäurenimbalancen während der
parenteralen Ernährung für die Entwicklung des Kindes haben,
läßt sich zur Zeit aufgrund gesicherter klinischer Daten nicht
entscheiden. Das Zusammentreffen von Imbalancen mit anderen Ri-
sikofaktoren wie Hypoxie und Azidose erschwert das Studium dieser Frage besonders in der Neugeborenenperiode. Die Vermeidung
von Aminosäurenimbalancen bei enteraler und parenteraler Ernährung erscheint dennoch im jungen Kindesalter als ein vernünfti-
ges Ziel aufgrund der dargestellten pathophysiologischen Zusammenhänge und klinischen Beobachtungen. Mit zunehmendem Lebensalter und Gehirnreifung scheinen Aminosäurenimbalancen ihren
nachteiligen Einfluß auf die Gehirnentwicklung zu verlieren.
Auf die Besonderheiten von Aminosäurenimbalancen bei Leberer-
krankungen und auf den Eiweißbedarf bei Proteinverlustsyndromen
kann hier nicht eingegangen werden.

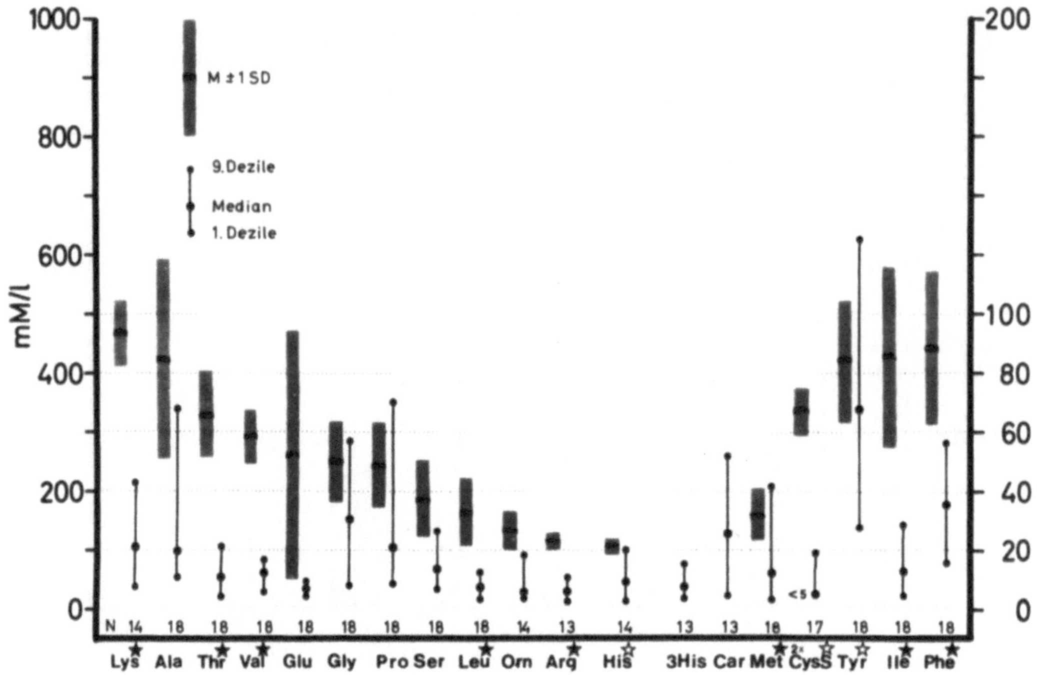



Abb. 7. Aminosäurenkonzentrationen im Plasma von Neugeborenen
mit Kohlenhydrat-Elektrolyt-Infusion während der 40. - 51. Le-
bensstunde (34). Schraffierte Säulen: Referenzwerte der Nabelschnurarterie in der Frühschwangerschaft (Aus COCKBURN et al.:
Brit. med. J. 3, 747 (1970)) (* essentielle Aminosäure,
⭐ für Neugeborene essentielle Aminosäure)


## II. Kohlenhydrate


### a) Enterale Ernährung

Kohlenhydratimbalancen ohne ein gleichzeitiges Überangebot an
Kalorien sind in der Ernährung des stoffwechselgesunden Kindes
bisher nicht als Ursache für eine Entwicklungsstörung bekannt-
geworden. Art und Konzentration der Kohlenhydrate in der Nahrung müssen die altersspezifische digestive und absorptive Leistungsfähigkeit des Dünndarmes berücksichtigen, um Durchfälle mit
unvollständiger Aufnahme der Nahrungsbausteine zu vermeiden. Der
osmotische Druck reifer Frauenmilch beträgt ca. 300 und für adap-
tierte Säuglingsmilch ca. 390 mosmol/l. Die Fütterung von Ele-
mentardiäten mit einem osmotischen Druck zwischen 600 und 800
mosmol/l trifft bei Frühgeborenen gehäuft mit dem bedrohlichen
Krankheitsbild der nekrotisierenden Enterokolitis zusammen (3).
20%ige Glukose provoziert bei Neugeborenen einen osmotisch bedingten Durchfall. Aber auch die Fütterung isotoner Dextromal-
trinlösungen kann bei Neugeborenen Durchfall bewirken, vermut-

lich weil als Folge der enzymatischen Spaltung der Glukosepoly-
mere in Glukose der osmotische Druck des Dünndarminhaltes stark
erhöht wird. Die gegenüber dem Schulkind verminderte Fähigkeit
des Neugeborenen und Säuglings zur Kohlenhydratverdauung kann
durch chirurgische oder teratologische Verkürzung des Dünndarmes
weiter stark eingeschränkt werden. Die altersgemäße Dosierung
und Zusammensetzung der Kohlenhydrate auch unter Berücksichtigung der Kurzdarmproblematik wird in den entsprechenden Beiträgen behandelt.


b) Parenterale Ernährung

Aus den arteriovenösen Konzentrationsdifferenzen für Glukose
und dem Blutfluß in der Nabelschnur ist ein Glukoseverbrauch
des Feten von 12 g/kg Körpergewicht täglich berechnet worden
(40). Diese Menge wird auch vom Neugeborenen am ersten Lebenstag bei parenteraler Zufuhr in der Regel verwertet (33). Bei
höheren Dosen, die bei parenteraler Ernährung ohne Fett zur
Deckung des Kalorienbedarfes notwendig sind, droht durch ungenügende Verwertung die Gefahr der Hyperglykämie und osmotischen
Dehydration und des hyperosmolaren Koma. Unreife und Azidose
des Patienten begünstigen diese Störungen (33). Weiterhin sei
an die eingeschränkte und gesteigerte Verwertung von Glukose
nach Trauma, Verbrennung und bei septischen Infektionen hingewiesen (39, 46). Die sorgfältige Überwachung der Blutglukosekonzentration ist deshalb eine unerläßliche Maßnahme unter den
Bedingungen der parenteralen Ernährung.


Quantitatives Verhältnis Aminosäuren/Kohlenhydrate.

Eine ausschließliche Ernährung mit Kohlenhydraten kann zwar den
gesamten Energiebedarf decken, vermag jedoch den Eiweißabbau
des Patienten nur graduell einzuschränken und verursacht bei
Neugeborenen eine allgemeine Hypoaminoazidämie (34). Aminosäuren andererseits, die ohne Imbalancerisiko nur in einer Dosierung von 2 - 2,5 g/kg Körpergewicht und Tag infundiert werden
können, decken den Kalorienbedarf des basalen Stoffwechsels nur
zu etwa 25 %. Es erscheint deshalb physiologisch richtig und
gleichzeitig ökonomisch, nur dann Aminosäuren in den Behandlungs-
plan aufzunehmen, wenn altersabhängig 30 - 50 kcal/kg Körpergewicht und Tag für den basalen Stoffwechsel durch Kohlenhydrate
oder/und Fett bereitgestellt sind.


Zusammenfassung


Unterernährung und Hyperaminoazidämien während des zerebralen
Wachstumsspurts verursachen irreversible Schädigungen der Struktur und Funktion des Gehirns, Kohlenhydratimbalancen bewirken
nur kurzfristige Störungen. Imbalancen lassen sich vermeiden
durch Berücksichtigung des altersspezifischen Nährstoffbedarfes
und bei parenteraler Ernährung durch eine gleichmäßig auf 24 h

verteilte Infusion des Tagesbedarfes. Aminosäurenimbalancen bei parenteraler Ernährung sind bisher zwar nicht als Ursache für mentale Defekte nachgewiesen worden, sollten als Risikofaktor jedoch vermieden werden.


Literatur


1. AGARWAL, K. N., KHURUNA, V., AGARWAL, D. K.: Protein and free amino acid content of human milk. Indian. J. Pediat. 12, 415 (1975).

2. AVERY, M. E., CLOW, C. L., MENKES, J. H., RAMOS, A., SCRI- VER, C. R., STERN, L., WASSERMAN, B. P.: Transient tyrosin- emia of the newborn: Dietary and clinical aspects. Pediat- rics 39, 378 (1967).

3. BOOK, L. S., HERBST, J. J., ATHERTON, S. O., JUNG, A. L.: Necrotizing enterocolitis in low-birth-weight infants fed an elemental formula. J. Pediat. 87, 602 (1975).

4. CHAN, J. C. M., MALEKZADEH, M., HURLEY, J.: pH and titra- table acidity of amino acid mixtures used in hyperalimen- tation. J. amer. med. Ass. 220, 1199 (1972).

5. CHASE, H. P.: The effects of intrauterine and postnatal un- dernutrition on normal brain development. Ann. N. Y. Acad. Sci. 205, 231 (1973).

6. CLARKE, J. T. R., LOWDEN, J. A.: Hyperphenylalaninemia: effect on the developing rat brain. Canad. J. Biochem. 47, 291 (1969).

7. COX, W. M., FILER, L. J.: Protein intake for low-birth- weight infants. J. Pediat. 74, 1016 (1969).

8. CRAGG, B. G.: The development of cortical synapses during starvation in the rat. Brain 95, 143 (1972).

9. CULLEY, W. J., LINEBERGER, R. D.: Effect of undernutrition on the size and composition of the rat brain. J. Nutrit. 96, 375 (1968).

10. DANIEL, R. G., WAISMAN, H. A.: The effects of excess amino acids on the growth of the young rat. Growth 32, 255 (1968).

11. DAVIES, P. A., DAVIS, J. P.: Very low birth weight and sub- sequent head growth. Lancet II, 1216 (1970).

12. DOBBING, J.: Vulnerable periods in developing brain. In: Applied Neurochemistry (eds. A. N. DAVISON, J. DOBBING), p. 287. Oxford: Blackwell 1968.

13. DOBBING, J., SANDS, J.: Vulnerability of developing brain. IX. The effect of nutritional growth retardation on the

timing of the brain growth-spurt. Biol. Neonat. <u>19</u>, 363 (1971).

14. DOBBING, J., HOPEWELL, J. W., LYNCH, A.: Vulnerability of developing brain: VII. Permanent deficits of neurons in cerebral and cerebellar cortex following early mild undernutrition. Exp. Neurol. <u>32</u>, 439 (1971).

15. DOBBING, J.: The later development of the brain and its vulnerability. In: Scientific Foundations of Paediatrics (eds. J. A. DAVIS, J. DOBBING), p. 565. London: W. Heinemann Medical Books Ltd. 1974.

16. ELWYN, D. H.: Modification of plasma amino acid patterns by the liver. In: Protein Nutrition and Free Amino Acid Patterns (ed. J. H. LEATHEM), p. 88. New Brunswick, N. Y.: Rugers Univ. Press 1968.

17. FRANKENBURG, W. K., DUNCAN, B. R., COFFELT, R. W., KOCH, R., COLDWELL, J. G., SON, C. D.: Maternal phenylketonuria: Implications for growth and development. J. Pediat. <u>73</u>, 560 (1968).

18. GAULL, G. E., RASSIN, D. K., RÄIHÄ, N. C. R., HEINONEN, K.: Milk protein quantity and quality in low-birth-weight infants. III. Effects on sulfur amino acids in plasma and urine. J. Pediat. <u>90</u>, 348 (1977).

19. GHADIMI, H., ABACI, F., KUMAR, S., RATHI, M.: Biochemical aspects of intravenous alimentation. Pediatrics <u>48</u>, 955 (1971).

20. GHADIMI, H., KUMAR, S.: High ammonia content of protein hydrolyzate. Biochem. Med. <u>5</u>, 548 (1971).

21. GHADIMI, H.: A Review: Current status of parenteral amino acid therapy. Pediatr. Res. <u>7</u>, 169 (1973).

22. GORDON, H. H., LEVINE, S. Z., McNAMARA, H.: Feeding of premature infants: A comparison of human and cow's milk. Amer. J. Dis. Child. <u>73</u>, 442 (1947).

23. GRUBEL-KAISER, S., SCHMID-RÜTER, E.: Phenylketonurie: Früherfassung und geistige Entwicklung. Dtsch. med. Wschr. <u>101</u>, 99 (1976).

24. HELLER, L.: Clinical and experimental studies on complete parenteral nutrition. Scand. J. Gastroent. <u>4</u>, Suppl. 3, 7 (1969).

25. HIGGS, S. C., MALAN, A. F., HEESE, H. de v.: A study of the plasma free amino acids in infants of low birth weight, with a comparison of oral feeding with milk and total parenteral nutrition. Sth. afr. med. J. <u>51</u>, 5 (1977).

26. HILL, J. R.: The development of thermal stability in the
    newborn baby. In: The Adaption of the Newborn Infant to
    Extra-Uterine Life (eds. J. H. JONXIS, H. K. A. VISSER, J.
    A. TROELSTRA), p. 223. Leiden: H. E. Stenfert Kroese N. V.
    1964.

27. JÜRGENS, P., DOLIF, D., PANTELIADES, C., HOFERT, C.: Kon-
    trollierte parenterale Ernährung von Frühgeborenen. Z. Er-
    nährungswissen., Suppl. 15, 69 (1973).

28. KERR, G. R., CHAMOVE, A. S., HARLOW, H. F., WAISMAN, H. A.:
    "Fetal PKU" the effect of maternal hyperphenylalaninemia
    during pregnancy in the rhesus monkey. Pediatrics 42, 27
    (1968).

29. LÖNNERDAL, B., FORSUM, E., HAMBRAEUS, L.: A longitudinal
    study of the protein, nitrogen, and lactose contents of
    human milk from Swedish well-nourished mothers. Amer. J.
    clin. Nutrit. 29, 1127 (1976).

30. MAMUNES, P., PRINCE, P. E., THORNTON, N. H., HUNT, P. A.,
    HITCHCOCK, E. S.: Intellectual deficits after transient
    tyrosinemia in the term neonate. Pediatrics 57, 675 (1976).

31. MENKES, J. H., WELCHER, D. W., LEVI, H. S., DALLAS, J.,
    GRETZKY, N. E.: Relationship of elevated blood tyrosine to
    the ultimate intellectual performance of premature infants.
    Pediatrics 49, 218 (1972).

32. OLNEY, J. W.: Brain damage and oral intake of certain amino
    acids. Adv. exp. med. Biol. 69, 497 (1976).

33. POHLANDT, F., HEINZE, E., FUSSGÄNGER, F., MAYER, V., TELLER,
    W.: Insulin secretion in human neonates during longterm in-
    fusion of glucose. Acta Endocrinol. (kbh), Suppl. 173, 122
    (1973).

34. POHLANDT, F.: Zur Vermeidung von Aminosäurenimbalanzen bei
    Neugeborenen mit parenteraler Ernährung. Mschr. Kinderheilk.
    123, 448 (1975).

35. POHLANDT, F.: Reference values of plasma amino acid concen-
    trations during parenteral nutrition in premature newborns
    and infants. Pediatr. Res. 11, 891 (1976).

36. RÄIHÄ, N. C. R., HEINONEN, K., RASSIN, D. K., GAULL, G. E.:
    Milk protein quantity and quality in low-birth-weight in-
    fants: I. Metabolic responses and effects on growth. Pedia-
    trics 57, 659 (1976).

37. RASSIN, D. K., GAULL, G. E., HEINONEN, K., RÄIHÄ, N. C. R.:
    Milk protein quantity and quality in low-birth-weight in-
    fants. II. Effects on aliphatic amino acids in plasma and
    urine. Pediatrics 59, 407 (1977).

38. RASSIN, D. K., GAULL, G. E., RÄIHÄ, N. C. R., HEINONEN, K.: Milk protein quantity and quality in low-birth-weight infants. IV. Effects on tyrosine and phenylalanine in plasma and urine. J. Pediatr. 90, 356 (1977).

39. RYAN, N. T.: Metabolic adaptions for energy production during trauma and sepsis. Surg. clin. N. Amer. 56, 1073 (1976).

40. SHELLEY, H. J.: Glucose metabolism in the foetus in physiological and pathological circumstances. In: Physiology and Pathology in the Perinatal Period (eds. R. H. GEYERS, J. H. RUYS), p. 13. Leiden: University Press 1971.

41. STEGINK, L. D., BAKER, G. L.: Infusion of protein hydrolysates in the newborn infant: Plasma amino acid concentrations. J. Pediatr. 78, 595 (1971).

42. WALKER, F. A.: Ammonia in fibrin hydrolysates. Letters to the Editor. New Engl. J. Med. 285, 1324 (1971).

43. WEI, P., HAMILTON, J. R., Le BLANC, A. E.: A clinical and metabolic study of an intravenous feeding technique using peripheral veins as the initial infusion site. Canad. Med. Ass. J. 106, 969 (1972).

44. WELLER, L. A., MARGEN, S., CALLOWAY, D. H.: Variation in fasting and postprandial amino acids of men fed adequate or protein free diets. Amer. J. clin. Nutrit. 22, 1577 (1969).

45. WIDDOWSON, E. M.: Nutrition. In: Scientific Foundations of Paediatrics (eds. J. A. DAVIS, J. DOBBING), p. 44. London: W. Heinemann Medical Books Ltd. 1974.

46. WILMORE, D. W., MASON, A. D., PRUITT, B. A.: Impaired glucose flow in burned patients with gram-negative sepsis. Surg. Gynec. Obstet. 143, 720 (1976).

47. WINICK, M., ROSSO, P.: The effect of severe early malnutrition on cellular growth of human brain. Pediatr. Res. 3, 181 (1969).

48. ZAMENHOF, S., van MARTHENS, E., MARGOLIS, F. L.: DNA (cell number) and protein in neonatal brain: alteration by maternal dietary protein restriction. Science 160, 322 (1968).

# Bedarf und Verwertung von Fetten bei der parenteralen Ernährung

Von H. Wolf
unter Mitarbeit von W. v. Berg, J. Kerstan, S. Lausmann, H. G. Ley,
H. Löhr, V. Melichar und A. Otten

Zunächst seien einige Vorbemerkungen gestattet:

1. Die vorgetragenen Untersuchungen sind zum größten Teil älteren Datums und bereits an verschiedenen Stellen publiziert worden. Diese Publikationen sind zum Teil schwer zugänglich (16, 17, 31, 32, 33).

2. Die Darstellung bezieht sich fast ausschließlich auf eigene Untersuchungen bzw. die anderer befreundeter Wissenschaftler, mit denen eine langjährige Zusammenarbeit erfolgte.

3. Der überwiegende Teil der Ergebnisse wurde aus Kurzzeitinfusionen von Fettemulsionen bzw. Glyzerinlösungen ermittelt, um den Probanden, meist Frühgeborenen und hypotrophen Kindern, keine möglicherweise auftretenden Schäden zuzufügen. Zwar waren schon von schwedischen Arbeitsgruppen Untersuchungen bei Neugeborenen mit Fettemulsionen vorgenommen worden, doch sollte daraus allein nicht die Berechtigung abgeleitet werden, lang dauernde Infusionsversuche bei Kindern ohne strengste Indikation durchzuführen.

4. Die Ergebnisse aus Versuchen über parenterale Ernährung mit Triglyzeriden sollten nicht isoliert betrachtet werden, sondern im Zusammenhang mit Versuchen über den Umsatz von Kohlenhydraten und Aminosäuren, wozu auch Bilanzuntersuchungen erforderlich sind. Die eigenen Bilanzversuche, die hier mitgeteilt werden, sind noch nicht abgeschlossen. Sie werden an anderer Stelle ausführlich publiziert.

Viele skandinavische, englische und deutsche Pädiater und Kinderchirurgen haben Fett bzw. Aminosäuren zusammen mit Kohlenhydraten infundiert, ohne genau zu wissen, wie diese Substrate im Organismus verwertet werden. Gewöhnlich werden und wurden Fettemulsionen und Aminosäurenlösungen eingesetzt, wenn eine ausreichende orale Ernährung nicht möglich erschien (2, 4, 10, 14, 16, 27, 34).

Ausgehend von der Tatsache, daß das normale Neugeborene in den ersten Lebenstagen bei noch ungenügender oraler Nahrungszufuhr einen recht hohen Energiebedarf hat, ist zu fragen, ob und wie dieser Bedarf gedeckt werden kann. Das voll ausgetragene, reife Neugeborene hat nur geringe Kohlenhydratreserven, aber dafür ganz beträchtliche Fettreserven. Die Fettmenge von 500 g am Ende einer normalen Tragzeit (Abb. 1) deckt für mehrere Tage

---

[1] Herrn Profofessor Dr. J. H. P. Jonxis, Groningen/Holland, zum 70. Geburtstag gewidmet.

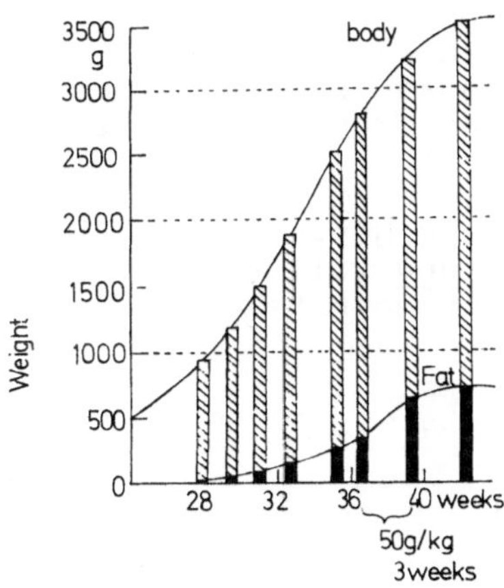



Abb. 1. Entwicklung des Fettanteils am Körpergewicht während
der Fetalzeit


den Bedarf an Energie, die Kohlenhydratmenge von 35 g hingegen
nur für wenige Stunden. Uns verwundert daher nicht mehr das beträchtliche Absinken des Blutzuckers nach der Geburt und auch
nicht die Abnahme des Glykogengehaltes, was wir im Fettgewebe
des Neugeborenen gemessen haben (18, 19, 24, 25, 26). Statt
dessen steigen im Blut des Neugeborenen Ketonkörper und Fettsäuren an (20, 28). Ketonkörper sind beim Neugeborenen wichtige Energielieferanten für das Gehirn. Sie werden mit geringem
Sauerstoffverbrauch als Glukose mitochondrial utilisiert (13).
Fettsäurenmobilisation und -utilisation sind bei einem sehr unreifen Frühgeborenen oder bei hypotrophen Neugeborenen im Vergleich zu normalen Neugeborenen deutlich verändert. Bei Frühgeborenen kommt es schnell zur Erschöpfung der Energiereserven,
besonders wenn noch erhöhte Anforderungen durch ein Atemnotsyndrom oder Unterkühlung oder sonstige lebensbedrohliche Zustände
auftreten (18, 23). Auch bei operativen Eingriffen steigt der
Energiebedarf an. Für solche besonderen Ereignisse, also für
Notfälle, sollte die komplette parenterale Ernährung reserviert
bleiben. Wir müssen Verfahren entwickeln, die für die betroffenen Patienten keine Nachteile haben und Schädigungsmöglichkei-
ten ausschließen. Nachdem wir wissen, wie wichtig die unmittelbare postnatale Nahrungszufuhr für die Hirnentwicklung auch der
unreifen oder der hypotrophen Neugeborenen ist, möchte niemand
auf eine parenterale Ernährung verzichten, wenn enterale Ernährung nicht oder nur in beschränktem Maße möglich ist. Was uns
die Industrie an Nährsubstraten für die parenterale Ernährung
anbietet, mag für den Erwachsenen oder für das größere Kind unbedenklich sein, nicht unbedingt für das Frühgeborene oder das
Neugeborene.

Beim Frühgeborenen ist aber auch der Glukoseumsatz noch eingeschränkt. Das haben die Untersuchungen von GLADTKE und Mitarbeitern eindeutig erbracht (9). Auch die Glukoneogenese aus
Aminosäuren oder körpereigenen Proteinen ist unzureichend. Mit
hochkonzentrierten Glukoselösungen können wegen ihrer hohen Os-

molalität nicht ausreichend Kalorien zugeführt werden. Früher
hat man eine Unterernährung des frühgeborenen Kindes in Kauf
genommen, weil man andererseits eine Nahrungsaspiration befürch-
tete. Heutzutage wird beim frühgeborenen Kind frühzeitig Flüssigkeit zusammen mit Nährsubstraten infundiert.

Die Kohlenhydratverwertung einerseits ist beim Neugeborenen unzureichend. Andererseits ist die Fettverwertung voll entwickelt,
so daß der Gabe von Fettemulsionen nichts entgegenstehen sollte.
Dazu zwei physiologische Gesichtspunkte:

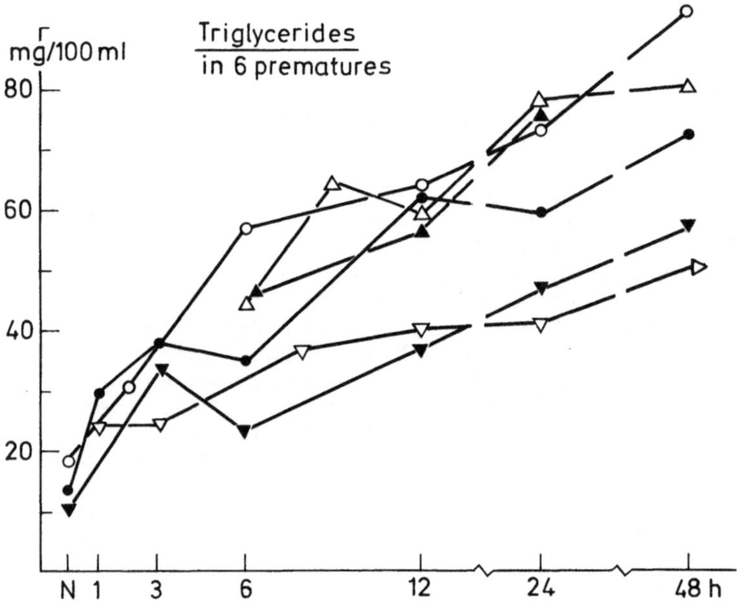


Abb. 2. Postnataler Anstieg der Triglyzeride bei Frühgeborenen

1. Beim Neugeborenen erfolgt eine endogene Fettinfusion (Abb. 2).
   Lipidpartikel werden allerdings in den RES-Zellen abgefangen.
   Gegenüber künstlichen Emulsionen ergaben sich bei unseren
   lichtmikroskopischen Untersuchungen keine sichtbaren Unterschiede. Auch in anderen Kapillargebieten, wie Herzmuskel,
   Lunge, Skelettmuskulatur, konnte AHERNE Triglyzeride mikro-
   skopisch ohne jegliche Zufuhr künstlicher Fettemulsionen
   nachweisen (1).

2. Die entstehenden Spaltprodukte der Triglyzeride, also Fettsäuren und Glyzerin, können leicht und schnell verwertet werden. Ein Anstieg von Glyzerin und Fettsäuren im Blut unter
   verschiedenen Bedingungen und der nachfolgende Abfall zeigt
   die Verwertung der Spaltprodukte der endogenen Triglyzeride
   (18). Auffallenderweise können sehr kleine und somit sehr unreife Frühgeborene nur verzögert Glyzerin und freie Fettsäu-

ren mobilisieren. Wir nehmen an, daß hier unzureichende Reserven zur Verfügung stehen. Fettsäuren können in allen Organen mit Ausnahme des Gehirns utilisiert werden. Das gleiche gilt für Glyzerin. Freilich ist auch in den Organen, soweit untersucht, die Oxydation von Fettsäuren eine werdende Funktion. Die Hydroxyacyl-CoA-Dehydrogenase, ein Schlüsselenzym des Fettsäurenstoffwechsels, ist nicht in allen Organen bei der Geburt gleichermaßen aktiv. Die Leber des neugeborenen Kaninchens weist eine deutliche Aktivität an Hydroxyacyl-CoA-Dehydrogenase auf. Nach 30 h ist diese bereits höher als beim erwachsenen Tier. Ähnliches gilt für das Fettgewebe des menschlichen Neugeborenen (<u>22</u>, <u>29</u>).

3. Die Ketonkörper, die normalerweise bei Neugeborenen ansteigen, werden beim Menschen in der Neugeborenenzeit ohne langdauernden Adaptationsvorgang vom Gehirn verwertet, worauf KRAUS und Mitarbeiter in ihren sehr interessanten Versuchen hingewiesen haben (<u>13</u>). Die Autoren haben die arteriovenöse Differenz der Ketonkörper im Gehirn von Neugeborenen und Säuglingen gemessen und dabei eine hohe Ausnutzung gefunden. Entstehung und Verwertung von Ketonkörpern bei Neugeborenen erklärt, warum selbst extreme Hypoglykämie bei Neugeborenen ohne Symptome von seiten des ZNS ertragen werden kann, sofern genügend Fett zur Bildung der Ketonkörper zur Verfügung steht. Den hohen Anteil des Fetts an der Energielieferung beim Neugeborenen zeigt auch der rasch abfallende respiratorische Quotient auf einen Wert von 0,7. Das bedeutet fast ausschließliche Fettverwertung am zweiten bis dritten Lebenstag, wenn Kohlenhydrate nicht ausreichend zugeführt werden. Diese sind in der Lage, den Fettsäuren- und Ketonkörperanstieg nach der Geburt zu bremsen (<u>13</u>, <u>28</u>, <u>35</u>).

Nachdem wir wissen, daß beim Frühgeborenen und auch beim reifen Neugeborenen reichlich Fett in den ersten Lebenstagen utilisiert wird, ja, das frühgeborene Kind eine Fettinfusion aus eigener Synthese von Triglyzeriden erfährt, sollten manche Vorurteile gegenüber Fettinfusionen abgebaut sein. Diese bestehen aber vor allen Dingen deswegen, weil zu wenige Untersuchungen darüber bekannt sind, wie sich künstliche Emulsionen im Organismus verhalten. Zumindest theoretisch vorstellbar ist, daß durch den hohen Anfall von Fettsäuren bei der Triglyzeridspaltung eine Azidose auftritt. Wir haben dies nicht feststellen können (Abb. 3). Weiterhin binden sich Fettsäuren an Albumin, das dadurch für den Bilirubintransport ausfällt. Und schließlich tritt nach künstlichen Emulsionen, vor allen Dingen nach Baumwollsaatöl, eine herabgesetzte Gerinnungszeit und damit verstärkte Blutungsneigung auf. Inzwischen gibt es aber zahlreiche Berichte, vor allen Dingen von Kinderchirurgen, die über längere Zeit Fettemulsionen ohne unerwünschte Nebenwirkungen gegeben haben (<u>2</u>, <u>4</u>, <u>14</u>, <u>27</u>).

Was sind nun die Veränderungen, die beim Neugeborenen, besonders beim frühgeborenen Kind eintreten, wenn kein Fett gegeben wird? Es ist ganz sicher, daß Kurzzeitinfusionen möglich sind ohne Fett. Bei sehr langen Infusionsperioden jedoch müssen Triglyzeride gegeben werden, um einen Mangel an essentiellen Fettsäuren

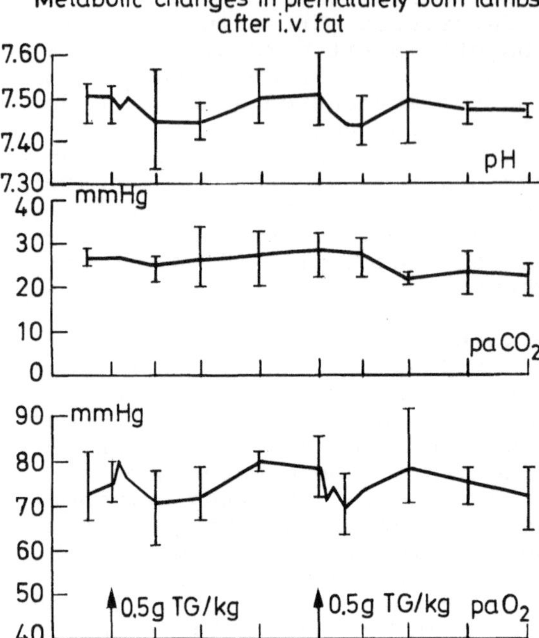



Abb. 3. Veränderungen von pH, $PCO_2$ und Standardbikarbonat bei
Frühgeborenen und hypotrophen Neugeborenen nach Triglyzeridkurzzeitinfusionen (MELICHAR et al., Klin. Pädiatr. 1975)

zu vermeiden. Veränderungen in der Blutlipidzusammensetzung,
aber auch Hautveränderungen, sind nach lang dauernden fett-
freien Infusionen bei Kindern beschrieben worden (6, 30).

Ziel unserer Kurzzeitinfusion war es, die Umsatzraten von Fett
bei verschiedenen Altersgruppen, insbesondere bei Frühgeborenen,
zu bestimmen. Wir verwendeten verschiedene Fettpräparationen,
sowohl Intralipid als auch Lipofundin . Die physiologischen
Charakteristika ähneln denen von natürlichen Chylomikronen. Die
künstlichen Partikel werden auf dem gleichen Wege wie natürli-
che Triglyzeridpartikel durch Lipoproteinlipase gespalten, was
HAVEL (11) nachweisen konnte.

Methodik der Untersuchung:
Fünf Frühgeborene am Ende des ersten Lebenstages mit mittlerem
Geburtsgewicht von 2.330 g und Gestationsalter zwischen 32 und
36 Wochen erhielten 0,5 g Lipofundin pro kg innerhalb von 5 min
und eine andere Gruppe von sechs Frühgeborenen mit mittlerem Geburtsgewicht von 2.270 g und Gestationsalter zwischen der 32.
und 36. Woche erhielten 0,5 g Intralipid pro kg Körpergewicht.
Das mittlere Alter bei Beginn der Versuche betrug 23 bzw. 18 h.
Einige dieser Kinder und zusätzlich einige andere Frühgeborene
im Alter von sechs bis acht Tagen erhielten entweder Lipofundin
oder Intralipid[R], ebenfalls als Kurzzeitinfusionen. Später un-

tersuchten wir Kinder mit Infusionsperioden über 6 h. Sie erhielten während dieser Zeit 2 g Intralipid  bzw. Lipofundin pro kg Körpergewicht. Diese Gruppen bestanden aus Frühgeborenen und hypotrophen Neugeborenen. Fünf Kinder am ersten Lebenstag erhielten Intralipid , zehn Kinder einschließlich drei hypotrophe Kinder am ersten Lebenstag erhielten Lipofundin  mit verschiedenen Zusätzen, die dazu dienten, die Emulsionen isotonisch zu machen, z. B. 5 % Glukose, 5 % Sorbit oder 2,5 % Glyzerin. Auf gleiche Weise untersuchten wir sechs Frühgeborene und ein hypotrophes Kind am sechsten bis achten Tag mit Intralipid  und sechs Frühgeborene und zwei hypotrophe Kinder mit Lipofundin gleichfalls am sechsten bis achten Tag. Die Gewichte waren ungefähr vergleichbar. In allen Versuchen bestimmten wir die Ketonkörper nach BESSMAN und ANDERSON (3), die Triglyzeride nach EGGSTEIN und KREUTZ (8) mit eigener Modifikation für kleine Blutproben und freie Fettsäuren nach NOVAK (21) sowie das freie Glyzerin nach KREUTZ (15). Glukose wurde nach HUGGETT und NIXON (12) bestimmt.

Die Präparate Intralipid  und Lipofundin  waren verschieden. Lipofundin[R] bestand aus Baumwollsaatöl, Intralipid  aus Sojabohnenöl. Beim Lipofundin  wurde zur Erreichung der Isotonizität Sorbit, Glyzerin oder Glukose verwendet. Intralipid  enthielt immer Glyzerin. Die Emulgatoren waren ebenfalls verschieden, Sojabohnenphosphatide bei Lipofundin  und Eilezithin bei Intralipid.

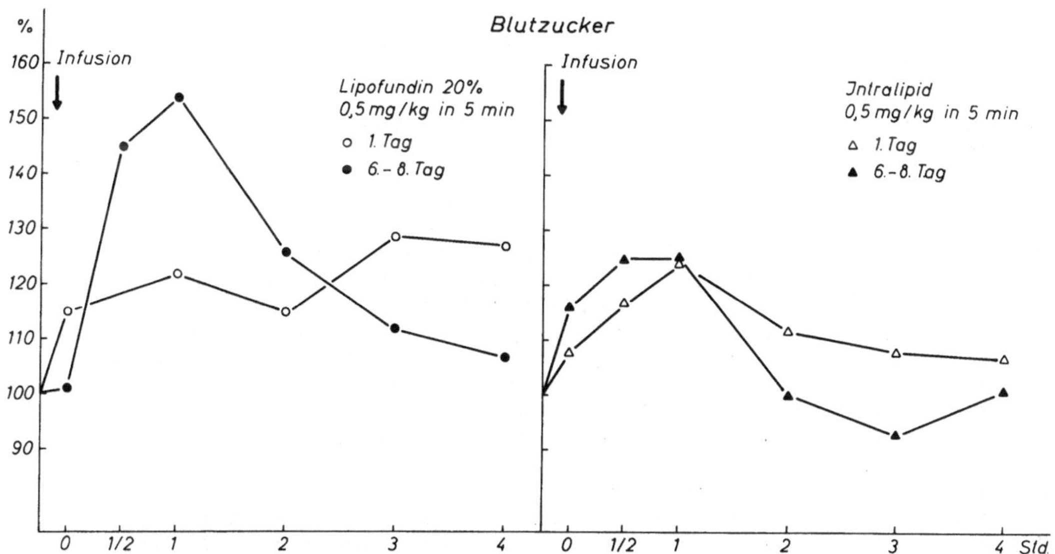


Abb. 4. Veränderung der Blutglukose bei Frühgeborenen nach Triglyzeridkurzzeitinfusionen

108

Die Abb. 4 zeigt den Anstieg der Glukose nach Kurzzeitinfusion.
Der Glukosespiegel stieg bei den acht Tage alten Kindern an und
fiel sowohl nach Gabe von Intralipid  wie nach Lipofundin  wieder ab. Bei den einen Tag alten Kindern mit Fettinfusion jedoch
blieb Glukose 20 % über dem Startpunkt. Bei der 6-Stunden-Infu-
sion stieg bei beiden Gruppen von Frühgeborenen sowohl bei den
einen Tag alten wie auch den sechs Tage alten Frühgeborenen der
Blutglukosespiegel nach Ende der Infusion deutlich an. Die beiden Präparate zeigten wiederum keine deutlichen Unterschiede.
Bis zu 3 h nach dem Versuch kam es nicht zur Hypoglykämie.

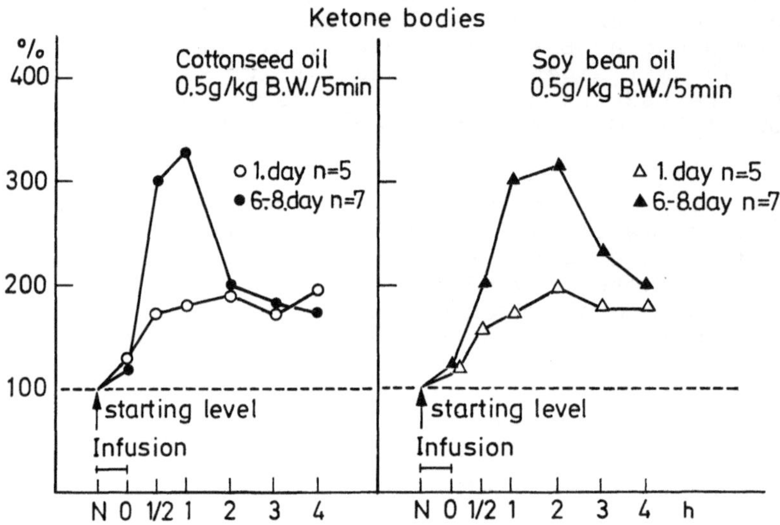



Abb. 5. Ketonkörperveränderungen bei Frühgeborenen nach Triglyzeridkurzzeitinfusionen

Die Ketonkörperspiegel stiegen bei allen Kindern nach beiden
Präparaten, sowohl den glyzerin- als auch den sorbit- sowie
glukosehaltigen deutlich an. Der Ketonkörperspiegel wurde über
längere Zeit bei den einen Tag alten Kindern gleichmäßig gehalten im Vergleich zu den sechs bis acht Tage alten Neugeborenen,
bei denen einem steilen Anstieg ein rascher Abfall folgte. Mit
den verschiedenen Präparaten ließen sich keine deutlichen Unterschiede nachweisen (Abb. 5). Nach der 6-Stunden-Infusion von
2 g pro kg Körpergewicht zeigten die Ketonkörper einen leichten
Abfall während der dreistündigen Nachperiode in der Gruppe der
einen Tag alten Frühgeborenen nach Lipofundin  und keinen Abfall, sondern weiteren Anstieg in der Gruppe, die Intralipid
erhielt. Die sieben Tage alten Kinder zeigten etwa die gleichen
Resultate für beide Gruppen. Diese Resultate zeigen deutlich,
daß Ketonkörper beim frühgeborenen Kind reichlich produziert
werden und daß sie aus dem Abbau von Triglyzeriden und weiterhin aus den freien Fettsäuren entstehen. Die Beobachtungen führen zu der Schlußfolgerung, daß Entstehung und Beseitigung von
Ketonkörpern offenbar bei den einen Tag alten Kindern nicht ganz

so gut abläuft wie bei den älteren Kindern. Möglich erscheint,
daß die Produktion von Ketonkörpern infolge verzögerter Lipolyse bei Intralipid  langsamer erfolgt.

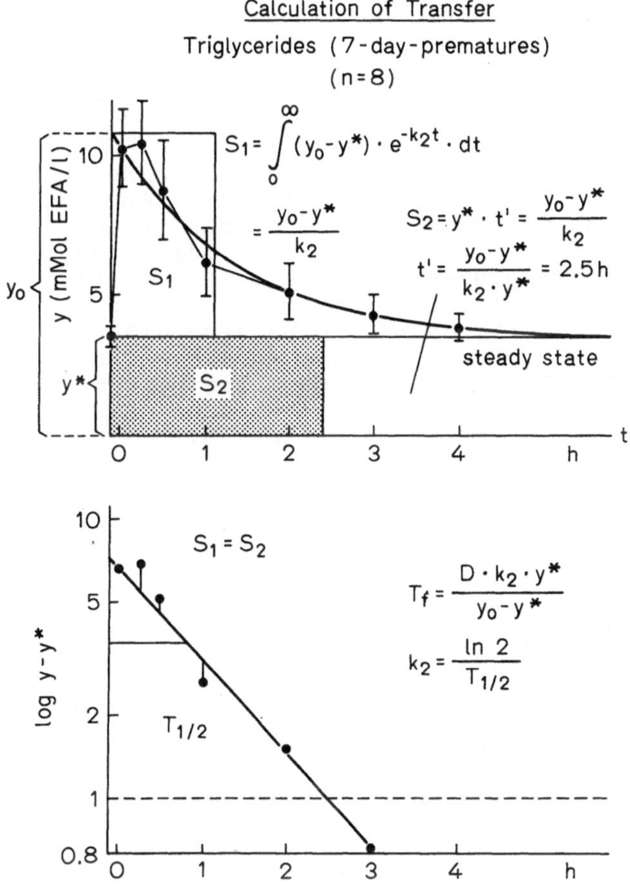


Abb. 6. Transferberechnung bei Kurzzeitinfusion von Triglyzeriden

Am wichtigsten bei unseren Studien war die Elimination von Triglyzeriden. Die Elimination folgt der Formel für ein Ein-Komparti-
ment-System: $y = a \times e^{-k_2 t}$. Dabei ist $a_0$ der extrapolierte Betrag an Triglyzeriden oberhalb des Nüchternspiegels $y^+$ zur Zeit O.
Leider kann während des ersten Tages kein sicherer steady state
der Triglyzeride erreicht werden, da unter physiologischen Bedingungen die Triglyzeride noch ansteigen. Deshalb benutzten wir
hauptsächlich das Ende des ersten Tages oder den Beginn des zweiten Tages, weil während dieser Zeit fast der steady state der
endogenen Triglyzeride erreicht ist. Die Eliminationskonstante
$k_2$ kalkulierten wir entweder durch Teilung des Logarithmus na-
turalis von 2 durch die grafisch ermittelte Eliminationshalbwertszeit oder nach der Gleichung $\ln y = \ln a - k_2 t$. Diese Be-

rechnung erfolgte mit einem IBM-Computer. Die Abb. 6 zeigt die
Messung der Transferraten entsprechend den DOSTschen Methoden
(7). Die Erklärung ist folgende: Die schnelle Infusion von Triglyzeriden in einen steady state verändert das Gleichgewicht.
Im steady state sind der Influx in das System und der Eflux
gleich. Der Transfer kann aus Influx und Eflux während einer
bestimmten Zeit, in dem das System nicht durch hormonelle oder
andere metabolische Gegenregulationen gestört wird, gemessen
werden. Die injizierten Triglyzeride folgen dem gleichen Gesetz
wie Triglyzeridpartikel, die schon im Blutstrom sind, nachdem
sie mit dem gesamten Pool gemischt sind. Der Rückgang auf die
Kurve des Nüchternspiegels zeigt an, daß der zusätzliche Betrag
an Triglyzeriden entweder in ein anderes Kompartiment transferiert
wird oder durch Abbau entfernt wurde. Insofern ist das Integral
der Kurve, also die Fläche unter der Kurve oberhalb des steady
state äquivalent der Menge an Triglyzeriden, die aus dem Blutstrom durch Lipolyse oder durch Ablagerung in andere Organe be-
seitigt wurde. Die kalkulierten Flächen S1 und S2 sind gleich.
S1 ist das Integral unter der Eliminationskurve, das berechnet
wird mit $(y_0 - y^+) \times 1/k_2$. Die Fläche S2 ist dann die Zeit t,
die nötig ist, um die Konzentration $y^+$ an Triglyzeriden, also
die Nüchternkonzentration aus dem System zu entfernen. Das Re-
sultat der Gleichung ist $t' = (y_0 - y^+) \times 1/k_2 \times 1/y^+$. In unserem Beispiel ist t = 2,5 h. In dieser Zeit werden 0,5 g Fett
pro kg entfernt. Die umgesetzte Menge pro Stunde und kg Körpergewicht beträgt demnach

$$Tf = \frac{D \times k_2 \times y^+}{y_0 - y^+} = 200\ mg/kg/h.$$

Für jedes Experiment fanden wir die Transferrate pro Stunde und
erhielten damit Zahlen für die statistische Berechnung.

Im Falle von Intralipid  konnten wir keine sehr großen Differenzen zwischen einen Tag alten und sechs bis acht Tage alten Kindern finden. Der Mittelwert der Transferrate infundierter Tri-
glyzeridinfusionen lag bei etwa 200 mg pro kg/h. Dieser Betrag
liegt also bei 4,8 g pro Tag, etwa in der Größenordnung, die
BØRRESEN und KNUTRUD (4) für Neugeborene vorgeschlagen haben.

Im Falle von Lipofundin$^R$ fanden wir eine Eliminationskurve, die
sehr viel komplexer aussah als die Eliminationskurve von Intralipid  (Abb. 7). Diese Kurve besteht aus zwei Komponenten, eine
mit einer Halbwertszeit von etwa 10 min, die andere mit einer
Halbwertszeit von 105 min bei den sehr jungen Kindern und 48 min
bei den älteren Kindern. Wir können annehmen, daß die Triglyzeride bzw. die chylomikronenähnlichen Partikel zum Teil extra-
vasal zunächst gespeichert werden und aus diesem extravasalen
Pool wieder zurückströmen. Abb. 8 zeigt ein Modell dieser Verteilung. Aus diesem Modell lassen sich gleichfalls die Umsätze
berechnen, wenn auch auf sehr viel komplizertere Weise. Die
Transferraten stimmten jedoch für die einen Tag alten Kinder
praktisch mit Intralipid  überein. Der Transfer betrug 180 mg
pro kg/h und bei den sechs bis acht Tage alten Kindern 300 mg
pro kg/h. Wir kommen also auf 4,3 g pro kg bei den einen Tag
alten Kindern in 24 h und auf 7,1 g pro kg bei den sechs bis
acht Tage alten Kindern. Normalerweise brauchen wir diese Kapa-
zitäten nicht auszuschöpfen, wir betrachten sie als oberste

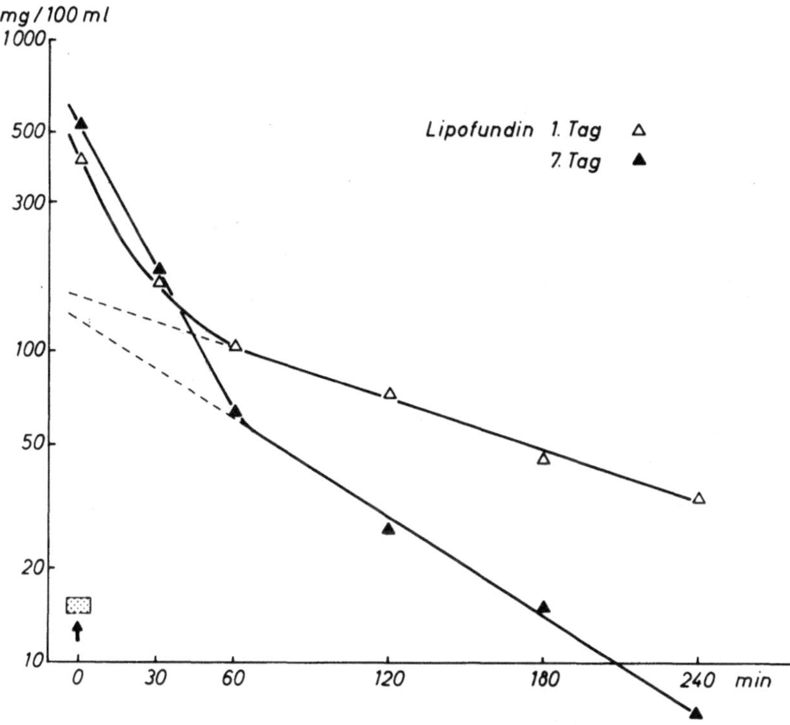



Abb. 7. Eliminationskurve von Lipofundin in halblogarithmischem Raster

Grenze der Belastbarkeit. Wir müssen davon ausgehen, daß die Kapazität des Systems sich nach einer gewissen Zeit erschöpft, was wir nicht experimentell nachprüfen wollten. Wenn wir uns auf die orale Ernährung beim jungen Kind zurückbesinnen, erinnern wir uns, daß pro kg etwa 160 ml Brustmilch am Tage zugeführt werden, die etwa 7 g Fett enthalten.

Wie bereits erwähnt, haben wir auch länger dauernde Untersuchungen durchgeführt, und zwar mit Mengen von 2,0 g pro kg über einen Zeitraum von 6 h. Nach Beendigung dieser Infusionsperiode fiel die Eliminationskurve ähnlich schnell wie bei den Kurzexperimenten ab. Im einzelnen kann auf die Berechnungen nicht eingegangen werden, sie zeigen aber, daß man zu ganz ähnlichen Umsatzraten kommt. Wenn Intralipid an Stelle von Lipofundin verwendet wird, beträgt der Nettotransfer der Triglyzeride aufgrund der Lipolyse während der Infusionszeit etwa 50 % des gesamten Transfers, bei Lipofundin hingegen wurden während der Versuchsperiode von 6 h 80 % der Triglyzeride lipolytisch gespalten. Der Unterschied dieser beiden Präparate kam an der Höhe der Triglyzeridspiegel während der Infusion zum Ausdruck. Wegen der verzögerten Elimination haben wir keine kontinuierliche Fettinfusion über 24 h empfohlen, sondern haben diese Dosis auf vierbis sechsstündige Perioden verteilt (Tabelle 1). Dabei darf

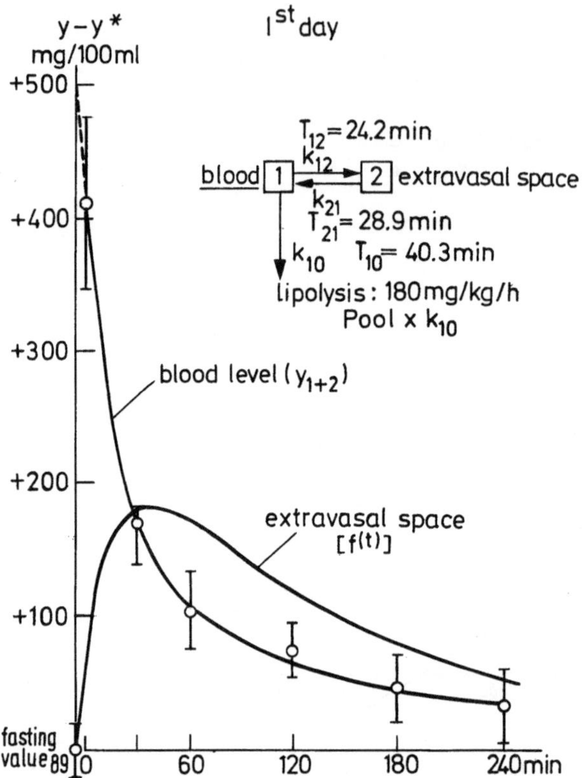


Abb. 8. Verteilungsmodell für Triglyzeridpartikel nach Kurzzeitinfusion von Lipofundin bei Frühgeborenen am sechsten bis achten Lebenstag

Tabelle 1. Fettinfusionen bei neugeborenen Kindern

| Alter | Transfer pro kg. $h^{-1}$ | Gesamtdosis pro kg und Tag | | Perioden pro Tag |
|---|---|---|---|---|
| 1. Tag | 200 mg | 1,5 | g | 1mal 7 1/2 h |
| 7. Tag | 300 mg | 3 | g | 2mal 5 h |
| >2. Woche | 400 mg | 4 (- 6) | g | 2 (- 3)mal 5 h |

selbstverständlich nicht die ermittelte Transferrate pro Stunde
überschritten werden. Auch länger dauernde indizierte Triglyze-
ridinfusionen bei sehr unreifen Frühgeborenen um etwa 1.000 g
zeigten keine wesentliche Erhöhung der Triglyzeridspiegel und
der Lipoproteinwerte im Plasma (33).

Bei Frühgeborenen und hypotrophen Neugeborenen führten wir nach
einem in Tabelle 2 angegebenen Infusionsregime eine totale par-

Tabelle 2. Infusionsprogramm für Bilanzversuche vom ersten bis fünften Lebenstag

| 1. Tag | Humanalbumin-Glukose (10 %) | | |
|---|---|---|---|
| | AS (Transferlösung) | 10 % Glukose | 10 % Fett |
| 2. Tag | 1,5 g AS + 1,5 g Xy (30 ml) | 4,5 g (45 ml) | 1,0 g (10 ml) |
| 3. Tag | 2,0 g AS + 2,0 g Xy (40 ml) | 6,0 g (60 ml) | 1,5 g (15 ml) |
| 4. Tag | 2,0 g AS + 2,0 g Xy (40 ml) | 6,0 g (60 ml) | 2,0 g (20 ml) |
| 5. Tag | 2,0 g AS + 2,0 g Xy (40 ml) | 6,0 g (60 ml) | 2,0 g (20 ml) |
| Kalorien am 4. und 5. Tag in % | 8 + 8 12,8 | 24 51,2 | 22 36,0 |

enterale Ernährung während der ersten fünf Lebenstage durch. Im Urin wurden Gesamtstickstoff, $\alpha$-Aminostickstoff, teilweise Harnstoff und in der Mehrzahl die Aminosäurenausscheidung während der Versuchsperiode bestimmt. Blutproben zur Bestimmung der Aminosäuren, Blutglukose, Harnstoff und Triglyzeride wurden vor dem Versuch, kurz nach der Aminosäurenzufuhr, die über 18 - 20 h täglich erfolgte, und kurz vor dem Abschluß der Versuchsperiode gewonnen. Auf eine quantitative Stickstoffbestimmung im Stuhl wurde verzichtet, da die Verluste in den Fäzes gering sind. Die orale Ernährung mit Humana 0 begann am Ende der Versuchsperiode.

Bei der Infusion der von uns für Frühgeborene empfohlenen transferadaptierten Lösung (5) blieben die Blutspiegel aller Aminosäuren im Normbereich. Die Aminosäurenausscheidung betrug bei den eutrophen Frühgeborenen 1,5 % - 2 %, bei den hypotrophen Frühgeborenen 2 - 3 % der Aminosäurenzufuhr. Die Bilanzen ergaben 58 - 67 % Stickstoffretention. Ein Kind mit Atemnotsyndrom hatte eine etwas schlechtere Bilanz mit einer Stickstoffretention von 49 %. Die bisher noch nicht veröffentlichten Bilanzen bei Frühgeborenen in den ersten Lebenstagen mit totaler parenteraler Ernährung einschließlich Fett ergeben eine zwischen 60 und 70 % optimale Stickstoffretention, geringe Aminosäurenausscheidung im Urin und keine Abweichungen vom normalen Blutspiegel der Aminosäuren. Die intravenöse Triglyzeridzufuhr in der ersten Lebenszeit hat also eine außerordentlich gute Stickstoffretention zur Folge. In Streßsituationen (Atemnotsyndrom) wird die Stickstoffretention bei gleicher Kalorienzufuhr deutlich geringer.

114

Literatur

1. AHERNE, W.: Fat infiltration in the tissue of the newborn.
   Arch. Dis. Childh. $\underline{40}$, 406 (1965).

2. BERGER, H., FRISCH, H., KOFLER, J., RESCH, R.: Komplette
   parenterale Ernährung im Kindesalter. Infusionstherapie $\underline{4}$,
   1 (1977).

3. BESSMAN, S. P., ANDERSON, M.: Estimation of citric acid and
   ketone bodies by the salicyl-aldehyde-acetone reaction. Fed.
   Proc. $\underline{16}$, 154 (1957).

4. BØRRESEN, H. C., KNUTRUD, O.: The clinical use of complete
   parenteral feeding in the neonate. In: Parenteral Nutrition
   (ed. A. W. WILKINSON), p. 176. Edinburgh-London: Churchill
   Livingstone 1972.

5. BÜRGER, U., WOLF, H.: Untersuchungen über die Verwertung
   parenteral zugeführter Aminosäuren bei Frühgeborenen und
   hypotrophen Neugeborenen. III. Zusammenstellung einer Aminosäurenlösung nach pharmakokinetischen Gesichtspunkten.
   Europ. J. Pediat. $\underline{122}$, 169 (1976).

6. CALDWELL, M. D., HONSSON, H. T., BIEMANN OTHERSEN, H.: Essential fatty acid deficiency in an infant receiving prolon-
   ged parenteral alimentation. J. Pediat. $\underline{81}$, 894 (1972).

7. DOST, F. H.: Grundlagen der Pharmakokinetik, 2. Aufl.. Stuttgart: Thieme-Verlag 1968.

8. EGGSTEIN, M., KREUTZ, F. H.: Eine neue Bestimmung der Neu-
   tralfette im Blutserum und Gewebe. Klin. Wschr. $\underline{44}$, 262
   (1966).

9. GLADTKE, E., DOST, F. H., HATTINGBERG, M. S., RIND, H.: Glu-
   coseumsatz beim Neugeborenen. Dtsch. med. Wschr. $\underline{93}$, 684
   (1968).

10. HALLBERG, D.: Therapy with fat emulsion. Acta anaesth. scand.,
    Suppl. $\underline{55}$, 131 (1974).

11. HAVEL, R. J.: Metabolism of lipids in chylomicrons and very
    low density lipoproteins. In: Handbook of Physiology, Sec-
    tion 5: Adipose Tissue (eds. A. E. RENOLD, G. F. CAHILL),
    p. 499. Washington: Amer. Physiol. Soc. 1965.

12. HUGGETT, A. S. G., NIXON, D. A.: Enzymatic determination of
    blood glucose. Biochem. J. $\underline{66}$, 12 P (1957).

13. KRAUS, H., SCHLENKER, S., SCHWEDESKY, D.: Developmental
    changes of cerebral ketone body utilization in human in-
    fants. Hoppe-Seylers Z. physiol. Chem. $\underline{355}$, 164 (1974).

14. KIM, S. H., RICKHAM, P. P.: Parenteral lipids and amino
    acids in surgical neonates. Kinderchir. $\underline{11}$, 277 (1972).

15. KREUTZ, F. H.: Enzymatische Glycerinbestimmung. Klin. Wschr. 40, 362 (1962).

16. LÖHR, H.: Parenterale Fettzufuhr in der Pädiatrie. Intern. Congr. of Nutrition, Prag, 3.9.1969, Panel Discussion on Parenteral Nutrition. Z. Ernährungswissensch., Suppl. 9, 25 (1970).

17. LÖHR, H., LAUSMANN, S., MELICHAR, V., WOLF, H.: Glucose, Fettsäuren und Glycerin im Blut verschiedener Neugeborenengruppen nach intravenösen Glucose- und Glycerininfusionen. In: Stoffwechsel des Neugeborenen - Metabolism of the Newborn (eds. G. JOPPICH, H. WOLF), p. 230. Stuttgart: Hippokrates Verlag 1970.

18. MELICHAR, V., WOLF, H.: Postnatal changes in the blood serum content of glycerol and free fatty acids in premature infants. Influence of hypothermia and of respiratory distress. Biol. Neonat. 11, 50 (1967).

19. MELICHAR, V., WOLF, H.: Glycerin und freie Fettsäuren im Blutplasma bei hypotrophen Neugeborenen. Klin. Wschr. 46, 549 (1968).

20. MELICHAR, V., DRAHOTA, Z., HAHN, P.: Changes in the blood levels of acetoacetate and ketone bodies in newborn infants. Biol. Neonat. 8, 348 (1965).

21. NOVAK, M.: Colorimetric ultramicro-method for the determination of free fatty acids. J. Lip. Res. 6, 431 (1965).

22. NOVAK, M., MONKUS, E., WOLF, H., STAVE, U.: The metabolism of subcutaneous adipose tissue in the immediate postnatal period of human newborns. 2. Developmental changes in the metabolism of $^{14}$C-(U)-D-glucose and in the enzyme activities of phospho-fructokinase (PFK, EC 2.7.11) and ß-hydroxyacyl-CoA-dehydrogenase (HAD, EC 1.1.1.35). Pediat. Res. 6, 211 (1972).

23. NOVAK, M., MONKUS, E., WOLF, H.: The metabolism of subcutaneous adipose tissue in the immediate postnatal period of human newborns. 3. Role of fetal glycogen in lipolysis and fatty acid esterification in the first hours of life. Pediat. Res. 7, 769 (1973).

24. NOVAK, M., MELICHAR, V., HAHN, P., KOLDOVSKY, O.: Levels of lipids in the blood of newborn infants and the effect of glucose administration. Physiol. Bohemoslov. 10, 488 (1961).

25. NOVAK, M., MELICHAR, V., HAHN, P.: Postnatal changes in the blood serum content of glycerol and fatty acids in human infants. Biol. Neonat. 7, 179 (1964).

26. NOVAK, M., MONKUS, E.: Metabolism of subcutaneous adipose tissue in the immediate postnatal period of human newborns. 1. Developmental changes in lipolysis and glycogen content. Pediat. Res. 6, 73 (1972).

27. SCHMIDT, G. W.: Parenterale Ernährung in der Pädiatrie mit intravenösen Fettzugaben. Fortschr. Med. 82, 87 (1964).

28. SCHRÖTER, W., VOGELER, G., JENSEN, M.: Die Wirkung von Glucose auf die Acetacetatkonzentration im Serum Neugeborener. Mschr. Kinderheilk. 115, 600 (1967).

29. STAVE, U., WOLF, H.: Enzyme studies in perinatal tissues of normal hypothermic, hypotrophic and hypoxic rabbits. Biol. Neonat. 19, 434 (1971).

30. WHITE, H. B., TURNER, M. D., TURNER, A. C., MILLER, R. C.: Blood lipid alterations in infants receiving intravenous fat-free alimentation. J. Pediat. 83, 305 (1973).

31. WOLF, H., MELICHAR, V.: Metabolism of carbohydrates and fat components in premature and fullterm newborns after infusion of triglycerides and glycerol. In: Metabolic Processes in the Foetus and Newborn Infant (eds. J. H. P. JONXIS, H. K. A. VISSER, J. A. TROELSTRA), p. 269. Leiden: H. E. Stenfert Kroese 1970.

32. WOLF, H., MELICHAR, V.: Die Elimination und der Umsatz von Triglyceriden bei reifen Neugeborenen und bei Frühgeborenen. In: Stoffwechsel des Neugeborenen - Metabolism of the Newborn (eds. G. JOPPICH, H. WOLF), p. 203. Stuttgart: Hippokrates Verlag 1970.

33. WOLF, H., v. BERG, W., KERSTAN, J., LAUSMANN, S., LEY, H. G., LÖHR, H., MELICHAR, V., OTTEN, A.: Metabolism responses to i. v. fat in the newborn. In: The Role of Fat in Intravenous Feeding of the Newborn (eds. P. HAHN, S. SEGAL, S. ISRAELS), p. 49. Quebec: Pharmicia Ltd. Dorval 1974.

34. WOLF, H., MELICHAR, V., v. BERG, W., KERSTAN, J.: Intravenous alimentation with a mixture of fat, carbohydrates and amino acids in small immature newborn infants - A preliminary report. Infusionstherapie 1, 479 (1974).

35. WOLF, H., STAVE, U., NOVAK, M., MONKUS, E.: Recent investigations on neonatal fat metabolism. J. Perinat. Med. 2, 75 (1974).

# Spurenelemente in der parenteralen Ernährung

Von W. Seeling, I. Seeling, F. W. Ahnefeld, W. Dick und A. Grünert

## Einführung

Zu einer vollständigen parenteralen Ernährung gehört neben der
Zufuhr von Wasser, Elektrolyten, Kohlenhydraten, Aminosäuren
und Fetten auch diejenige von Vitaminen und Spurenelementen.
Aus mangelnder Kenntnis über die Bedeutung der Spurenelemente
schenkte man diesen in der parenteralen Ernährung bis vor wenigen Jahren keine Beachtung. Es sollen hier nur diejenigen
Elemente besprochen werden, die in definierten Metalloenzymen
vorkommen. Kobalt und Chrom bilden eine Ausnahme, da sie als
niedermolekulare Komplexe biologisch aktiv sind.

Metallische Spurenelemente mit bekannter Funktion sind Chrom,
Mangan, Eisen, Kobalt, Kupfer, Zink, Molybdän und Selen. Spurenelemente, deren Notwendigkeit man vermutet, wie Silizium,
Aluminium, Vanadium, Nickel, Kadmium, Arsen und Blei, werden
hier nicht erörtert.

Es ist möglich, bei einem Versuchstier diejenige Menge eines
Spurenelementes zu bestimmen, bei deren Zufuhr mit dem Futter
keine erkennbaren Krankheitszeichen auftreten. Für unsere Ausführungen ist es besser, einen Bereich zu definieren (z. B. den
der täglichen oralen oder intravenösen Zufuhr), woraus der Organismus den metabolischen Bedarf, den wir nicht kennen, deckt.
Dabei spielt nicht nur die Höhe des Angebotes eine Rolle, sondern auch die Verwertbarkeit.

Von SCHWARZ wurde der Ausdruck "concentration window" geprägt
(Abb. 1). Er versteht darunter die Größe der Zufuhr eines Spurenelementes, bei welcher der Organismus gedeiht ("life is pos-
sible"). Unterhalb dieses Bereiches treten Mangelerscheinungen
auf, darüber Vergiftungssymptome (27).

Bei Spurenelementen ist dieses "concentration window" zwar relativ breit, die absoluten Mengen sind unter Umständen aber so
gering, daß viele analytische Probleme bis heute ungelöst sind.

Bei parenteraler Ernährung kann die Konzentration von Spurenelementen in den Infusionslösungen geringer sein als in oral
zugeführten Nährstoffen. Um die günstige Zufuhrmenge an Spurenelementen bei intravenöser Ernährung zu schätzen, ziehen wir
Resorptions- und Ausscheidungsmessungen am Menschen und Versuchstier heran, wobei wir uns darüber im klaren sind, daß so
gewonnene Angaben nur grobe Näherungswerte sein können.

Der wachsende Organismus benötigt, bezogen auf das Körpergewicht, größere Mengen an Spurenelementen als der erwachsene,
deshalb sind Mangelzustände bei Kindern besonders schwerwiegend.

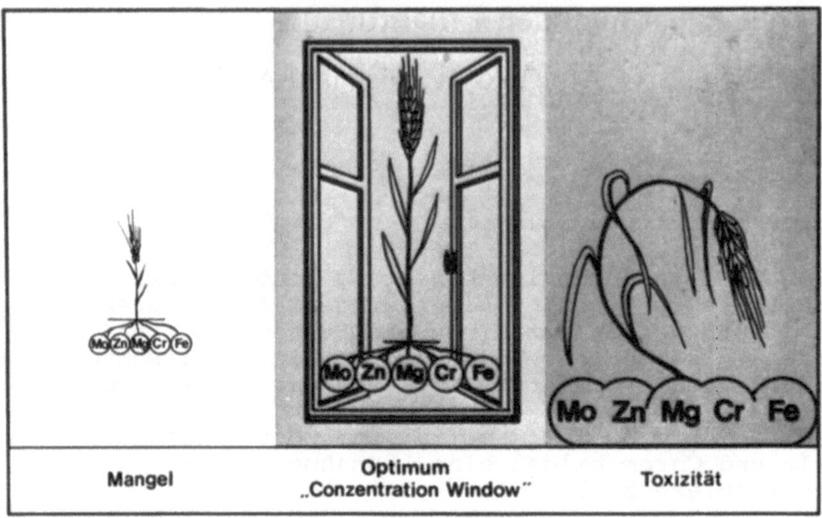



Abb. 1. Der Organismus gedeiht bei einer optimalen Zufuhr von Spurenelementen. Mangelerscheinungen treten bei zu niedriger, Intoxikationserscheinungen bei zu hoher Zufuhr auf

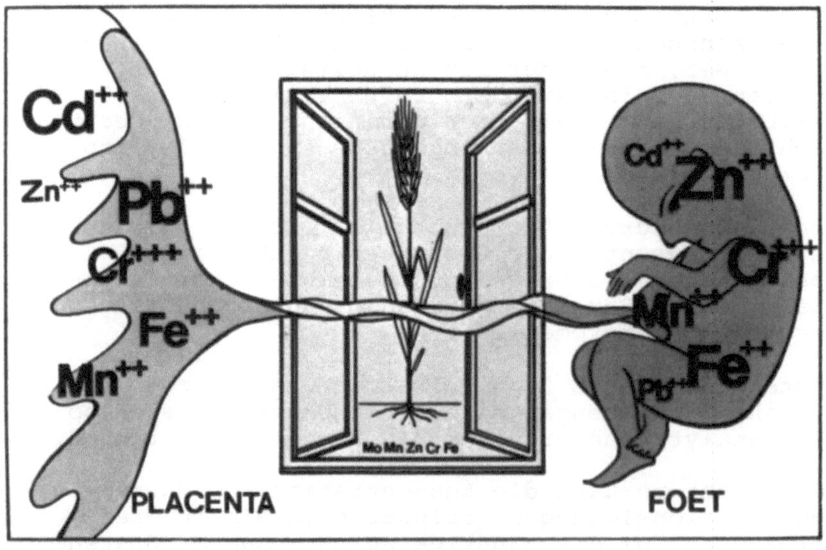



Abb. 2. Die Plazenta ist das Kontrollorgan des fetalen Spurenelementstoffwechsels. Gewisse Elemente können im fetalen Organismus angereichert werden, unerwünschte Elemente werden von der Passage zum Teil ausgeschlossen

In der Embryonal- und Fetalperiode stellt die Plazenta ein Kontrollorgan dar, welches notwendige Elemente passieren läßt, toxische von der Passage unter Umständen abhalten kann (Abb. 2).

Für das gestillte Neugeborene ist Muttermilch die Quelle aller benötigten Spurenelemente. Mangelzustände an Kupfer, Eisen und Zink können in der Neugeborenenperiode kurzzeitig kompensiert werden, weil die Leber während der Fetalperiode gespeicherte Mengen an diesen Spurenelementen jetzt in großen Mengen über die Galle ausscheidet. Über den enterohepatischen Kreislauf sind diese für den Organismus nutzbar.

Spurenelemente müssen in bestimmter Menge in den Nährlösungen enthalten sein, wenn Früh- und Neugeborene von Anfang an parenteral ernährt werden. Ist eine längere gastrointestinale Erkrankung (Enteritis, Malabsorption) vorausgegangen, so muß man mit einem Defizit an Spurenelementen rechnen. Die wünschenswerte Zufuhr bei parenteraler Ernährung wird dann höher sein als bei einem Kind, bei dem kein Defizit besteht.

Zur Spurenelementsubstitution bei parenteraler Ernährung wurden bis heute sehr unterschiedliche Empfehlungen gegeben (2, 3, 6, 7, 8, 11, 13, 14, 15, 16, 18, 19, 20, 25, 26, 28, 30, 31, 32, 34, 35, 36, 38).

Manche Autoren sind heute noch der Meinung, daß eine gelegentliche Infusion von Blut und Blutbestandteilen auch die notwendige Menge an Spurenelementen zuführt. Plasma oder Vollblut sind aber schlechte Quellen für biologisch bedeutsame Spurenelemente, da diese nur in geringster Konzentration im Blut vorhanden sind (33). Da bei der Verarbeitung oder Konservierung von Blut oder Blutbestandteilen jedoch regelmäßig Metalle durch den Aufbereitungsvorgang in diese Produkte gelangen, findet man in Humanalbumin- und Plasmaproteinlösungen viel höhere Metallkonzentrationen als im Blut, dies aber in Verhältnissen, die nicht dem Bedarf angepaßt sind. Die schwankenden Spurenelementgehalte kommerziell hergestellter Infusionslösungen machten die Schätzung einer zusätzlichen Substitution schwer (Tabelle 1).

Um Grundlagen für die Diskussion zu erarbeiten, haben wir deshalb eine Reihe von Aminosäurenlösungen, die für die Pädiatrie empfohlen werden, auf ihren Gehalt an Spurenelementen untersucht (Tabelle 2). Die einzelnen Chargen unterscheiden sich zwar in den Konzentrationen der entsprechenden Elemente zum Teil beträchtlich, im ganzen gesehen enthalten diese Lösungen jedoch zu geringe Mengen für die wünschenswerte Spurenelementzufuhr.


<u>Zink</u>

Zink kommt in biologischen Systemen ausschließlich als $Zn^{2+}$ vor. Es kann im aktiven Zentrum eines Enzyms lokalisiert sein und die Substratbindung beeinflussen (Karboanhydrase), es kann an der Aufrechterhaltung der Tertiärstruktur beteiligt sein (alkalische Phosphatase, Alkoholdehydrogenase) und es kann den Zu-

Tabelle 1. Spurenelemente in verschiedenen Infusionslösungen. Untersuchungen von 1970 - 1976. Konzentrationsangaben in umol/l

| Autor, Jahr | untersuchte Lösung | Mangan | Chrom | Kupfer |
|---|---|---|---|---|
| JAMES, McMAHON 1970 | Elektrolytlösungen | 0,18 | | 1,3 ± 0,3 |
| | Kohlenhydratlösungen | 0,2 - 0,5 | | 0,2 - 0,8 |
| | Aminofusin 850 | 0,47 - 0,06 | | 0,8 + 0,3 |
| | Aminofusin 1000 | 0,38 - 0,05 | | 0,7 ± 0,3 |
| | Aminofusin L forte | 1,1 ± 0,3 | | 2,2 ± 0,5 |
| | Plasmaproteinlösung 5 % | | | 9,4 ± 0,8 |
| MOELLER, WILK 1975 | Isotone NaCl-Lösung | 0,14 | 1,7 | 7,7 |
| | Glukoselösung 5 % | 0,25 | 6,0 | 1,1 |
| | Laevosan$^R$ 5 | 0,06 | 0,4 | 0,3 |
| | Aminosol 10 % | 0,19 | 0,3 | 0,6 |
| | Biseko$^R$ | 0,46 | 5,4 | 13,5 |
| | Humanalbumin 5 % | 1,6 | 3,9 | 29,9 |
| SEELING et al. 1975 | Kohlenhydratlösung 25 % | 0,1 - 0,3 | | |
| | Elektrolytlösungen mit KH | 0,2 - 0,9 | 0,7 | |
| | Aminofusin$^R$ L 600 | 0,3 - 1,5 | 0,8 | |
| | Konservenblut | 0,2 - 0,3 | | |
| | Humanalbumin 5 % (DRK Ulm) | 4,0 | 1,7 | |
| | Humanalbumin 20 % (DRK Ulm) | 4,7 | 7,6 | |
| | Plasmaproteinlösung 20 % | 13,3 | 7,5 | |
| BOZIAN, SHEARER 1976 | Aminosol | 8,7 - 12,9 | | 0,5 - 0,8 |
| | Amigen | 3,8 - 4,2 | | 0,6 - 0,8 |
| | Polynute | 3,8 - 4,6 | | 1,6 - 3,2 |
| | FreAmine | 1,3 - 3,3 | | 0,8 - 1,3 |
| HANKINS et al. 1976 | Lösung A | | | 9,6 |
| | Lösung B | | | 1,3 |

Tabelle 2. Spurenelemente in verschiedenen für die Pädiatrie empfohlenen Infusionslösungen. Konzentrationsangaben in umol/l

| Infusionslösung | Charge | n | Chrom | Mangan | Kupfer | Zink | Aluminium |
|---|---|---|---|---|---|---|---|
| Aminoplasmal  LX 10 | 703562 A | 7 | 0,36+0,14 | 0,36+0,07 | 0,15+0,04 | 1,1+0,2 | 0,17+0,03 |
| Aminoplasmal  LS 10 | 709265 H | 7 | 0,33+0,06 | 0,21+0,04 | 0,28+0,07 | 1,6+0,3 | 0,10+0,02 |
| (Braun Melsungen) | | | | | | | |
| Pädiatrische Aminosäurenlösung 2,5 % | AB 153 K3 | 12 | 0,19+0,03 | 0,50+0,06 | 0,12+0,02 | 5,1+0,6 | |
| Pädiatrische Aminosäurenlösung 6 % | AK 103 R1 | 12 | 0,17+0,06 | 0,39+0,05 | 0,17+0,04 | 8,5+1,8 | 0,66+0,05 |
| Pädiatrische Aminosäurenlösung 10 % | AA 121 R1 | 12 | 0,47+0,05 | 0,27+0,05 | 0,14+0,02 | 4,6+1,6 | 0,09+0,03 |
| (Fresenius) | | | | | | | |
| Aminofusin  Päd 600 | 1918362 | 12 | 0,44+0,16 | 0,49+0,05 | 0-0,08 | 0,5+0,1 | 0,84+0,19 |
| Aminofusin  Päd 5 % | 1926365 | 12 | 0,33+0,09 | 0,19+0,05 | 0,12+0,04 | 0,6+0,4 | 0,60+0,12 |
| (Pfrimmer) | | | | | | | |
| aminomel  L 8 o. KH salvia | 473907 | 12 | 0,06+0,03 | 0,27+0,06 | 0,16+0,03 | 0,7+0,4 | 0,39+0,13 |
| aminomel  L 10 o. KH salvia | 1774135 | 12 | 0,17+0,05 | 0,72+0,06 | 0,33+0,04 | 0,8+0,4 | 0,26+0,10 |
| (Salvia) | | | | | | | |
| Humanalbumin 5 % (DRK Ulm) | | 23 | 0,71+0,08 | 2,58+0,64 | 11,9 +2,1 | | 2,48+0,73 |

Tabelle 3. Zinkmangelsymptome (Tierexperiment, Acrodermatitis
enteropathica, parenterale Ernährung)

| | |
|---|---|
| Allgemeinsymptome | Wachstumsminderung, Inappetenz, Gewichts-verlust, Kachexie, gestörte Sexualent-wicklung |
| Haut und Hautanhangs-gebilde | Akrodermatitis, Hyper- und Parakeratosen, periorale Dermatitis, Alopezie, Verlust der Haarfollikel mit Persistenz der Talg-drüsen, Paronychie, Störungen der Wund-heilung |
| Schleimhäute | Parakeratosen, Glossitis, Pharyngitis, Ösophagitis, Anitis, Vaginitis, Vulvitis |
| Magen-Darm-Trakt | therapieresistente Diarrhöen, gestörte Funktion der Panethschen Körnerzellen |
| Blut, blutbildendes System, Lymphsystem | Hypozinkämie, Hypoproteinämie, vermin-derte Aktivität der alkalischen Serum-phosphatase sowie der Erythrozyten-Karbo-anhydrase, Sichelzellanämie, T-Zell-Lymphopenie |
| Urin | Hyperzinkurie bei Katabolismus und bei parenteraler Ernährung mit Aminosäuren-lösungen, Hypozinkämie bei sonstigen Zink-mangelzuständen |
| Schwangerschaft | gestörte Keimentwicklung, Mißbildungen |
| Sonstiges | Blepharitis, Hypogeusie, Apathie bis zum Stupor, Mobilisation von Vitamin A aus der Leber gestört |

sammenhalt von katalytischen und regulatorischen Untereinheiten
verursachen (Aspartattranscarbamylase). Mehrere Enzyme des Ami-
nosäuren- und Nukleinsäurenstoffwechsels sind Zinkmetalloenzyme
(DNS-Polymerase, RNS-Polymerase, Thymidinkinase). Ein Zinkmangel
beeinflußt stets die Proteinsynthese, deshalb lassen stark pro-
liferierende Gewebe diesen auch als erste erkennen. Wie jede
Zellvermehrung ist bei einem Zinkmangel auch die Wundheilung gestört. Die Acrodermatitis enteropathica ist auf eine Zinkresorp-
tionsstörung zurückzuführen.

Tabelle 3 zeigt die bis heute beschriebenen Zinkmangelsymptome.
Auf die Bedeutung des Zinks während einer totalen parenteralen
Ernährung (TPE) wurde schon 1972 von FODOR et al. hingewiesen
(11). Seit einigen Jahren setzen mehrere Hersteller von Infu-
sionslösungen in der Bundesrepublik Deutschland ihren Lösungen
Zink zu, so daß wir kaum noch Zinkmangelzustände bei TPE sehen.
Dies ist nicht überall der Fall, wie aktuelle Publikationen aus
Japan, Australien und den USA zeigen, in denen ein Zinkmangel
bei TPE beschrieben wird (2, 10, 14, 19, 24).

Es stellt sich also heute nicht mehr die Frage, ob Zink bei parenteraler Ernährung zu substituieren ist, sondern nur ab wann und in welcher Menge.

Bei Kindern mit Acrodermatitis enteropathica entwickelt sich ein schwerer Zinkmangel innerhalb von einigen Monaten; nach dieser Zeit tritt unbehandelt der Tod ein. Im Tierexperiment hat sich das Vollbild der Zinkmangelerkrankung unter einer Depletionsdiät nach 35 bis 40 Tagen entwickelt.

Eine parenterale Ernährung ohne Spurenelemente ist mit einer Depletionsdiät im Tierexperiment vergleichbar. Wie beim wachsenden Tier unter einer Zinkmangelkost muß man beim Kind, das parenteral ernährt wird, schon nach kurzer Zeit mit Mangelerscheinungen rechnen. Größere Zinkmengen, die im Skelett gespeichert sind, sind nicht oder kaum mobilisierbar und stellen keine Reserven dar.

Auch das in der fetalen Leber gespeicherte und in der Neugeborenenperiode biliär ausgeschiedene Zink (4) kann nur wenige Tage lang durch teilweise Reabsorption genutzt werden.

Infusionslösungen enthalten nur geringste Zinkmengen, die bei der Schätzung einer optimalen Zufuhr zu vernachlässigen sind (Tabelle 2). Eine Ausnahme machen Caseinhydrolysate, Humanalbumin- und Plasmaproteinlösungen (3, 23), aber auch deren Zinkgehalt genügt den Bedürfnissen auf keinen Fall.

Empfehlungen verschiedener Autoren zur Zinksubstitution bei parenteraler Ernährung zeigt die Tabelle 4. Beim Anabolismus besteht ein höherer Zinkbedarf als beim Katabolismus, Kinder benötigen bezogen auf das Körpergewicht mehr Zink als Erwachsene; nach vorhergegangenen Ernährungsstörungen (Enteritis, Malabsorption) ist ein Zinkdefizit anzunehmen und die Zinkzufuhr muß höher sein als zur Aufrechterhaltung eines normalen Stoffwechsels erforderlich ist. Eine Zinksubstitution erfolgte bis heute üblicherweise in Form von Zinksulfat, Zinkacetat oder Zinkaspartat, wobei Zink-Aminosäuren-Komplexe wahrscheinlich besonders gut bioverfügbar sind.


## Kupfer

Kupfer ist neben Eisen das am häufigsten an enzymkatalysierten Redoxprozessen beteiligte Übergangselement; man findet es in stöchiometrischer Konzentration in verschiedenen Oxidoreduktasen (Tabelle 5).

Coeruloplasmin, ein Serumprotein mit kurzer Halbwertszeit, ist das Bindeglied zwischen dem Kupfer- und dem Eisenstoffwechsel, da es für die Mobilisation von Depoteisen unentbehrlich ist (Abb. 3).

Superoxiddismutasen sind Schutzenzyme gegen freie, aggressive $O_2^-$-Radikale. Es wird vermutet, daß ein Kupfermangel zu zellulären Sauerstoffschäden führt, was aber noch nicht erwiesen ist.

Tabelle 4. Empfehlungen zur Zinksubstitution bei TPE. Angaben in umol/kg KG/Tag. Wenn ein Autor nur die Tagesmenge angegeben hat, wurde bei Erwachsenen ein Körpergewicht von 70 kg zugrundegelegt

| Autor | Jahr | Erwachsene | Kinder | Bemerkungen |
|---|---|---|---|---|
| WILMORE et al. | 1969 | | 0,6 | |
| JAMES, McMAHON | 1970 | 1,3 | 1,8 | |
| FODOR et al. | 1972 | 3,5 - 7 | | schwere Katabolie, Sepsis, Hypoproteinämie |
| WRETLIND | 1972 | 0,3 | | |
| DOLANSKY et al. | 1973 | | 19 | Frühgeborene |
| SCHWANDLER, KOHLSCHÜTTER | 1973 | 1 - 1,5 | | |
| van WAY et al. | 1973 | 1,4 | | |
| HULL | 1974 | 0,04 | 0,6 | diese Angaben wurden als zu gering kritisiert (26) |
| LOIRAT | 1974 | 0,45 - 0,9 | | |
| THOREN | 1974 | 3,5 | | |
| DICK, SEELING | 1975 | 1,5 - 3 | | Polytraumatisierter |
| GREENE | 1975 | 0,06 | | |
| KAY et al. | 1975 | 8 - 50 | | als $ZnSO_4$ "either intravenously or orally" |
| SHILS | 1975 | 0,4 | | |
| ARAKAWA et al. | 1976 | | | 200 umol/Tag bei Kindern im ersten Lebensjahr, die deutliche Zinkmangelsymptome unter TPE entwickelt hatten |
| RICOUR et al. | 1976 | | 1 | |
| SOLOMONS et al. | 1976 | 0,5 | | |

Kupfer ist an der Biosynthese von Desmosin beteiligt, dem zentralen Metaboliten bei der Quervernetzung von Peptidketten in Kollagenen und elastischem Bindegewebe. Ein Kupfermangel hat schwere Schäden im Bindegewebsstoffwechsel zur Folge.

Kupfermangel und Kupfersubstitution bei TPE im Kindesalter
Kupfer und Zink wirken im Organismus teilweise als Antagonisten. Allein durch eine überschüssige Zinkzufuhr kann bei normalem Kupferstatus ein relativer Kupfermangel erzeugt werden. Wird

Tabelle 5. Wichtige Kupfermetalloenzyme

| | | |
|---|---|---|
| Coeruloplasmin (Feroxidase I) | Ferrum-$O_2$-Oxidoreduktase | E.C. 1.12.3.1 |
| Feroxidase II | | |
| Cytochromoxidase | Ferrocytochrom c-Oxygen-Oxidoreduktase | E.C. 1.9.3.1 |
| Superoxiddismutase | | E.C. 1.15.1.1 |
| Monoaminooxidase | | E.C. 1.4.3.1 |
| Peptidyllysionoxidase | | E.C. 1.13.12.aa |
| Tyrosinase | o-Diphenyloxidase | E.C. 1.10.3.1 |
| Laccase | p-Diphenyloxidase | E.C. 1.10.3.2 |
| Ascorbinsäureoxidase | | E.C. 10.3.3.3 |
| Uricase | Uratoxidase | E.C. 1.7.3.3 |
| Acyl-CoA-Dehydrogenase | | E.C. 1.3.99.3 |
| Deltaaminolaevulinsäuredehydratase | Porphobiliogensynthetase | E.C. 4.2.1.24 |
| Dopaminhydroxylase | | E.C. 1.14.2.1 |
| Galactoseoxidase | | E.C. 1.1.3.9 |

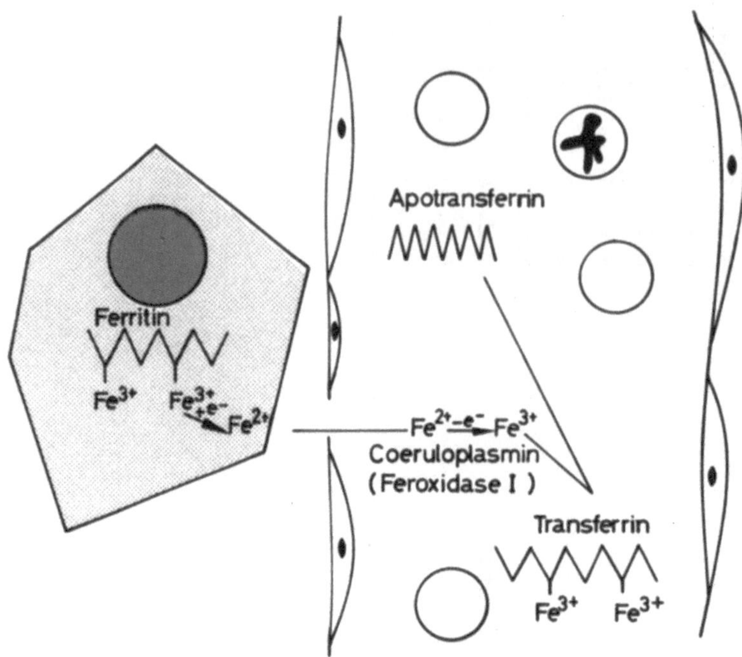



Abb. 3. Eisen verläßt als $Fe^{2+}$ die eisenspeichernde Parenchym-
zelle. Um vom Apotransferrin gebunden zu werden, muß $Fe^{2+}$ zu
$Fe^{3+}$ oxidiert werden. Diese Reaktion wird von Coeruloplasmin
(Feroxidase I) katalysiert

unter TPE bei noch kompensiertem Kupfermangel ausschließlich
Zink substituiert, so kann es zum manifesten Kupfermangel kommen.

Molybdän ist ein weiterer Kupferantagonist. Bei hoher Molybdat-
einfuhr wird Kupfer als unlösliches $CuMoO_4 \cdot Cu(OH)_2$ festgelegt.
Es könnten auf diese Weise schwerste Kupfermangelzustände erzeugt werden (9).

Wie aus Wechselwirkungen mit Mo ersichtlich, ist nicht die absolute Menge eines Spurenelementes im Organismus für den Metabolismus nutzbar, sondern nur der bioverfügbare Anteil. Mangelerscheinungen treten auf, wenn die im Organismus bioverfügbare
Menge eines Spurenelementes den metabolischen Bedarf nicht deckt.
Eine im Säuglingsalter bei Knaben auftretende Kupferresorptions-
störung ist MENKES' Kinky-Hair-Syndrom (Tabelle 6). Bei Kindern
mit dieser Erkrankung entwickelt sich in den ersten Lebensmona-
ten ein genereller Kupfermangel. Es war dabei möglich, die Symptome eines schweren Kupfermangels am Menschen zu studieren.

Ein alimentärer Kupfermangel beim Menschen, besonders beim Kleinkind, wurde als sehr selten angesehen (37), bis man erkannte,
daß dyspeptische Kinder, die lange Zeit eine auf Kuhmilch auf-
gebaute Formuladiät bekamen, einen Kupfermangel entwickeln (5,
12). In der Zwischenzeit wurden Kupfermangelsymptome bei enteral
und parenteral ernährten Kindern wiederholt beschrieben (1, 8,
10, 14, 25, 31, 34). Tabelle 7 zeigt die dabei auftretenden

Tabelle 6. MENKES' Kinky-Hair Syndrom (steely-hair syndrome)

| Ätiologie | Rezessiv x-chromosomale Kupferresorptionsstörung. Transportstörung für Kupfer durch Zellmembranen? |
|---|---|
| Pathogenese | Kupfermangel mit Aktivitätsminderung kupferhaltiger Enzyme |
| Symptome | Beginn der klinischen Symptomatik mit drei bis sechs Monaten. Wachstumsstörungen, zerebrale Degenerationen, spastische Tetraplegie, Störungen der Temperaturregulation. |
| | Tortuositas vasorum, Intimaveränderungen |
| | steely hair (stahlwolleartige Verfilzungen), pili torti |
| | Skelettveränderungen wie beim Skorbut (subperiostale Hämatome, Auflockerung der Epiphysen, Störungen der enchondralen Ossifikation, Schmerzlähmungen) durch Minderaktivität der Ascorbinsäureoxidase. |
| | Ohne Kupfersubstitution Tod in den ersten Lebensjahren. |
| Klinische Chemie | Hypocuprämie, Hypocoeruloplasminämie, Hypocuprie der Organe (besonders Leber und ZNS untersucht) |
| Therapie | Parenterale Kupfersubstitution, als Dauertherapie orale Kupfersubstitution in hohen Dosen |

Symptome. Gefährdet sind vor allem Frühgeborene, bei denen eine Utilisation des Leberkupfers über den enterohepatischen Kreislauf nicht wie bei reifen Neugeborenen möglich ist, da deren Leber wesentlich weniger Kupfer enthält. Kinder, bei denen eine länger dauernde Malabsorption bestand, bevor eine parenterale Ernährung begonnen wurde, und Kinder nach ausgedehnten darmchirurgischen Eingriffen, bei denen wegen eingeschränkter Resorptionsfläche eine parenterale Ernährung für längere Zeit durchgeführt werden muß, sind ebenfalls gefährdet. In diesen Fällen sollte die Bestimmung des Serumkupfers in wöchentlichen Abständen durchgeführt werden (Tabelle 8).

Empfehlungen zur Kupfersubstitution sind nur dann sinnvoll, wenn der Kupfergehalt der zur parenteralen Ernährung verwendeten Lösungen bekannt ist (Tabellen 1 und 2). Als wünschenswerte Zufuhr beim parenteral ernährten Kind gelten einheitlich O,35 umol/kg KG und Tag (Tabelle 9). Bei Erwachsenen schwanken die angegebenen Werte stärker. Frühgeborene mit geringen Kupfermengen in der Leber benötigen möglicherweise mehr Kupfer als reife Neugeborene, Kinder - auf das Körpergewicht bezogen - mehr als Erwachsene.

Tabelle 7. Kupfermangel beim oral oder parenteral ernährten Kind. Die meisten Symptome sind unspezifisch und gelten nur dann als Zeichen eines Kupfermangels, wenn sie nach einer Kupfersubstitution verschwinden

---

## I. Eisenstoffwechsel

Mangelnde enterale Eisenresorption, gestörte Mobilisation von Depoteisen aus Leber und Milz. Eiseneinbau in Hämoglobin gehemmt.

## II. Knochenmark

Allgemeine zelluläre Reifungsstörung, degenerative Veränderungen, Vakuolenbildung in weißen und roten Zellen.

Erythropoese: Normale Häm-Synthese, aber verringerter Eiseneinbau, große Anzahl von Sideroblasten, Anämie mit megaloblastären Veränderungen.

Leukopoese: Vorherrschen unreifer Zellen im Knochenmark, Leukopenie, Granulopenie.

## III. Binde- und Stützgewebe

Skelett: Periostale Reizungen, subperiostale Hämatome, schmerzhafte Bewegungseinschränkungen. Gestörte enchondrale Ossifikation mit Auflockerung der Epiphysen, Spontanfrakturen.

Bindegewebe: Verminderte Festigkeit von elastischem und kollagenem Bindegewebe durch Verringerung der cross-link-Bildung.

## IV. ZNS

Störungen der Temperaturregulation, Störungen der Atemregulation mit apnoischen Phasen, Krämpfe.

## V. Serum

Hypocoeruloplasminämie, Hypocuprämie, in Extremfällen Werte unter 3 umol/l

---

Tabelle 8. Das Serumkupfer bei Kindern

| | | |
|---|---|---|
| Normocuprämie | | 14 - 28 umol/l |
| Hypercuprämie (Infekte) | über | 28 umol/l |
| Beginnender Kupfermangel, kompensiert, noch keine klinische Symptomatik | | 7 - 14 umol/l |
| Schwerer Kupfermangel, dekompensiert, klinische Symptome | unter | 7 umol/l |

Tabelle 9. Empfehlungen zur Kupfersubstitution bei parenteraler
Ernährung. Bei Angabe der Tagesmenge wurde ein Körpergewicht von
70 kg zugrundegelegt. Angabe in umol/kg KG
[+] Initialdosis bei Defizit,
[++] Erhaltungsdosis

| Autor | Jahr | Erwachsene | Kinder |
|---|---|---|---|
| BOZIAN, SHEARER | 1976 | 0,24 | |
| DUNLAP et al. | 1974 | 0,23[+]<br>0,1 [++] | 0,35 |
| GREENE | 1975 | 0,24[+] | 0,35 |
| HANKINS et al. | 1976 | 0,23 | |
| HULL | 1974 | 0,43 | 0,35 |
| KARPEL, PEDEN | 1972 | | 0,35 |
| LOIRAT | 1974 | 0,1 - 0,23 | |
| PALMISANO | 1974 | 0,23 | |
| RICOUR et al. | 1976 | | 0,3 |
| SCHWANDLER, KOHLSCHÜTTER | 1974 | 0,1 - 0,45 | |
| VILTER | 1974 | 0,2 - 0,45 | |
| WILMORE | 1969 | | 0,35 |
| WRETLIND | 1972 | 0,07 | 0,35 |

Herstellungstechnisch bedingte Kupfergehalte kommerziell ange-
botener Aminosäurenlösungen und gelegentliche Infusion von Blutbestandteilen können den Bedarf an Kupfer nicht decken. Dauert
eine parenterale Ernährung länger als 10 bis 20 Tage, so sollten 0,3 bis 0,4 umol Cu/kg KG und Tag in Form von $CuSO_4$ substituiert werden. Cu-Aspartat und andere Kupfer-Aminosäuren-Kom-
plexe eignen sich ebenfalls. Ein erhöhter Bedarf besteht nach
lang dauernden Resorptionsstörungen oder bei Choledochus- und
Duodenalfisteln.


Chrom

Die Darstellung heutiger Kenntnisse über die Biochemie des Chroms
ähnelt einer Landkarte mit vielen weißen Flecken. In lebenden
Systemen kommt ausschließlich $Cr^{3+}$ mit der Koordinationszahl 6
vor. Chrom ist ein essentielles Spurenelement. Ein Chrommangel
zeigt sich in einer Störung des Glukose- und Aminosäurenmetabo-
lismus. Im Mittelpunkt des Chromstoffwechsels steht eine niedermolekulare Chromverbindung, die Glukosetoleranzfaktor (GTF) (21)
genannt wird (Abb. 4). In einer Bierhefekultur wird GTF innerhalb von Minuten aus anorganischem Chrom gebildet, wobei es sich
um einen enzymatischen Prozeß handeln muß, da $Cr^{3+}$ seine Liganden nur sehr langsam austauscht.

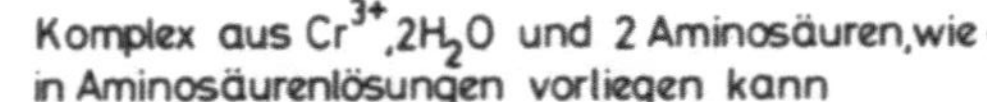
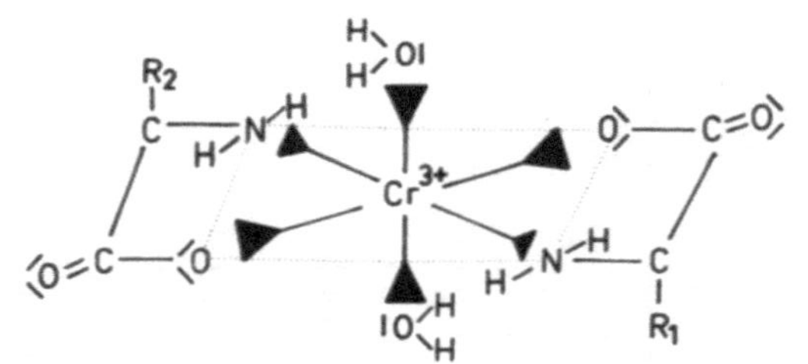
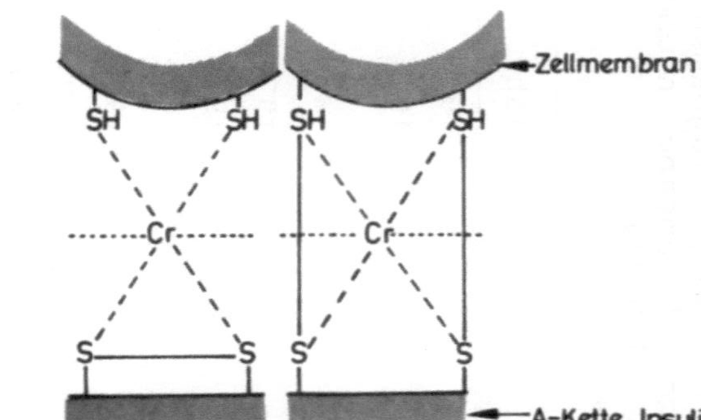
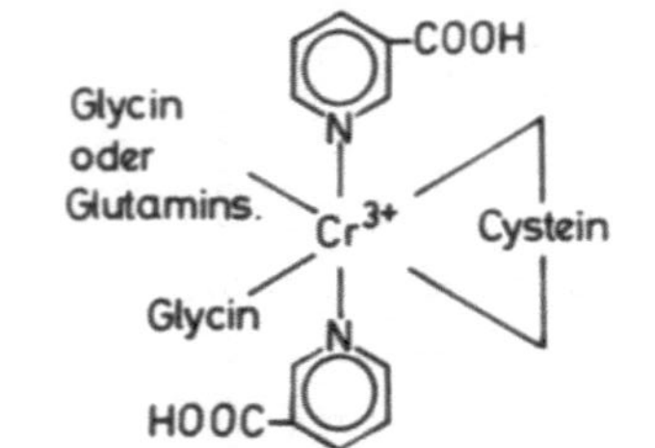



Abb. 4. Im unteren Teil vermutete Struktur des Glukosetoleranzfaktors nach MERTZ (links) und hypothetischer Komplex zwischen $Cr^{3+}$, Insulin und Insulin-rezeptoren der Zellmembran (rechts).
Im oberen Teil mutmaßliche Struktur des GTF nach BECKER (2. Spurenelement-workshop auf der Reisensburg, Februar 1976) (links) und Darstellung eines Chromkomplexes, wie er in einer Aminosäurenlösung vorkommen könnte (rechts)

Nach oraler Glukosebelastung kommt es zu einem deutlichen Chromanstieg im Serum, dessen Gipfel 30 bis 120 min nach der Glukosebelastung beobachtet wird. Dieser beträgt das Zwei- bis Sieben-
fache der Nüchternkonzentration. Es wird angenommen, daß es sich
dabei um GTF-Chrom handelt, welches auf einen Glukosereiz aus
einem Speicher (wahrscheinlich der Leber) freigesetzt wird.

Langjährige Untersuchungen haben gezeigt, daß Chrom an der Insulinwirkung beteiligt ist. In einer Zellkultur steigert Insulin die Glukoseoxidation nur dann, wenn gleichzeitig Chrom zugesetzt wird oder vorhanden ist. Da diese Zusammenwirkung zwischen Chrom und Insulin anscheinend sowohl mit anorganischem
als auch mit GTF-Chrom möglich ist, bleibt der genaue Mechanismus der Chrom-Insulin-Wechselwirkung noch unklar. Nach Meinung
von MERTZ bildet sich ein ternärer Komplex zwischen Chrom, Insulin und Rezeptoren der Zellmembran (21), den man als zellulär
aktives Insulin bezeichnen könnte (Abb. 4).

Die Niere ist das Kontrollorgan des Chromstoffwechsels. 80 %
der täglichen Chromausscheidung erfolgen renal, nur 20 % enteral.
Bei gesunden amerikanischen Studentinnen wurden 138 + 8 nmol
Chrom in 24 h renal ausgeschieden (22). Im Anschluß an eine
Glukosebelastung ist die renale Chromausscheidung erhöht. Mit
der Nahrung werden beim Menschen zwischen 0,2 und einigen umol
Chrom pro Tag zugeführt, wovon, je nach der chemischen Form,
ein wechselnder Anteil resorbiert wird.

Da bei normaler (amerikanischer) Ernährung ca. 0,14 umol Chrom
pro Tag renal ausgeschieden werden, kann man annehmen, daß der
tägliche Chromumsatz 0,1 bis 0,2 umol beträgt. MERTZ gibt an,
daß die Resorption von 0,13 bis 0,2 umol pro Tag beim Menschen
wünschenswert ist (21).

Chrommangel beim Menschen
Es wurde schon früh die Vermutung geäußert, daß beim Altersdia-
betes mit erhöhtem Insulinspiegel wie auch beim juvenilen Diabetes ein Chrommangel eine Rolle spielen könnte. In Tierversuchen tritt nach Fütterung einer chromarmen Diät eine Glukosetoleranzstörung auf, die allein durch eine Chromsubstitution be-
seitigt werden kann (21). Auch an der Glukosetoleranzstörung
während einer Schwangerschaft soll ein Chrommangel ursächlich
beteiligt sein. Glukosetoleranzstörungen bei Kindern unter einer kalorienarmen und proteinarmen Kost sind durch eine Chromsubstitution beeinflußbar. Bisher beschriebene Symptome eines
Chrommangels beim Tier oder Menschen zeigt Tabelle 10. Im Post-
aggressionsstoffwechsel treten diese teilweise verstärkt auf,
d. h. der Chromumsatz scheint dabei erhöht zu sein.

Diabetiker haben erniedrigte Chromkonzentrationen im Haar und
lassen den Chromanstieg im Serum auf eine Glukosebelastung ver-
missen. Die chemotaktische Potenz der Granulozyten von Diabeti-
kern, die insulinabhängig ist, ist vermindert, normalisiert
sich in vitro aber durch Erhöhung der Chromkonzentration.

Chromsubstitutionen am Menschen wurden bisher stets mit anorganischem Chrom vorgenommen. Es dauerte dabei immer Wochen, bis

Tabelle 10. Symptome eines Chrommangels

| | |
|---|---|
| Klinische Symptome | Wachstumsminderung<br>Resistenzminderung gegen Aggressionen<br>Arteriosklerose<br>Trübungen und Vaskularisation der Cornea<br>periphere Neuropathie |
| Klinisch chemische<br>Befunde | Glukosetoleranzstörung<br>verminderte anabole Verwertung von Amino-<br>säuren<br>Hypercholesterinämie<br>Verringerung der Glykogenvorräte<br>chemotaktische Potenz von Granulozyten ver-<br>mindert |

eine klinische Wirkung eintrat. Anorganisches Chrom scheint
nicht die beste Form zur oralen oder intravenösen Substitution
zu sein. Anscheinend muß es erst in biologisch aktives Chrom
umgewandelt werden.

Gibt es einen Chrommangel bei TPE?
Bei der totalen parenteralen Ernährung handelt es sich um eine
spezielle Ernährungsform, bei welcher Probleme mit der Chrom-
versorgung auftreten können. In der Literatur wurde bisher erst
einmal ein Chrommangel unter TPE beschrieben (17). Es ist von
Bedeutung, daß Infusionslösungen durch den Herstellungsvorgang
Chrom enthalten können. Bisherige Untersuchungen (23, 29) zeigen, daß der vermutete Chromumsatz besonders durch Proteinlösun-
gen und Aminosäurenlösungen gedeckt werden könnte (Tabellen 1
und 2).

Wir wissen noch nicht, in welcher Form Chrom in Aminosäurenlösungen vorkommt. Es ist anzunehmen, daß zumindest ein Teil davon als $Cr^{3+}$ vorliegt. Dieses ist dann von Aminosäuren und Wasser als Liganden umgeben und bioverfügbar. Chromationen würden,
wenn sie ins Blut gelangten, sofort von Erythrozyten aufgenommen
und zu $Cr^{3+}$ reduziert und dort festgehalten. Dieses Chrom ist
erst mit dem Abbau des Erythrozyten, also wesentlich später bioverfügbar. Ohne genauere Kenntnis des Chrommetabolismus bei besonderen Stoffwechselzuständen sollte man auch bei parenteraler
Ernährung des Erwachsenen einen Chromumsatz von 0,15 umol/Tag
zugrundelegen, entsprechend 2 nmol/kg KG. Nimmt man an, daß der
kindliche Organismus mehr Chrom umsetzt als der erwachsene, so
kann man hypothetisch einen Chromumsatz von 5 bis 10 nmol/kg KG
und Tag annehmen. Diese Menge wird wohl mit jedem Infusionsregime zugeführt. Weitere Untersuchungen müssen klären, ob eine
zusätzliche Substitution von GTF-Chrom bei parenteraler Ernährung sinnvoll ist.


Mangan

Der Organismus benötigt Mangan in wesentlich geringeren Mengen
als Eisen, Kupfer und Zink.

Mitochondrienreiche Organe weisen eine hohe Mangankonzentration
auf, welche durch die mitochondriale Superoxiddismutase hervor-
gerufen wird, die - wie die Cu-Zn-Superoxiddismutase im Cyto-
plasma - in den Mitochondrien das Enzymsystem darstellt, welches
vor Schädigungen durch freie $O_2^-$-Radikale schützt.

Pyruvatcarboxylase ist ein manganabhängiges Enzym. Im aktiven
Zentrum wirken Mangan und Biotin an der Fixierung und Übertra-
gung von $CO_2$ zusammen (33). Wahrscheinlich kommt $Mn^{2+}$ in allen
biotinhaltigen Enzymen vor, so daß es an allen $CO_2$-übertragen-
den oder -fixierenden Prozessen beteiligt ist (Abb. 5).

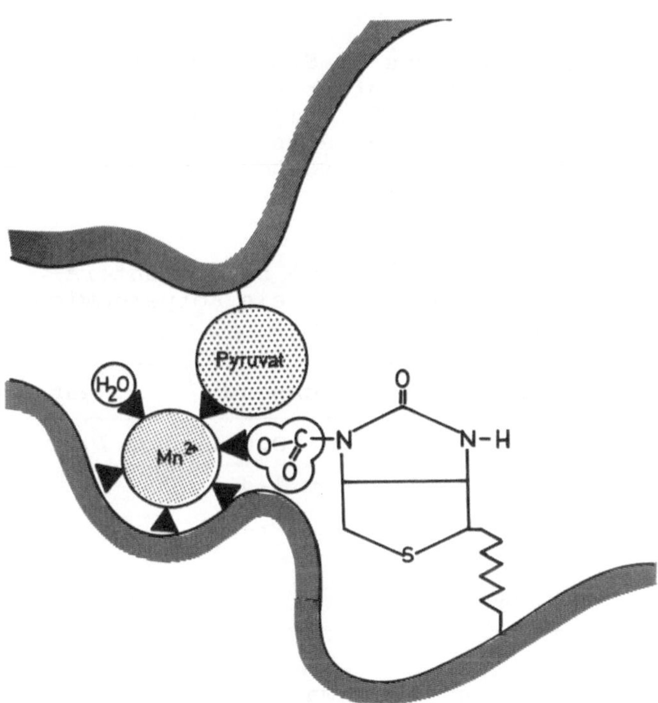


Abb. 5. Zusammenwirken von $Mn^{2+}$ und Biotin im aktiven Zentrum
der Pyruvatcarboxylase

Mangan ist Kofaktor bei enzymatischen Reaktionen, in denen ein
Monosaccharid vom UDP-Derivat auf ein Substrat übertragen wird,
z. B. bei der Synthese von Galactosyl-Galactosyl-Xylose, demjenigen Trisaccharid, welches Polypeptidzentrum und Polysaccha-
ridseitenkette von Proteoglycanen miteinander verbindet.

Arginase und $NADP^+$-abhängige Isocitratdehydrogenase sind weitere manganabhängige Enzyme.

<u>Mangan bei oraler und parenteraler Ernährung des Menschen</u>
Manganmangel und seine Folgen wurden im Tierexperiment ausführlich untersucht. Es treten Störungen der Proteoglycansynthese
auf, die sich besonders in der Entwicklung des Skelettes und
des Innenohres bemerkbar machen (<u>33</u>). Beim Menschen sind bis
heute keine Manganmangelerscheinungen bekannt geworden. Die geringen benötigten Mengen werden offenbar auch bei Ernährungsstörungen resorbiert. Bei 40 bis 100 umol Mn in der täglichen
Nahrung scheint die Manganbilanz ausgeglichen zu sein. Angaben
über die Menge, die mindestens resorbiert werden muß, um obli-
gatorische Verluste auszugleichen, sind nicht zu finden. Mangan
wird vorwiegend über Leber, Pankreas und Dünndarm ausgeschieden.
Verluste mit dem Urin sind unter normalen Umständen zu vernachlässigen.

Da die Größe des täglichen Manganumsatzes im Stoffwechsel unbekannt ist, sind Angaben über eine Manganzufuhr bei parenteraler
Ernährung nur vage Schätzwerte (Tabelle 11). Empfehlungen zwischen 0,5 und 1,6 umol/kg KG und Tag orientieren sich an der
oralen Aufnahme bei normaler Ernährung ohne Berücksichtigung
der Resorption.

Tabelle 11. Empfehlungen zur Mangansubstitution bei parenteraler Ernährung. Bei Angabe der Tagesmenge wurde ein Körpergewicht
von 70 kg zugrundegelegt. Angabe in umol/kg KG

| Autoren | Jahr | Erwachsene | Kinder |
|---|---|---|---|
| WRETLIND | 1972 | 0,6 | 0,7 |
| SCHWANDLER, KOHLSCHÜTTER | 1973 | 0,4 - 1,3 | |
| HULL | 1974 | 0,25 | |
| BOZIAN, SHEARER | 1976 | 0,3 | |
| RICOUR | 1976 | | 0,4 |

Eine Manganspeicherung in der fetalen Leber war bisher bei keiner der untersuchten Spezies nachzuweisen. Deshalb ist besonders
bei der parenteralen Ernährung des Neugeborenen auf eine suffiziente Manganzufuhr zu achten. Bei Bedarfsschätzung sind die
sehr unterschiedlichen Mangangehalte von Infusionslösungen ein
Problem (Tabelle 1). Aminosäurenlösungen, die für die Pädiatrie
empfohlen werden (Tabelle 2), enthalten mit 0,2 bis 0,7 umol Mn/l
einheitlich geringe Mengen. Größere Mangankonzentrationen findet
man in Albumin- und Plasmaproteinlösungen. Werden diese auf In-
tensivstationen regelmäßig gegeben, so sollte deren Mangangehalt
zusammen mit dem der Aminosäurenlösungen den täglichen Bedarf
eines Patienten decken können. Werden bei lang dauernder parenteraler Ernährung ausschließlich Kohlenhydrat- und Aminosäurenlösungen angewandt, so kann die Manganzufuhr unter Umständen
ungenügend sein. In speziellen Spurenelementlösungen, z. B. in
der von SHILS angegebenen (<u>30</u>), in Inzolen  oder ähnlichen Zu-
bereitungen ist Mangan enthalten.

Während wir vor kurzem noch der Meinung waren, Mangan brauche bei parenteraler Ernährung nicht zusätzlich zu den Infusions- lösungen substituiert zu werden (6), können wir diese Meinung nicht mehr generell aufrechterhalten. Zumindest in der paren- teralen Ernährung des Kindes sollte ein Infusionsplan ungefähr 0,5 umol Mn/kg KG berücksichtigen. Da Mangan ein Element ist, das erst in wesentlich größeren Mengen toxische Wirkungen ent- faltet, ist eine Bilanzierung nicht notwendig.


Andere Elemente

Selen ist Bestandteil der Glutathionperoxidase. Das Enzym be- seitigt Peroxide, die durch aktivierte Sauerstoffspezies ent- standen sind. Selenmangel kann zu Leberschäden führen. Die pro Tag vom Menschen oral aufgenommene Menge liegt in der Größen- ordnung von 0,01 umol. Der metabolische Bedarf ist vorerst nur grob zu schätzen (27). Aminosäurenlösungen enthalten in der Fraktion der schwefelhaltigen Aminosäuren geringste Selenmen- gen. Wegen der Schwierigkeit der Selenanalyse können wir noch keine Konzentrationen angeben.

Xanthin-Dehydrogenase, Aldehyd-Oxidase und Sulfit-Oxidase sind Molybdänenzyme (33). Über Auswirkungen eines Molybdänmangels beim Menschen ist uns nichts bekannt. Den metabolischen Bedarf kennen wir nicht. Größere Molybdänmengen machen im Organismus vorhandenes Kupfer unverwertbar und verstärken oder verursachen einen Kupfermangel. In den von uns untersuchten Infusionslösun- gen konnten wir mit der flammenlosen Atomabsorptionsspektrome- trie kein Molybdän nachweisen.

Kobalt wird unseres Wissens im Stoffwechsel nur als Vitamin $B_{12}$ benötigt. Eine Zufuhr von Kobalt in anderer Form scheint uns nicht begründet zu sein.

Wie soll eine Spurenelementzufuhr bei parenteraler Ernährung aussehen?
Das Bild der Spurenelementsubstitution bei parenteraler Ernäh- rung ist noch nebelhaft und unübersichtlich. In der Menge stark variierende Verunreinigungen in verschiedenen Infusionslösungen können nur selten in die Überlegungen für eine vernünftige Zu- fuhr einbezogen werden. Eine weitere, schwer kalkulierbare Kom- ponente kommt dadurch ins Spiel, daß verschiedene Hersteller zum Schutz vor oxidativen Veränderungen von Aminosäuren den ent- sprechenden Lösungen Komplexbildner wie EDTA, Zitrat und andere zusetzen, die nicht deklariert werden.

Stoffe wie Zitrat werden im Organismus metabolisiert und haben keinen Einfluß auf unsere Bedarfsschätzungen.

EDTA (Ethylendiamintetraessigsäure) ist ein Chelatbildner, der besonders Zink fest komplexiert. Das Chelat wird renal und biliär eliminiert. EDTA macht komplexierte Metalle für den Organismus unverwertbar, da diese nicht mehr aus dem Chelat herausgelöst werden können. In großen Mengen verursachen EDTA und verwandte Stoffe (Polyaminopolycarbonsäuren) Zellschäden, wahrscheinlich

durch Mobilisierung und Ausscheidung essentieller Spurenelemente und Beeinträchtigung der Funktion verschiedener Enzyme. Bei
oraler Ernährung, nicht aber bei parenteraler, kann die durch
Chelate verursachte Mehrausscheidung von Spurenelementen durch
verstärkte Resorption kompensiert werden.

Die Menge EDTA, die zur Stabilisierung von Aminosäurenlösungen
angewandt wird (Größenordnung von O,4 mmol/l) erhöht die Zink-
ausscheidung geringfügig, beeinflußt andere Spurenelemente aber
kaum (mündliche Mitteilung von CATSCH). Wir wissen nicht, welche Wirkungen eine wochen- bis monatelange EDTA-Zufuhr in diesen Mengen auf den Spurenelementhaushalt ausübt. Wir sind der
Meinung, daß die nicht deklarierte Zugabe von Polyaminopolycarbonsäuren zu Infusionslösungen - auch in einer Größenordnung,
die für unbedenklich gehalten wird - wegen der langzeitigen Anwendung der Infusionslösungen nicht zu vertreten ist.

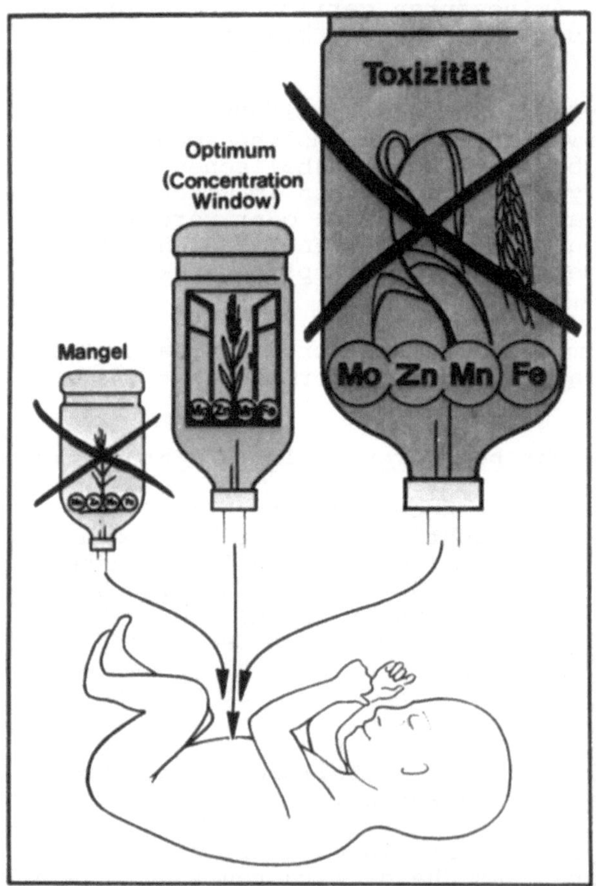


Abb. 6. Auch in der parenteralen Ernährung sollte die Zufuhr von
Spurenelementen so erfolgen, daß der Bedarf des Organismus gedeckt wird, Mangelerscheinungen und toxische Auswirkungen aber
vermieden werden

Katabole Stoffwechselzustände führen ebenfalls zur Mobilisation und Ausscheidung von Spurenelementen. Aminosäuren und andere Metabolite, die im Urin erscheinen, sind sicher auch zum Teil an Metalle ligiert.

Die exakte Bilanzierung der Ein- und Ausfuhr von Spurenelementen ist mit einem nicht vertretbaren Aufwand verbunden und oft mit riesigen Fehlern behaftet. Es bleibt vorerst nichts anderes übrig, als das eingangs erwähnte "concentration window" anzupeilen (Abb. 6) und zu hoffen, daß unsere Substitution in einer Größenordnung liegt, aus der sich der Organismus nehmen kann, was er braucht.

Wir haben versucht, Richtlinien zur Vermeidung von Mangelerscheinungen und Intoxikationen, auch bei lang dauernder parenteraler Ernährung, zu vermitteln.

An die pharmazeutische Industrie stellen wir folgende Forderung: Vom Hersteller sollte die ungefähre Konzentration wichtiger Spurenelemente und Chelatbildner in Infusionslösungen angegeben werden. Noch besser wäre es, Aminosäuren- und Kohlenhydratlösungen so mit Spurenelementen anzureichern, daß gleichzeitig die erforderliche Spurenelementmenge infundiert wird (wie es heute zum Teil schon mit Zink geschieht). Dies erscheint uns besser als die diversen Spurenelementzubereitungen, die den Anwender verwirren.

Tabelle 12. Vorschlag für die Herstellung einer spurenelementhaltigen Aminosäurenlösung

| | | |
|---|---|---|
| Aminosäuren | 50 | g/l |
| Zink | 20 | umol/l |
| Eisen | 40 | umol/l |
| Kupfer | 7 | umol/l |
| Mangan | 10 | umol/l |
| Chrom | 0,2 | umol/l |

Tabelle 13. Tagesmenge an Spurenelementen, die ein 20 kg schweres Kind mit der spurenelementhaltigen Aminosäurenlösung bekommt (50 ml/kg KG, entspricht 2,5 g AS/kg KG)

| Element | umol/kg KG/Tag | umol/Tag | ug/Tag |
|---|---|---|---|
| Zink | 1 | 20 | 1.300 |
| Eisen | 2 | 40 | 2.200 |
| Kupfer | 0,35 | 7 | 450 |
| Mangan | 0,5 | 10 | 550 |
| Chrom | 0,01 | 0,2 | 10 |

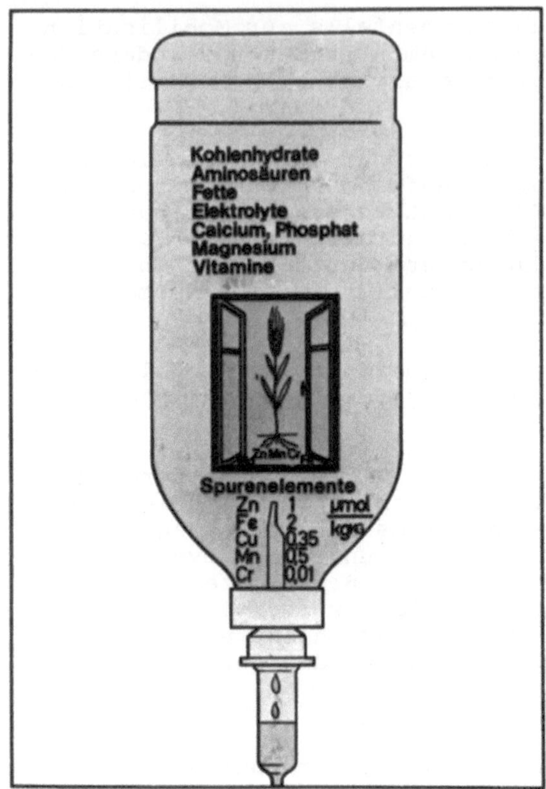


Abb. 7. Vorschlag zur Substitution von Spurenelementen in der
parenteralen Ernährung

Wir stellen die Konzeption folgender Lösung zur Diskussion:
Eine 5%ige Aminosäurenlösung wird mit Spurenelementen derart
angereichert, daß sich die Konzentrationen der Tabelle 12 ergeben. Ein 20 kg schweres Kind erhielte damit pro Tag die in
Tabelle 13 angegebene Menge an Spurenelementen. Dies genügt,
um den geschätzten Bedarf zu decken; Intoxikationserscheinungen werden sicher vermieden. An Kliniken, die für die Spuren-
analyse ausgerüstet sind, müßte die Eignung dieser Lösung er-
probt werden (Abb. 7).


## Literatur


1. AL-RASHID, R. A., SPANGLER, J.: Neonatal copper deficiency.
   New Engl. J. Med. 285, 841 (1971).

2. ARAKAWA, T., TAMURA, T., IGARASHI, Y., SUZUKI, H., SANDSTEAD,
   H. H.: Zinc deficiency in two infants during total parenteral
   alimentation for diarrhea. Amer. J. clin. Nutrit. 29, 197
   (1976).

3. BOZIAN, R. C., SHEARER, C.: Copper, zinc, and manganese content of four amino acid and protein hydrolysate preparations. Amer. J. clin. Nutrit. 29, 1331 (1976).

4. CAVELL, P. A., WIDDOWSON, E. M.: Intakes and excretion of iron, copper, and zinc in the neonatal period. Arch. Dis. Childh. 39, 456 (1964).

5. CORDANO, A., PLACKO, R. P., GRAHAM, G. G.: Hypocupremia and neutropenia in copper deficiency. Blood 28, 280 (1966).

6. DICK, W., SEELING, W.: Wasser- und Elektrolytbedarf bei der parenteralen Ernährung. In: Infusionstherapie II: Parenterale Ernährung. Klinische Anästhesiologie und Intensivtherapie (eds. F. W. AHNEFELD, C. BURRI, W. DICK, M. HALMAGYI), Bd. 7, p. 108. Berlin-Heidelberg-New York: Springer 1975.

7. DOLANSKY, E. A., STAHLMAN, M. T., MENG, H. C.: Parenteral alimentation of premature infants under 1200 grams. Sth. med. J. 66, 41 (1973).

8. DUNLAP, W. M., JAMES, G. W., HUME, D. M.: Anemia and neutropenia caused by copper deficiency. Ann. intern. Med. 80, 470 (1974).

9. EVANS, G. W.: Copper homeostasis in the mammalian system. Physiol. Rev. 53, 535 (1973).

10. FLEMING, C. R., HODGES, R. E., HURLEY, L. S.: A prospective study of serum copper and zinc levels in patients receiving total parenteral nutrition. Amer. J. clin. Nutrit. 29, 70 (1976).

11. FODOR, L., ESCHNER, J., DICK, W., AHNEFELD, F. W.: Die klinische Bedeutung des Zinkmangelsyndroms. Anaesthesist 21, 456 (1972).

12. GRAHAM, G. G., CORDANO, A.: Copper depletion and deficiency in the malnourished infant. Johns Hopkins med. J. 124, 139 (1969).

13. GREENE, H. L.: Vitamins and trace elements. In: Total Parenteral Nutrition (ed. H. GHADIMI), p. 351. New York-London-Sydney-Toronto: John Wiley and Sons 1975.

14. HANKINS, D. A., RIELLE, M. C., SCRIBNER, B. H., BABB, A. L.: Whole blood trace element concentration during total parenteral nutrition. Surgery 79, 674 (1976).

15. HULL, R. L.: Trace element requirements in hyperalimentation. Amer. J. Hosp. Pharm. 31, 1038 (1974).

16. JAMES, B. E., McMAHON, R. A.: Trace elements in intravenous fluids. Med. J. Austr. 2, 1161 (1970).

17. JEEJEEBHOY, K. N., CHU, R., MARLISS, E. B., GREENBERG, G. R.,
    BRUCE-ROBERTSON, A.: Chromium deficiency, diabetes and neu-
    ropathy, reversed by chromium infusion in a patient on to-
    tal parenteral nutrition (TPN) for 3 1/2 years. Clin. Res.
    23, 636 A (1975).

18. KARPEL, J. T., PEDEN, V. H.: Copper deficiency in longterm
    parenteral nutrition. J. Pediat. 80, 32 (1972).

19. KAY, R. G., TASMAN-JONES, C., PYBUS, J., WHITIN, R., BLACK,
    H.: A syndrome of acute zinc deficiency during total par-
    enteral alimentation in man. Ann. Surg. 183, 331 (1976).

20. LOIRAT, P.: Alimentation parentérale. Indications et prac-
    tique. Anesth. Analg. Réan. 31, 817 (1974).

21. MERTZ, W.: Die biologische Funktion des Chroms. In: Spuren-
    elemente in der Entwicklung von Mensch und Tier (eds. K.
    BETKE, F. BIDLINGMAIER), p. 189. München-Berlin-Wien: Urban
    & Schwarzenberg 1975.

22. MITMAN, F. W., WOLF, W. R., KELSAY, J. L., PRATHER, E. S.:
    Urinary chromium levels of nine young women eating freely
    chosen diets. J. Nutrit. 105, 64 (1975).

23. MOELLER, H., WILK, G.: Der Gehalt von Spurenelementen in
    Säuglingsnahrungen und Infusionslösungen. In: Spurenelemen-
    te in der Entwicklung von Mensch und Tier (eds. K. BETKE,
    F. BIDLINGMAIER), p. 137. München-Berlin-Wien: Urban &
    Schwarzenberg 1975.

24. OKADA, A., TAKAGI, Y., ITAKURA, T., SATANI, M., MANABE, H.:
    Skin lesions during intravenous hyperalimentation: zinc
    deficiency. Surgery 80, 629 (1976).

25. PALMISANO, D. J.: Nutrient deficiencies after intensive par-
    enteral alimentation. New Engl. J. Med. 291, 799 (1974).

26. RICOUR, C., GROS, J., MAZIÈRE, B., COMAR, D.: Trace elements
    in children on total parenteral nutrition. Acta chir. scand.,
    Suppl., 466, 22 (1976).

27. SCHWARZ, K.: Potential essentiality of lead. Arh. hig. rada
    26, 13 (1976).

28. SCHWANDLER, D., KOHLSCHÜTTER, B.: Intravenöse Ernährung auf
    Intensivbehandlungsstationen. Infusionstherapie 1, 185
    (1973/74).

29. SEELING, W., AHNEFELD, F. W., DICK, W., DÖLP, R., FODOR, L.,
    SCHMITZ, E., HOHAGE, R.: Das Verhalten der Übergangselemente
    Cr, Mn, Co, Ni, Cu und Zn in Serum und Urin polytraumatisier-
    ter Intensivpatienten. In: Spurenelemente in der Entwicklung
    von Mensch und Tier (eds. K. BETKE, F. BIDLINGMAIER), p. 159.
    München-Berlin-Wien: Urban & Schwarzenberg 1975.

30. SHILS, M. E.: More on trace elements in parenteral nutrition. Amer. J. Hosp. Pharm. 32, 141 (1975).

31. SOLOMONS, N. W., LAYDEN, T. J., ROSENBERG, I. H., VO-KHACTU, K., SANDSTEAD, H. H.: Plasma trace metals during total parenteral nutrition. Gastroenterology 70, 1022 (1976).

32. THOREN, L.: Water, electrolytes, vitamins and carbohydrates in parenteral nutrition. Acta anaesth. scand., Suppl. 55, 123 (1974).

33. UNDERWOOD, E. J.: Trace Elements in Human and Animal Nutrition. New York-London: Academic Press 1971.

34. VILTER, R. W., BOZIAN, R. C., HESS, E. V., ZELLNER, D. C., PETERING, H. G.: Manifestations of copper deficiency in a patient with systemic sclerosis on intravenous hyperalimentation. New Engl. J. Med. 291, 188 (1974).

35. WAY, van C., MENG, H. C., SANDSTEAD, H. H.: An assessment of the role of parenteral alimentation in the management of surgical patients. Ann. Surg. 177, 103 (1973).

36. WILMORE, D. W., GROFF, D. B., BISHOP, H. C., DUDRICK, S. J.: Total parenteral nutrition in infants with catastrophic gastrointestinal anomalies. J. pediat. Surg. 4, 181 (1969).

37. WILSON, J. F., LAHEY, M. E.: Failure to induce dietary deficiency of copper in premature infants. Pediatrics 25, 40 (1960).

38. WRETLIND, A.: Complete intravenous nutrition. Nutr. Metabol. 14, 1 (1972).

# Dosierungs- und Anwendungsrichtlinien für die Nährstofftherapie bei nichtchirurgischen Erkrankungen

## Von L. Wille

Probleme der normalen Ernährung und die verschiedenen Formen
akuter und chronischer Ernährungsstörungen gehören wesentlich
zum pädiatrischen Krankengut. Zeitpunkt, Ausmaß und Dauer einer Mangelernährung können zu schweren Schäden führen, welche
nicht nur Auswirkungen auf das Körpergewicht und Längenwachstum, sondern auch auf die Strukturenbildung des zentralen Ner-
vensystems und die spätere psychomotorische und intellektuelle
Entwicklung haben (11, 17, 19, 39, 56, 64). Ihre frühzeitige,
konsequente Behandlung, d. h. die Wiederherstellung einer altersphysiologischen Nährstoffzufuhr und Beseitigung einer katabolen Stoffwechselsituation, ist um so dringlicher, je jünger
das Kind ist. In diesem Zusammenhang ist eine der bedeutendsten
Entwicklungen der Ernährungswissenschaft im letzten Jahrzehnt
in dem Nachweis zu sehen, daß auch bei Kindern durch die intravenöse Zufuhr von L-Aminosäuren, Glukose, Fett, Mineralien einschließlich Spurenelementen und Vitaminen über längere Zeiträume ein regelrechter Gewichtsanstieg, eine positive Stickstoffbilanz, ein altersentsprechendes Wachstum, eine prompte Wundheilung und eine unauffällige psychomotorische Entwicklung zu
erreichen sind (15, 21, 22, 33, 44, 67, 68).

Eine intravenöse Ernährung sollte erst dann eingeleitet werden,
wenn alle Möglichkeiten einer ausreichenden enteralen Nährstoffzufuhr erschöpft sind, ein orales Nahrungsregime teilweise oder
überhaupt nicht möglich bzw. kontraindiziert ist (Tabelle 1).

Tabelle 1. Möglichkeit einer ausreichenden Nährstoffzufuhr

| | |
|---|---|
| Enteral: | regelrechtes orales Nahrungsregime |
| | regelrechter oraler Nahrungsaufbau<br>gastrische Sonde<br>jejunale Sonde<br>Gastrostoma |
| Parenteral: | supplementäre intravenöse Ernährung |
| | komplette intravenöse Ernährung |

Grundsätzlich ist zu unterscheiden zwischen der "supplementären
intravenösen Ernährung" bei nicht ausreichender oraler Zufuhr
und der "kompletten parenteralen Ernährung", bei welcher alle
essentiellen Nährstoffe infundiert werden. Erstere kommt beispielsweise zur Anwendung beim Nahrungsaufbau Frühgeborener,
bei der Behandlung atropher Säuglinge mit einem über das physiologische Maß hinausgehenden Kalorienbedarf oder bei der Be-
kämpfung akuter Dehydrationszustände und Störungen des Elektro-

lyt- und Säuren-Basen-Haushaltes, welche eine Infusionstherapie
nur über wenige Tage notwendig machen. Voraussetzung für diese
Ernährungsform ist jedoch die Verhütung von Mangelsymptomen und
Ernährungskomplikationen in jedem Einzelfall.

Im Rahmen dieses Beitrages werden nur die ernährungsphysiologischen Aspekte der kompletten parenteralen Ernährung im Kindesalter berücksichtigt. Ihre Anwendung, welche zu einer Verbesserung der Ernährungssituation führt und die Morbidität und Mor-
talität zu senken vermag, muß gegen das Risiko schwerwiegender
Komplikationen, insbesondere des Auftretens einer Sepsis, abge-
wogen werden (23). In jüngster Zeit haben die Herstellung kristalliner Aminosäurengemische für die Pädiatrie (9, 10, 28, 45,
53, 65) und die Entwicklung von Fettpräparaten auf der Basis
von Sojabohnenemulsion mit guter Verträglichkeit und Utilisation (1, 26, 34, 35, 36, 43, 54) die komplette parenterale Ernährung über periphere Venen ermöglicht. Dadurch gelingt es,
eine Hyperalimentation nach DUDRICK (15, 16, 67) mit all ihren
Nachteilen zu umgehen.

Bei Vorliegen der aufgeführten klinischen Situationen ist eine
komplette parenterale Ernährung in der Pädiatrie notwendig oder
muß unter Umständen eingeleitet werden (Tabelle 2). In diesen
Fällen ist die Aufstellung eines optimalen Programms für eine
vollständige und langfristige parenterale Ernährung erforderlich. Sie setzt die genaue Kenntnis des Bedarfes des kindlichen
Organismus an allen lebensnotwendigen Nährstoffen voraus, wobei
insbesondere die spezifischen metabolischen Anforderungen der
einzelnen pädiatrischen Altersgruppen zu berücksichtigen sind.
Hierbei handelt es sich um quantitative und qualitative Unterschiede.


Tabelle 2. Pädiatrische Indikationen für die komplette parenterale Ernährung

---

Kranke Neugeborene, enterale Ernährung kontraindiziert
Gastrointestinale Fehlbildungen (z. B. Exomphalozele)
Gastrointestinale Obstruktionen (z. B. Ileus)
Gastrointestinale Erkrankungen (z. B. Morbus Crohn)
Unbeeinflußbare Dyspepsie
Chronische Malabsorption mit Dystrophie/Atrophie
Ausgedehnte Darmresektion (z. B. Short bowel-syndrom)
Anorexia mentalis
Anhaltende Bewußtlosigkeit (z. B. Meningoenzephalitis)
Genetisch bedingte Stoffwechselerkrankungen[+]
Verbrennungen[+]
Schwere chronische Hepatopathie[+]
Schwere chronische Niereninsuffizienz[+]
Schwere Unfälle

---

[+]Besonderes Ernährungsregime erforderlich

Tabelle 3. Erforderliche Nährstoffe bei kompletter parenteraler Ernährung (WRETLIND 1977)

| | | |
|---|---|---|
| Flüssigkeit | Wasser | |
| Quelle für Synthese von Körperprotein und für Energie | Aminosäuren Kohlenhydrate Fett | |
| Mineralstoffe | Natrium Kalium Kalzium Magnesium Phosphor Chlor | Eisen Zink Mangan Kupfer Fluor Jod |
| Wasserlösliche Vitamine | Thiamin Riboflavin Niacin Vitamin $B_6$ Folacin | Vitamin $B_{12}$ Pantothensäure Biotin Ascorbinsäure |
| Fettlösliche Vitamine | Vitamin A Vitamin $K_1$ | Vitamin D Tocopherol |

Um ein normales Gedeihen nach den bereits genannten Parametern von Früh- und Neugeborenen, Säuglingen, Klein- und Schulkindern durch eine komplette intravenöse Ernährung zu erreichen, ist nach WRETLIND (72) die Zufuhr der in Tabelle 3 wiedergegebenen Nährstoffgruppen erforderlich. Nachdem heutzutage alle aufgeführten Nährstoffgruppen für eine komplette parenterale Ernährung zur Verfügung stehen, ist es möglich und sinnvoll, ihre kalorische Relation so aufeinander einzustellen, daß diese einer ausgeglichenen enteralen Nahrungsaufnahme nahekommt. Dies soll an der Gruppe der Früh- und Neugeborenen mit besonders hoher Kalorienzufuhr verdeutlicht werden: Ihr kalorischer Bedarf wird durch ein voll adaptiertes Milchregime zu 50 % durch Kohlenhydrate, zu 40 % durch Fett und zu 10 % durch Protein gedeckt. Während einer kompletten parenteralen Ernährung benötigen diese Kinder täglich für Grundbedarf, Wachstum und Entwicklung ein Minimum von 90 Kalorien pro kg KG. Dementsprechend kann die Zufuhr von 2 - 4 g L-Aminosäuren als 2,5%iges oder 5%iges Infusat, von 2 - 4 g Fett als 10%ige oder 20%ige Fettlösung, von 5 - 18 g Glukose und 100 - 150 ml Flüssigkeit pro kg KG/Tag einschließlich von Elektrolyten, Vitaminen und Spurenelementen erfolgen (8).

Um die Grundlagen für die Dosierung der kompletten parenteralen Ernährung zu schaffen, ist es erforderlich, den Basisbedarf bei verschiedenem Lebensalter, vom Frühgeborenen bis zum Adoleszenten, im einzelnen zu besprechen. Hierbei soll gleichzeitig aus pädiatrischer Sicht eine kurze kritische Wertung der einzelnen Nährstoffgruppen vorgenommen werden.


1. Die Energiezufuhr (Tabelle 4) setzt sich aus dem Grund- oder Ruhestoffwechsel, dem Bedarf zur Deckung des Wachstums, der spezifisch-dynamischen Wirkung und der körperlichen Tätigkeit zusammen. Der Kalorienbedarf weist eine große Streubreite hinsichtlich Alter, Geschlecht, Aktivität und Wachstum auf. Bei Kindern hat er nicht nur die erhaltenden, sondern auch aufbauenden, durch das Wachstum bedingten Funktionen voll zu berücksichtigen (60). Der unterschiedliche Bedarf für das Wachstum einzelner pädiatrischer Altersgruppen ist um so höher, je jünger das Kind ist. Bei der kompletten parenteralen Ernährung ist die Energiezufuhr so einzustellen, daß ein Gewichtszuwachs erzielt wird. Die benötigte Energie wird durch Kohlenhydrate, Fett und Protein gedeckt.


2. Die empfohlene Flüssigkeitszufuhr (Tabelle 4) der einzelnen pädiatrischen Altersgruppen schwankt erheblich und reflektiert die verschiedenen Möglichkeiten ihrer Festlegung. Als Bezugsgrößen werden der Kalorienverbrauch pro kg KG, die Körperoberfläche oder das Körpergewicht allein zugrundegelegt. Letztere Möglichkeit wird aus Gründen einer einfachen Handhabung bevorzugt (38).

Der Flüssigkeitsbedarf bei Kindern, insbesondere Früh- und Neugeborenen, Säuglingen und Kleinkindern zur Erzielung einer positiven Flüssigkeitsbilanz ist hoch. Dies beruht auf dem hohen prozentualen Wasseranteil am Körpergewicht, dem schnellen Flüssigkeitsaustausch, dem großen Stoffwechselumsatz, in der Neugeborenenperiode zum Teil auf der Unreife bestimmter renaler, neurosekretorischer und kardiovaskulärer Regulationsmechanismen (18, 50, 61). Auch in der späten Kindheit kann die Wasserbilanzierung nicht an der Verhaltensweise Erwachsener gemessen werden. Flüssigkeitsverluste durch Exsikkose, Fieber, Hyperventilation, starkes Schwitzen, Darmfisteln oder Verbrennungen sind als Defizit rasch auszugleichen. Bei einer Temperaturerhöhung über 37,5 °C ist der Wert für die Perspiratio insensibilis pro 1 °C Temperaturerhöhung um jeweils 20 % des Normalwertes zu erhöhen. Bei schwerer Herzinsuffizienz oder Anurie ist das Flüssigkeitsvolumen passager auf den Flüssigkeitsverlust durch die Perspiratio insensibilis, d. h. 600 ml/m$^2$ zu reduzieren. Bei Patienten unter Dauerbeatmung mit optimal angefeuchtetem Beatmungsgas oder bei Spontanatmung durch einen Trachealtubus wird die Hälfte des errechneten Grundvolumens zugrundegelegt.


3. Die Höhe der Protein- bzw. L-Aminosäurenzufuhr (Tabelle 4) wird in der Literatur unterschiedlich beurteilt. Die aufgeführten Werte wurden den Arbeiten von WRETLIND, BERGER und HÖVENER entnommen (6, 42, 72). Im Gegensatz zu diesen gibt GHADIMI (28) aufgrund seiner Untersuchungen mit Infusaten, die bis zu 70 %

Tabelle 4. Empfehlungen für die komplette parenterale Ernährung in der Pädiatrie

| Altersgruppe | Energie kcal/kg KG/die | Flüssigkeit ml/kg KG/die | Protein g/kg KG/die | Glukose g/kg KG/die | Fett g/kg KG/die |
|---|---|---|---|---|---|
| Frühgeborene | 130 - 140 | 130 - 150 | 2,5 | 15 - 18 | 3 - 4 |
| Neugeborene | 90 - 120 | 130 - 150 | 2,5 | 15 - 18 | 3 - 4 |
| Säuglinge | 80 - 110 | 120 - 150 | 2,5 | 12 - 15 | 3 - 4 |
| 1 - 3 Jahre | 80 - 90 | 110 - 140 | 2,0 | 12 | 2 - 3 |
| 4 - 6 Jahre | 75 - 80 | 90 - 110 | 1,5 - 2,0 | 11 | 2 - 3 |
| 7 - 9 Jahre | 65 - 75 | 75 - 80 | 1,5 - 2,0 | 10 | 2 |
| 10 - 12 Jahre | 60 - 65 | 60 - 90 | 1,5 - 2,0 | 10 | 2 |
| 13 - 15 Jahre | 50 - 60 | 50 - 70 | 1,5 - 2,0 | 8 | 2 |
| 16 - 17 Jahre | 45 - 50 | 50 | 1,5 - 2,0 | 8 | 1 - 2 |

essentielle Aminosäuren enthalten und in denen die verzweigt-
kettigen Aminosäuren über 40 % des Gesamtstickstoffes ausmachen, für Neugeborene einen Bedarf von 1,6 - 2,5 g, für Kinder
zwischen 1,0 - 1,4 g/kg KG/die an. Bei PANTELIADES (51) finden
sich für die Gruppe der Kleinkinder bis Adoleszenten Empfehlungen zwischen 1,5 und 0,75 g Protein pro kg KG/die.

Da die Qualität einer pädiatrischen Aminosäurenlösung klinisch
insbesondere an den Parametern einer positiven Stickstoffbilanz
und an der Aufrechterhaltung eines altersphysiologischen Plasma-
aminogramms gemessen wird, dürften die unterschiedlichen Angaben eine mögliche Erklärung in der Anwendung verschiedener Lösungen mit unterschiedlichen Relationen der einzelnen Aminosäuren finden. Es ist bekannt, daß der Nutzungsgrad von Variatio-
nen der Aminosäurenkonzentration abhängig ist (72).

Zum Problem des Aminosäurenbedarfes und der Bedeutung von Imbalancen wurde in den Beiträgen JÜRGENS und POHLANDT bereits
Stellung genommen. An dieser Stelle seien jedoch die Anforderungen kurz zusammengefaßt, welche an eine pädiatrische Amino-
säureninfusion aus klinischer Sicht gestellt werden müssen:
- Deckung des Proteinbedarfes, d. h. Anabolismus, Wachstum, Gewichtszuwachs.
- Fehlen klinischer Unverträglichkeiten.
- Vermeidung biochemischer Imbalancen.


4. Hinsichtlich der Zufuhr von Kohlenhydraten (Tabelle 4) sei
aus pädiatrischer Sicht zunächst einmal grundsätzlich gesagt,
daß bei nichtchirurgischen Erkrankungen - eine normale Glukoseutilisation vorausgesetzt - vom ernährungsphysiologischen Stand-
punkt aus Fruktose, Sorbit und Xylit entbehrlich sind. Nur ihre
ersten Stoffwechselschritte verlaufen insulinunabhängig. Zur
weiteren Metabolisierung der entstehenden Glukose wird Insulin
benötigt (4, 25, 40). Bei der Laktazidose sind Fruktose und
Sorbit kontraindiziert (42). Zudem entwickeln kranke Säuglinge
ohnehin leicht eine Azidose, welche durch Fruktose gefördert
werden kann (60). Schließlich können Fruktose und Sorbit bei
Kindern mit hereditärer Fruktoseintoleranz und Fruktose-1-6-
Diphosphatasemangel, insbesondere bei Neugeborenen und Säuglingen, zu lebensbedrohlichen Folgen führen (30). Glukose wird in
den angegebenen Mengen gewöhnlich gut toleriert. Zudem ist sie
der stärkste Stimulator für die Insulinsekretion, dem wichtigsten anabolen Hormon, welches für die Proteinsynthese, Lipoge-
nese und Glykogenbildung erforderlich ist (27). In einigen Fällen, insbesondere bei sehr unreifen Frühgeborenen, ist durch
eine ungenügende Insulinsekretion die Glukoseutilisation eingeschränkt (12). Es empfiehlt sich in diesen Fällen die Glukosezufuhr in niedriger Dosierung zu beginnen und in 12stündigen
Intervallen entsprechend der Toleranz und Fähigkeit zur Utilisation bis zu der gewünschten Menge zu steigern (20).


5. Die Einführung gut verträglicher Fettemulsionen auf der Basis von Sojabohnenölemulsion in die komplette parenterale Ernährung stellt eine große Bereicherung dar. Ihr Vorteil ist in

148

der Möglichkeit einer hohen Kalorienzufuhr bei kleinem isotonem Volumen, den geringen Nebenreaktionen und der Möglichkeit der Deckung des Bedarfes an essentiellen Fettsäuren zu sehen (36, 43). Die empfohlene Dosierung geht aus der Tabelle 4 hervor. Die Erfahrungen bei Fällen mit Hepatopathie oder Koagulopathie sind noch begrenzt und erlauben keine sichere Aussage (43). Der Einfluß auf das pulmonale Diffusionsvermögen ist umstritten (8, 29, 54, 72). Wir selbst sahen bei kontinuierlicher Beimischung der Fettemulsion über 24 h bei atemgestörten Neugeborenen blutgasanalytisch und autoptisch keinen Hinweis für eine Beeinträchtigung des Diffusionsvermögens, während bei einer Verteilung der Fettgabe auf vier Einzelportionen mit einer Infusionsdauer von 90 min eine respiratorische Azidose und autoptisch Verlegungen der terminalen Lungenstrombahn faßbar waren (66).

Bei unreifen Frühgeborenen von weniger als 32 Gestationswochen und hypotrophen Neugeborenen besteht eine eingeschränkte Fetttoleranz (8), welche durch Zugabe von 50 - 100 IE/kg KG Liquemin zur Infusion aufgrund der Induktion der Serumlipoproteinlipase (72) verbessert werden kann (50, 51, 54). Auch bei schwerkranken Neugeborenen und in Fällen akuter Hypoxie ist die Fettoleranz eingeschränkt (8, 25).


6. Über die Dosierung der bekanntesten Mineralien (Tabelle 5) für die komplette parenterale Ernährung liegen zahlreiche Untersuchungen vor (5, 6, 18, 37, 42, 50, 59, 61, 72). Der Elektrolytbedarf ist weitgehend vom Umsatz des Metabolismus abhängig. Die Angaben folgen den Richtzahlen von 35 - 40 mval für Natrium bzw. 30 - 40 mval/m$^2$/die für Kalium und Chlorid (18). Die Dosierungen für Kalzium, Magnesium und Phosphor wurden nach den Arbeiten von BERGER (6), HÖVENER (42) und HARRIS (37) zusammengestellt.

Auf einige Besonderheiten der Neonatalperiode sei hingewiesen: Bei sehr unreifen Frühgeborenen kann der Natriumbedarf aufgrund der dissoziierten Reifung der glomerulären und tubulären Funktionen und durch die Unreife des Angiotensin-Renin-Aldosteron-Systems bis zu 8 mval/kg KG/die betragen (14, 41, 62); andererseits ist aber auch der eingeschränkten Fähigkeit zur Natriumexkretion Rechnung zu tragen. Wegen der reduzierten Phosphat-Clearance in der frühen Neugeborenenperiode ist die Phosphatdosierung zur Vermeidung einer Hypokalziämie niedrig zu halten. Bei längerer kompletter parenteraler Ernährung sind die für Säuglinge angegebenen Werte maßgeblich zur Vermeidung einer Hypophosphatämie (57). Bei der Berechnung der Zufuhr ist der Phosphatgehalt der Fettemulsion zu berücksichtigen.


7. Verbindliche Empfehlungen über die Gabe einzelner Spurenelemente (Tabelle 6) im Kindesalter finden sich bei WRETLIND (70) und GREENE (32). Die Diskussion über eine sichere Dosierung ist jedoch nicht abgeschlossen. Zweifelsfrei haben die essentiellen Spurenelemente (32) wesentliche Aufgaben im Stoffwechsel und führen Mangel oder Überschuß zu einer Störung. Mangelsymptome

Tabelle 5. Empfohlene Mineralstoffzufuhr (mval/kg KG/die)

| Altersgruppe | Natrium | Kalium | Kalzium | Magnesium | Chlorid | Phosphat |
| --- | --- | --- | --- | --- | --- | --- |
| Frühgeborene | 2 – 6 | 2 | 1,5 – 2 | 0,45 | 1,8 – 4,3 | 0,4 – 0,8 |
| Neugeborene | 2 – 4 | 2 | 1,5 – 2 | 0,45 | 1,8 – 4,3 | 0,4 – 0,8 |
| Säuglinge | 2 – 4 | 2 | 3,5 – 5 | 0,2 – 0,3 | 2 – 2,5 | 1,5 – 2,5 |
| 1 – 3 Jahre | 0,8 – 2,5 | 0,8 – 2 | 2 – 2,5 | 0,2 – 0,3 | 1,5 – 2 | 1,5 – 2,5 |
| 4 – 6 Jahre | 0,8 – 2,5 | 0,8 – 2 | 1 – 1,2 | 0,2 | 1,5 – 2 | 0,9 – 1,2 |
| 7 – 9 Jahre | 0,8 – 2 | 0,8 – 2 | 1 | 0,2 | 1,5 – 2 | 0,9 |
| 10 – 12 Jahre | 0,8 – 2 | 0,8 – 2 | 0,5 – 0,75 | 0,1 – 0,2 | 1,2 – 1,8 | 0,6 |
| 13 – 15 Jahre | 0,8 – 2 | 0,8 – 2 | 0,5 | 0,1 | 1,2 – 1,8 | 0,3 – 0,6 |
| 16 – 17 Jahre | 0,8 – 2 | 0,8 – 1,5 | 0,2 | 0,1 | 1,2 – 1,8 | 0,45 |

Tabelle 6. Empfohlene Zufuhr an Spurenelementen (WRETLIND 1972 (70)) (umol/kg KG/die)

|            | 0 - 1 Jahre | 1 - 16 Jahre   |
|------------|-------------|----------------|
| Eisen      | 2,0         | 1,0 - 2,0      |
| Mangan     | 1,0         | 0,5 - 1,0      |
| Zink       | 0,6         | 0,3 - 0,6      |
| Kupfer     | 0,3         | 0,3 - 0,7      |
| Fluor      | 3,0         | 0,7 - 3,0      |
| Jod        | 0,04        | 0,04 - 0,01    |

wurden bisher für Zink, Kupfer, Chrom, Jod und Eisen beschrieben (32). Untersuchungen über Normalwerte von Spurenelementen im Serum verschiedener pädiatrischer Altersgruppen, welche als Bezugsgrößen dienen könnten, sind bisher gering (48, 52, 58). Für Erwachsene finden sich zum Teil erhebliche Streubreiten (32).

Der Gehalt an Spurenelementen in verschiedenen Infusionslösungen ist ebenfalls starken Schwankungen unterworfen (31, 32, 49). Häufig sind Kupfer, Zink, Mangan und Chrom vermindert und Kinder unter parenteraler Langzeiternährung entwickeln niedrige Serumkonzentrationen dieser Elemente innerhalb von 60 Tagen (32). Andererseits wurden in verschiedenen Salzlösungen beträchtliche Erhöhungen der Kupfer- und Chromkonzentration gemessen (49).

Derzeit liegen für die meisten Spurenelemente keine exakten Angaben für die parenterale Ernährung vor. Die Dosisangaben über Zink, Kupfer, Mangan und Chrom sind als vorläufig zu betrachten.

8. Exakte Dosierungsrichtlinien für die verschiedenen Vitamine (Tabelle 7) während kompletter parenteraler Ernährung sind ebenfalls nicht bekannt. Soweit Untersuchungen bei Patienten während intravenöser Ernährung vorgenommen wurden, ergab sich ein Defizit für wasserlösliche Vitamine nach zwei bis drei Wochen. Mangelsymptome durch fettlösliche Vitamine wurden nach längerem Zeitintervall beobachtet (32). Welche Rolle die Niere bei der Exkretion parenteraler Vitamingaben spielt, und welche Bedeutung Intestinum und Leber bei oraler Vitaminapplikation zukommt, ist nicht ausreichend untersucht (32). Die rasche Entwicklung von Symptomen bei fehlender Zufuhr wasserlöslicher Vitamine sowie die Behandlungserfolge durch intravenöse Vitamingaben bei gesichertem Nachweis von $B_1$-, $B_2$- und $B_6$-Mangel sind deutliche Hinweise auf die Möglichkeit und Notwendigkeit einer Vitaminsubstitution während kompletter parenteraler Ernährung (31, 32).

Unter Berücksichtigung bisheriger Bilanzstudien bei oraler und parenteraler Vitaminzufuhr sollte bei der Substitution von dem altersabhängigen oralen Tagesbedarf ausgegangen werden (31, 69). Während für die wasserlöslichen Vitamine aufgrund möglicher renaler Verluste das Zwei- bis Vierfache der Tagesdosis als sicher

Tabelle 7. Empfohlene Vitaminzufuhr während oraler Ernährung (69)

| Altersgruppe | Thiamin (mg) | Riboflavin (mg) | Niacin (mg) | Vit. $B_6$ (mg) | Vit. $B_{12}$ (ug) | Folacin (ug) | Vit. C (mg) | Vit. A (ug) | Vit. D IE | Vit. E (iu) |
|---|---|---|---|---|---|---|---|---|---|---|
| 6 Monate | 0,3 | 0,4 | 5,0 | 0,3 | 0,3 | 50 | 35 | 420 | 400 | 4 |
| 6 - 12 Monate | 0,5 | 0,6 | 8,0 | 0,4 | 0,3 | 50 | 35 | 400 | 400 | 5 |
| 1 - 3 Jahre | 0,5 | 0,8 | 9,0 | 0,6 | 0,9 | 100 | 20 | 250 | 400 | 7 |
| 4 - 6 Jahre | 0,7 | 1,1 | 12,1 | 0,9 | 1,5 | 100 | 20 | 300 | 400 | 9 |
| 7 - 9 Jahre | 0,9 | 1,3 | 14,5 | 1,2 | 1,5 | 100 | 20 | 400 | 100 | 10 |
| 10 - 12 Jahre | 1,0 | 1,6 | 17,2 | 1,6 | 2,0 | 100 | 20 | 575 | 100 | 12 |
| 13 - 15 Jahre | 1,2 | 1,7 | 19,1 | 1,6 | 2,0 | 200 | 30 | 725 | 100 | 12 |
| 16 - 17 Jahre | 1,2 | 1,8 | 20,3 | 2,0 | 2,0 | 200 | 30 | 750 | 100 | 15 |

Tabelle 8. Infusionsprogramm zur kompletten parenteralen Ernährung in der Pädiatrie

1. Frühgeborene/Neugeborene/Säuglinge

| Menge/kg KG/die | ml | AS | KH (g) | Fett | Na | K | Ca (mval) | Mg | Cl | PO$_4$ (mmol) | kcal |
|---|---|---|---|---|---|---|---|---|---|---|---|
| Aminofusin Päd 5 %, KH-frei | 50 | 2,5 | - | - | 1,5 | 1,25 | 1,0 | 0,5 | 0,225 | - | 10,2 |
| Intralipid 20 % | 20 | - | - | 4 | - | - | - | - | - | 0,3 | 37,2 |
| Glukose 20 % | 90 | - | 18 | - | - | - | - | - | - | - | 73,8 |
| 40 % | | | | | | | | | | | |
| NaCl 10 % | 0,5 | - | - | - | 0,85 | - | - | - | 0,85 | - | |
| K-phosphat | 1,0 | | | | | 1,0 | - | - | - | 0,6 | |
| Ca-chlorid | 1,0 | - | - | - | - | - | 1,0 | - | 1,0 | - | |
| Total | 162,5 | 2,5 | 18 | 4 | 2,35 | 2,25 | 2,0 | 0,5 | 2,08 | 0,9 | 121,2 |

2. Kinder 1 - 6 Jahre

| Menge/kg KG/die | ml | AS | KH (g) | Fett | Na | K | Ca (mval) | Mg | Cl | PO$_4$ (mmol) | kcal |
|---|---|---|---|---|---|---|---|---|---|---|---|
| Aminofusin Päd 5 %, KH-frei | 40 | 2,0 | - | - | 1,2 | 1,0 | 0,8 | 0,4 | 0,18 | - | 8,2 |
| Intralipid 20 % | 15 | - | - | 3 | - | - | - | - | - | 0,23 | 27,9 |
| Glukose 20 % | 65 | - | 13 | - | - | - | - | - | - | - | 53,3 |
| 40 % | | | | | | | | | | | |
| NaCl 10 % | 0,5 | - | - | - | 0,85 | - | - | - | 0,85 | - | |
| K-phosphat | 1,0 | - | - | - | - | 1,0 | - | - | - | 0,6 | |
| Ca-chlorid | 1,0 | - | - | - | - | - | 1,0 | - | 1,0 | - | |
| Total | 117,5 | 2,0 | 13 | 3 | 2,05 | 2,0 | 1,8 | 0,4 | 2,03 | 0,83 | 89,4 |

## 3. Kinder 7 - 15 Jahre

| Menge/kg KG/die | ml | AS | KH (g) | Fett | Na | K | Ca (mval) | Mg | Cl | PO$_4$ (mmol) | kcal |
|---|---|---|---|---|---|---|---|---|---|---|---|
| Aminofusin Päd  5 %, KH-frei | 40 | 2,0 | – | – | 1,2 | 1,0 | 0,8 | 0,4 | 0,18 | – | 8,2 |
| Intralipid      20 % | 10 | – | – | 2 | – | – | – | – | – | 0,15 | 18,6 |
| Glukose         20 % | 20 | – | 4 | – | – | – | – | – | – | – | 16,4 |
|                 40 % | 15 | – | 6 | – | – | – | – | – | – | – | 24,6 |
| NaCl            10 % | 0,5 | – | – | – | 0,85 | – | – | – | 0,85 | – | |
| K-phosphat | 1,0 | – | – | – | – | 1,0 | – | – | – | 0,6 | |
| Ca-chlorid | | | | | | | | | | | |
| Total | 86,5 | 2,0 | 10 | 2 | 2,05 | 2,0 | 0,8 | 0,4 | 1,03 | 0,75 | 67,8 |

Vitamine: Multibionta            0,5 - (1,0) ml/die

      Vitamin-B-Komplex      0,5 - (1,0) ml/die

      Konakion               3 mg/zweimal wöchentlich

      Folsan                 3 mg/zweiwöchig

      Vigantol forte         1,0 - 2,5 mg/vierwöchig


Spurenelemente: Biseko           10 ml/kg KG/zweimal wöchentlich
(PED-Elektrolytlösung)

und notwendig erachtet wird, darf die einfache Tagesdosis bei
fettlöslichen Vitaminen wegen möglicher Intoxikationen nicht
überschritten werden (32). Bei der Zugabe zu Infusionsmischungen sind die Probleme der Vitaminstabilität, -löslichkeit und
-interaktionen zu bedenken.

Aufgrund dieser Dosierungsrichtlinien wurde das folgende Infusionsprogramm (Tabelle 8) für die komplette parenterale Ernährung in der Pädiatrie entwickelt und in unserer Klinik erfolgreich angewendet.

Ein besonderes Problem stellt hierbei die Dosierung von Vitaminen und Spurenelementen dar. Idealerweise sollten getrennte Prä-
parationen wasser- und fettlöslicher Vitamine durch Zumischung
zur L-Aminosäuren-Kohlenhydrat-Elektrolyt-Lösung bzw. Fettemulsion zur Anwendung kommen. Derartige Kombinationen fehlen jedoch
im deutschen Arzneimittelbestand. Wir behelfen uns daher wie im
Infusionsprogramm angegeben.

Für Spurenelemente fehlen Angaben über standardisierte Konzentrationen in den verwendeten Infusionslösungen. Ein geeignetes
Präparat, PED-Elektrolytlösung (Firma Vitrum), welches Eisen,
Mangan, Zink, Kupfer, Fluor und Jod in bedarfsgerechter Relation enthält, steht hierzulande nicht zur Verfügung. Ein in
Frage kommendes deutsches Präparat ist aufgrund seiner Zusammensetzung indiskutabel. Zur Vermeidung eines Mangels an Spurenelementen bleibt somit nur die Gabe der eiweißhaltigen Lösung Biseko , welche Spurenelemente in ähnlicher Konzentration
wie das Serum enthält, in einer Dosierung von zweimal wöchentlich 10 ml/kg KG. Eine genaue Dosierung bleibt jedoch unüber-
schaubar.

Mit Nachdruck muß darauf hingewiesen werden, daß es sich bei
dem vorliegenden Infusionsprogramm um eine Alimentation und
nicht um eine Hyperalimentation, d. h. nur um die Deckung des
altersphysiologischen Bedarfes der verschiedenen Nährstoffe
handelt. Bei schwerer Unterernährung (Dystrophie, Atrophie) von
Säuglingen ist mehr Energie, 125 - 200 Kalorien/kg KG/die, für
ein Gedeihen erforderlich. Der Sauerstoffverbrauch dieser Kinder ist gegenüber normalen Vergleichspersonen höher. Es wird
darüber theoretisiert, ob die zusätzliche Energie für ein ra-
scheres Wachstum und einen größeren Gewebsansatz (gesteigerte
Proteinsynthese) benötigt wird (3). Das kalorische Regime (Koh-
lenhydrat-, Fettzufuhr) ist entsprechend der Toleranz bis auf
den erforderlichen Energiequotienten schrittweise zu steigern.

Die intravenöse Ernährung bei schwerer Hepatopathie oder Niereninsuffizienz hat den organspezifischen Besonderheiten Rechnung
zu tragen (7, 13, 24). Ebenso ist bei ausgedehnten Verbrennungen und bei angeborenen Stoffwechseldefekten ein besonderes Regime erforderlich (2, 7, 47, 55).

Der Erfolg einer kompletten parenteralen Ernährung hängt von den
folgenden Faktoren wesentlich ab:

- Ausreichende Zufuhr aller essentiellen Nährstoffe.
- Optimale Infusionstechnik über längere Zeiträume.
- Minimum an Komplikationen.

Um dieses Ziel zu erreichen, ist eine Reihe praktischer Gesichtspunkte von besonderer Wichtigkeit (6, 7, 42, 50, 51):

1. Die Verordnung einer kompletten parenteralen Ernährung und ihre Bilanzierung erfolgen jeweils über 24 h. Von praktischem Wert ist die Verwendung eines übersichtlichen Bilanzbogens.

2. Mit der Leitung und Überwachung sollte aus Gründen der Kontinuität möglichst stets das gleiche, erfahrene ärztliche und pflegerische Personal betraut werden.

3. Mit der kompletten parenteralen Ernährung sollte erst nach Ausgleich einer Azidose, der Beherrschung schwerer Dehydrationssituationen und dem weitgehenden Ausgleich schwerer Elektrolytstörungen begonnen werden.

4. Zu Beginn einer kompletten parenteralen Ernährung hat die Steigerung der Nährstoffe (Glukose, Fett) langsam zu erfolgen, um die Adaptationsmechanismen (Insulinsekretion, Eliminationskapazität) nicht zu überfordern. Dies gilt besonders für die Neugeborenenperiode. Innerhalb von vier bis sieben Tagen sollte auf das volle Infusionsprogramm gesteigert werden (Tabelle 9).

5. Die Herstellung der Infusionsmischungen hat täglich unter sterilen Bedingungen unmittelbar vor Infusionsbeginn, möglichst im geschlossenen System, zu erfolgen (sterile Kleidung des Personals, Laminar air flow-Einheit). Als vorteilhaft hat sich die Bestellung einer geübten "Infusionsschwester" erwiesen.

   Fettemulsionen können nicht mit anderen Lösungen gemischt werden. Ihr Zufluß darf erst unmittelbar vor dem Venenkatheter mittels Y-Stück erfolgen. Bei niedriger Infusionsgeschwindigkeit und längerem gemeinsamem Katheterweg (z. B. Frühgeborene) besteht die Gefahr der Aufrahmung.

   Kalzium und Phosphor können nicht gemeinsam in eine Lösung gegeben werden. Unter diesen Bedingungen ist ein 2- bis 3-Flaschen-System erforderlich.

   Bei der Zugabe von Glukose zu der L-Aminosäurenlösung unmittelbar vor Infusionsbeginn und Verwendung dieser Mischung innerhalb von 12 h ist eine Maillard-Reaktion nicht zu befürchten.

6. Um eine gleichmäßige Infusionsgeschwindigkeit, insbesondere bei Neugeborenen und Säuglingen, zu gewährleisten, empfiehlt sich der Einsatz von Infusionspumpen.

7. Aus hygienischen Gründen sollte eine komplette parenterale Ernährung mit zentralvenösem Zugang stets unter Intensiv-

Tabelle 9. Steigerung des Infusionsprogramms zur kompletten parenteralen Ernährung bei Früh- und Neugeborenen in der ersten Lebenswoche (ml/kg KG/die)

| | 1. Tag | 2. – 3. Tag | 4. – 5. Tag | 6. – 7. Tag |
|---|---|---|---|---|
| Aminofusin Päd 5 %, KH-frei | 50 | 50 | 50 | 50 |
| Intralipid 20 % | 5 | 10 | 15 | 20 |
| Glukose 20 % | 25 – 50 | 62,5 | 75 | 90 |
| NaCl 10 % | – | 0,5 | 0,5 | 0,5 |
| K-phosphat | – | 1,0 | 1,0 | 1,0 |
| Ca-chlorid | – | 1,0 | 1,0 | 1,0 |
| Total | 105 | 125 | 142,5 | 162,5 |
| kcal | 60,5 | 80 | 99,7 | 121 |

pflegebedingungen (sterile Einheit) erfolgen. Infusionsfla-
schen, -systeme, Dreiwegehähne und Verbindungsstücke sind
alle 12 h auszuwechseln.

8. Die Dauer der kompletten parenteralen Ernährung richtet sich
   nach der Grundkrankheit des einzelnen Patienten. Sie kann
   entsprechend der Steigerung der oralen Nahrungszufuhr reduziert werden. Reaktive Hypoglykämien nach Beendigung der Infusion sind durch gleichmäßige Senkung der Glukosekonzentration vermeidbar. In der Übergangsphase mit supplementärer
   parenteraler Ernährung müssen intravenöses und orales Nahrungsregime stets den vollen Nährstoffbedarf decken.

Bei Beachtung dieser Dosierungs- und Anwendungsrichtlinien sind
auch in der Pädiatrie mit der parenteralen Langzeiternährung Er-
folge zu erzielen.

Die Möglichkeit der peripheren Applikation und die Beherrschung
der Techniken des zentralvenösen Katheters in der Pädiatrie sollten nicht aus Gründen der Bequemlichkeit zu einer gehäuften, un-
gezielten Anwendung dieser Ernährungsform verleiten. Eine strenge Indikation ist erforderlich, auch hinsichtlich der Verweildauer des zentralvenösen Katheters. Die parenterale Ernährung
sollte nicht perfektioniert werden, eine gewisse Variationsbrei-
te besteht auch in der Pädiatrie, z. B. hinsichtlich Flüssigkeitszufuhr, Elektrolytdosierung und der Gabe wasserlöslicher
Vitamine. Schließlich müssen verwendete Infusionsprogramme stets
für den einzelnen Patienten individualisiert werden. Insgesamt
wird der Einsatz der kompletten parenteralen Langzeiternährung
bei richtiger Behandlung akuter und chronischer Ernährungsstörungen auf wenige Fälle beschränkt bleiben.

<u>Literatur</u>


1. ANDREW, G., CHAN, G., SCHIFF, D.: Lipid metabolism in the neonate. I. The effects of Intralipid infusion on plasma trigly-
   ceride and free fatty acid concentration in the neonate. J.
   Pediat. <u>88</u>, 2 (1976).

2. ANTOON, A., BODE, H. H.: Experience in the Shriners Burns
   Institute in Boston. In: Parenteral Nutrition in Infancy and
   Childhood (eds. H. H. BODE, J. B. WARSHAW), p. 245. New York-
   London: Plenum Press 1974.

3. ASHWORTH, A.: Metabolic rates during recovery from protein-
   calorie malnutrition: The need for a new concept of specific
   dynamic action. Nature, Lond. <u>223</u>, 407 (1969).

4. BÄSSLER, K. H., SCHULTIS, K.: Metabolism of fructose, sorbi-
   tol and xylitol and their use in parenteral alimentation. In:
   Total Parenteral Nutrition (ed. H. GHADIMI), p. 65. New York-
   London-Sydney-Toronto: Wiley 1975.

5. BERGER, H.: Grundsätzliches über die parenterale Ernährung
beim Kind. In: Parenterale Ernährung (eds. G. HARTMANN, H.
BERGER), p. 128. Bern-Stuttgart-Wien: Verlag Huber 1972.

6. BERGER, H., FRISCH, H., KOFLER, J., RESCH, R.: Komplette
parenterale Ernährung im Kindesalter. Infusionstherapie $\underline{4}$,
1 (1977).

7. BØRRENSEN, H. Chr.: Clinical applications in paediatric surgery and paediatrics. In: Parenteral Nutrition in Acute Metabolic Illness (ed. H. A. LEE), p. 221. London-New York:
Academic Press 1974.

8. BRYAN, H., SHENNAN, A., GRIFFIN, E., ANGEL, A.: Intralipid
- its rational use in parenteral nutrition of the newborn.
Pediatrics $\underline{58}$, 787 (1976).

9. BÜRGER, U., WOLF, H.: Untersuchungen über die Verwertung
parenteral zugeführter Aminosäuren bei Frühgeborenen und
hypotrophen Neugeborenen. III. Zusammenstellung einer Aminosäurenlösung nach pharmakologischen Gesichtspunkten.
Europ. J. Pediat. $\underline{122}$, 169 (1976).

10. BÜRGER, U., WOLF, H.: Untersuchungen über die Verwertung
parenteral zugeführter Aminosäuren bei Frühgeborenen und
hypotrophen Neugeborenen. IV. Blutspiegelkontrollen während
der Infusion einer nach pharmakokinetischen Gesichtspunkten
zusammengesetzten Aminosäurenlösung. Europ. J. Pediat. $\underline{123}$,
43 (1976).

11. CANOSA, C. A.: Nutrition, Growth and Development. Modern
Problems in Paediatrics, vol. 14. Basel-München-Paris-Lon-
don-New York-Sydney: Karger 1975.

12. CHANCE, G. W.: Intravenous carbohydrate tolerance in infancy.
In: Parenteral Nutrition in Infancy and Childhood (eds. H. H.
BODE, J. B. WARSHAW), p. 38. New York-London: Plenum Press
1974.

13. COHEN, M. I., BOLEY, S. J., DAUM, F., LITT, I. F., SCHON-
BERG, S. K.: The role and effect of parenteral nutrition on
the liver and its use in chronic inflammatory bowel disease
in childhood. In: Parenteral Nutrition in Infancy and Childhood (eds. H. H. BODE, J. B. WARSHAW), p. 214. New York-
London: Plenum Press 1974.

14. DAY, G. M., RADDEM, I. C., BALFE, J. W., CHANCE, G. W.: Electrolyte abnormalities in very low birthweight infants. Pediat.
Res. $\underline{10}$, 522 (1976).

15. DUDRICK, S. J., WILMORE, D. W., VARS, H. M., RHOADS, J. E.:
Long-term parenteral nutrition with growth, development, and
positive nitrogen balance. Surgery $\underline{64}$, 134 (1968).

16. DUDRICK, S. J., WILMORE, D. W., VARS, H. M., RHOADS, J. E.:
Can intravenous feeding as the sole means of nutrition sup-

port growth in the child and restore weight loss in an adult?
An affirmative answer. Ann Surg. 169, 974 (1969).

17. EDITORIAL: The infant brain following severe malnutrition.
    Nutr. Rev. 27, 251 (1969).

18. EWERBECK, H.: Bilanzierung des Flüssigkeitshaushaltes. In:
    Therapie lebensbedrohlicher Zustände bei Säuglingen und
    Kleinkindern. Anaesthesiologie und Wiederbelebung, Bd. 72.
    Berlin-Heidelberg-New York: Springer 1973.

19. EWERBECK, H.: Zerebralschäden des Kindes durch intrauterine
    und postnatale Unter- und Fehlernährung (ein schriftliches
    Symposion). Geburtsh. Frauenheilk. 34, 233 (1974).

20. FELICIANO, D. V., TELANDER, R. L.: Total parenteral nutri-
    tion in infants and children. Mayo Clin. Proc. 51, 647 (1976).

21. FILLER, R. M., ERKLIS, A. J., RUBIN, V. G., DAS, J. B.: Long-
    term total parenteral nutrition in infants. New Engl. J. Med.
    281, 589 (1969).

22. FILLER, R. M., ERAKLIS, A. J.: Care of the critically ill
    child: Intravenous alimentation. Pediatrics 46, 456 (1970).

23. FILLER, R. M., ERAKLIS, A. J., DAS, J. B.: Total parenteral
    nutrition in pediatrics. Rational and clinical experience.
    In: Total Parenteral Nutrition (ed. H. GHADIMI), p. 445.
    New York-London-Sydney-Toronto: Wiley 1975.

24. FISCHER, J. E.: Parenteral nutrition of renal disease. In:
    Parenteral Nutrition in Infancy and Childhood (eds. H. H.
    BODE, J. B. WARSHAW), p. 225. New York-London: Plenum Press
    1974.

25. FÖRSTER, H.: The utilization of xylitol, fructose and sor-
    bitol. In: Parenteral Nutrition in Infancy and Childhood
    (eds. H. H. BODE, J. B. WARSHAW), p. 71. New York-London:
    Plenum Press 1974.

26. FORGET, P. P., FERNANDES, J., HAVERKAMP-BEGEMANN, P.: Uti-
    lization of fat emulsion during total parenteral nutrition
    in children. Acta paediat. scand. 64, 377 (1975).

27. FROESCH, E. R.: The metabolism of glucose, its endocrine
    control and comparative aspects with fructose, sorbitol and
    xylitol metabolism. In: Parenteral Nutrition in Acute Meta-
    bolic Illness (ed. H. A. LEE), p. 13. New York-London: Aca-
    demic Press 1974.

28. GHADIMI, H.: Newly devised amino acid solutions for intra-
    venous administration. In: Total Parenteral Nutrition (ed.
    H. GHADIMI), p. 393. New York-London-Sydney-Toronto: Wiley
    1975.

29. GIGON, J. P., LANGO, S., GRÖTZINGER, U., DITTMANN, M.: Über
die pulmonale Toleranz von Sojabohnenölemulsion. In: Parenterale Ernährung (eds. G. HARTMANN, H. BERGER), p. 220.
Bern-Stuttgart-Wien: Verlag Huber 1972.

30. GITZELMANN, R., BAERLOCHER, K.: Vorteile und Nachteile der
Fructose in der Nahrung. Pädiat. Fortbild. Praxis 37, 40
(1973).

31. GREENE, H. L., HAMBRIDGE, M., HERMAN, Y. F.: The trace ele-
ments and vitamins. In: Parenteral Nutrition in Infancy and
Childhood (eds. H. H. BODE, J. B. WARSHAW), p. 351. New York-
London: Plenum Press 1974.

32. GREENE, H. L.: Vitamines and trace elements. In: Parenteral
Nutrition (ed. H. GHADIMI), p. 351. New York-London-Sydney-
Toronto: Wiley 1975.

33. GROFF, D. B.: Complications in intravenous hyperalimentation
in newborns and infants. J. Pediat. Surg. 4, 460 (1969).

34. GUSTAFSON, A., KJELLMER, I., OLEGARD, R., VICTORIN, L.:
Nutrition in low-birth-weight infants. Intravenous injec-
tion of fat emulsion. Acta paediat. scand. 61, 149 (1972).

35. GUSTAFSON, A., KJELLMER, I., OLEGARD, R., VICTORIN, L. H.:
Nutrition of low-birth-weight infants. II. Repeated intravenous injections of fat emulsion. Acta paediat. scand. 63,
177 (1974).

36. HALLBERG, D.: Fettemulsionen für die parenterale Ernährung.
In: Fettemulsionen in der parenteralen Ernährung (eds. A.
WRETLIND, R. FREY, K. EYRICH, H. MAKOWSKI), p. 55. Berlin-
Heidelberg-New York: Springer 1977.

37. HARRIES, J. T.: Intravenous feeding in infants. Arch. Dis.
Childh. 46, 855 (1971).

38. HARRIS, F.: In: Paediatric Fluid Therapy, p. 22. Oxford-
London-Edinburgh-Melbourne: Blackwell Scientific Publications 1972.

39. HERSCHKOWITZ, N.: Effekt der Unterernährung auf die Gehirnentwicklung. Mschr. Kinderheilk. 122, 240 (1974).

40. HEUCKENKAMP, P. U.: Der Stellenwert der Kohlenhydrate im
Rahmen der parenteralen Ernährung. In: Fettemulsionen in der
parenteralen Ernährung (eds. A. WRETLIND, R. FREY, K. EYRICH,
H. MAKOWSKI), p. 26. Berlin-Heidelberg-New York: Springer
1977.

41. HONOUR, J. W., VALMAN, H. B., SHACKLETON, C. H. L.: Aldosteron and sodium homeostasis in premature infants. Acta paediat.
scand. 66, 106 (1977).

42. HÖVENER, B., LINK, J.: Parenterale Ernährung auf einer in-
terdisziplinären operativen Intensivpflegestation (Organi-
sation und Praxis). Infusionstherapie $\underline{3}$, 202 (1976).

43. HUTH, K., SCHMAHL, F.: Experimentelle Untersuchungen zur
Wirkung parenteraler Fettgaben. In: Fettemulsionen in der
parenteralen Ernährung (eds. A. WRETLIND, R. FREY, K. EY-
RICH, H. MAKOWSKI), p. 133. Berlin-Heidelberg-New York:
Springer 1977.

44. JOHNSON, D. G.: Total intravenous nutrition in newborn surgical patients: A three-year perspective. J. Pediat. Surg.
$\underline{5}$, 601 (1970).

45. JÜRGENS, P., DOLIF, D., PANTELIADES, C., HOFERT, C.: Kon-
trollierte parenterale Ernährung von Frühgeborenen. Z. Ernährungswiss., Suppl. $\underline{15}$, 69 (1973).

46. KUSPAREK, K.: Probleme der Homöostase essentieller Spurenelemente. In: Spurenelemente in der Entwicklung von Mensch
und Tier (eds. K. BETKE, F. BIDLINGMAIER), p. 121. München-
Berlin-Wien: Urban & Schwarzenberg 1975.

47. LILJEDAHL, S. O.: Die intravenöse Ernährung bei Verbrennungen. In: Fettemulsionen in der parenteralen Ernährung (eds.
A. WRETLIND, R. FREY, K. EYRICH, H. MAKOWSKI), p. 121. Berlin-Heidelberg-New York: Springer 1977.

48. LOMBECK, I., KUSPAREK, K., FEINENDEGEN, L. E., BREMER, H. J.:
Spurenelementkonzentrationen im Serum von Kindern mit Stoff-
wechselanomalien unter synthetischer Kost. In: Spurenelemen-
te in der Entwicklung von Mensch und Tier (eds. K. BETKE,
F. BIDLINGMAIER), p. 149. München-Berlin-Wien: Urban &
Schwarzenberg 1975.

49. MOELLER, H., WILK, G.: Der Gehalt von Spurenelementen in
Säuglingsnahrungen und Infusionslösungen. In: Spurenelemente
in der Entwicklung von Mensch und Tier (eds. K. BETKE, F.
BIDLINGMAIER), p. 137. München-Berlin-Wien: Urban & Schwarzenberg 1975.

50. ORTLIEB, R.: Parenterale Ernährung in der Neugeborenenperiode. Mschr. Kinderheilk. $\underline{123}$, 77 (1975).

51. PANTELIADES, Ch.: Parenterale Ernährung. In: Pädiatrische
Intensivbehandlung (eds. V. v. LOEWENICH, H. KOCH), p. 119.
Stuttgart: Thieme 1974.

52. PANTELIADES, Ch.: Beitrag zur Analyse von Spurenelementen
bei Neugeborenen. In: Spurenelemente in der Entwicklung von
Mensch und Tier (eds. K. BETKE, F. BIDLINGMAIER), p. 103.
München-Berlin-Wien: Urban & Schwarzenberg 1975.

53. POHLANDT, F.: Zur Vermeidung von Aminosäureimbalanzen bei
Neugeborenen mit parenteraler Ernährung. Mschr. Kinderheilk.
$\underline{123}$, 448 (1975).

54. POHLANDT, F., TÖLLNER, M., KLÖR, H. U., MOHR, W.: Biochemische und histologische Untersuchungen zur Verträglichkeit
einer Fettemulsion in der parenteralen Ernährung von Neugeborenen. In: Fettemulsionen in der parenteralen Ernährung
(eds. A. WRETLIND, R. FREY, K. EYRICH, H. MAKOWSKI), p. 171.
Berlin-Heidelberg-New York: Springer 1977.

55. POPP, M. P., LAW, E. J., MacMILLAN, B. G.: Experience in
the Shriners Burns Institute in Cincinnati. In: Parenteral
Nutrition in Infancy and Childhood (eds. H. H. BODE, J. B.
WARSHAW), p. 240. New York-London: Plenum Press 1974.

56. RAJALAKSHAMI, R., RAMAKRISHNAN, C. V.: Nutrition and brain
function. World Review of Nutrition and Dietetics $\underline{15}$, 35
(1972).

57. RICOW, C., MILLOT, M., BALSAN, S.: Phosphor depletion in
children on long-term total parenteral nutrition. Acta
paediat. scand. $\underline{64}$, 385 (1975).

58. SANER, G.: Chrom bei Neugeborenen. In: Spurenelemente in der
Entwicklung von Mensch und Tier (eds. K. BETKE, F. BIDLING-
MAIER), p. 199. München-Berlin-Wien: Urban & Schwarzenberg
1975.

59. SCHÄRLI, A.: Parenterale Ernährung beim Säugling und Frühgeborenen. In: Parenterale Ernährung (eds. G. HARTMANN, H.
BERGER), p. 138. Bern-Stuttgart-Wien: Verlag Huber 1972.

60. SCHMERLING, D. H., DANGEL, P.: Praktische Erfahrungen mit
vollständiger, kurzfristiger parenteraler Ernährung in der
Pädiatrie. In: Grundlagen und Praxis der parenteralen Ernährung (eds. K. L. HELLER, K. SCHULTIS, B. WEINHEIMER),
p. 177. Stuttgart: Thieme 1974.

61. SINCLAIR, J. C., DRISCOLL, J. M., HEIRD, W. C., WINTERS, R.
W.: Supportive management of the sick neonate: parenteral
calories, water, and electrolytes. Pediat. Clin. N. Amer.
$\underline{17}$, 863 (1970).

62. THODENIUS, K.: Renal control of sodium homeostasis in infancy. Acta paediat. scand., Suppl. $\underline{253}$ (1974).

63. WARSHAW, J. B.: Fatty acid oxydation during development.
In: Parenteral Nutrition in Infancy and Childhood (eds. H.
H. BODE, J. B. WARSHAW), p. 88. New York-London: Plenum
Press 1974.

64. WATERLOW, J. C.: Nutrition and the developing brain. Lancet
$\underline{I}$, 425 (1973).

65. WILLE, L., JÜRGENS, P., LUTZ, P., PANTELIADES, C.: Untersuchungen über eine verbesserte L-Aminosäurenlösung zur Infusionstherapie in der Pädiatrie. Mschr. Kinderheilk. (im
Druck).

66. WILLE, L.: Nicht veröffentlichte Daten.

67. WILMORE, D. W., DUDRICK, S. J.: Growth and development of
    an infant receiving all nutrients exclusively by vein. JAMA
    203, 860 (1968).

68. WILMORE, D. W., GROFF, D. B., BISHOP, H. C., DUDRICK, S. J.:
    Total parenteral nutrition in infants with catastrophic
    gastrointestinal anomalies. J. Pediat. Surg. 4, 181 (1969).

69. WORLD HEALTH ORGANIZATION (1974): Handbook of Human Nutri-
    tional Requirements. Monograph. series, No. 61, Geneva: WHO.

70. WRETLIND, H.: Complete intravenous nutrition. Nutr. Metab.
    Suppl. 14, 1 (1972).

71. WRETLIND, H.: Ernährungsphysiologische und pharmakologische
    Gesichtspunkte in der kompletten parenteralen Ernährung. In:
    Parenterale Ernährung (eds. G. HARTMANN, H. BERGER), p. 9.
    Bern-Stuttgart-Wien: Verlag Huber 1972.

72. WRETLIND, H.: Ernährungsphysiologische Aspekte bei vollstän-
    diger intravenöser Ernährung. In: Fettemulsionen in der par-
    enteralen Ernährung (eds. A. WRETLIND, R. FREY, K. EYRICH,
    H. MAKOWSKI), p. 1. Berlin-Heidelberg-New York: Springer 1977.

73. WRETLIND, H.: Fat. In: Total Parenteral Nutrition (ed. H.
    GHADIMI), p. 23. New York-London-Syndney-Toronto: Wiley 1975.

# Zusammenfassung der Diskussion zum Thema:
## „Bedarf und Verwertung parenteral zugeführter Nährstoffe"

FRAGE:
Welche Kohlenhydrate kommen prinzipiell bei der parenteralen
Ernährung in Frage, welche von diesen kommen für klinischen Ge-
brauch nicht in Betracht?

ANTWORT:
Zur Anwendung können kommen: Glukose, Sorbit, Fruktose und Xylit. Wie weit es sinnvoll ist, im Kindesalter Zuckeraustausch-
stoffe in der parenteralen Ernährung anzuwenden, ist noch offen.
Unter Ausklammerung der posttraumatischen Phase sind hier eher
Nachteile zu erwarten, vor allem in bezug auf Frühaltersgruppen
mit Neigung zur Azidose und der Möglichkeit einer Fruktoseintoleranz. Bei vorsichtiger Steigerung kann man bei einer kompletten parenteralen Ernährung mit Glukose auskommen, sofern man
die Kalorienzufuhr über Fette ausnutzt.

FRAGE:
Kann man in der Pädiatrie zwischen solchen Patienten, die infolge Traumatisierung im Streß sind, und solchen, die nicht
traumatisiert, aber doch im Streß sind, z. B. bei einer Sepsis,
unterscheiden?

ANTWORT:
Es geht bei der parenteralen Ernährung um die Verwertung über
einen längeren Zeitraum, nicht um die relativ kurze Zeitspanne,
in welcher Azidose oder Hypoxie bzw. Streß bestehen. Bei Lang-
zeitbehandlung konnte bei internistischen Fällen keine Einschränkung der Glukosetoleranz festgestellt werden. Glukosurien
und Hyperglykämien sind nicht aufgetreten.

Unter Hypoxiebedingungen kann aus allen Kohlenhydraten Laktat
entstehen, so daß diesbezüglich kein grundsätzlicher Unterschied
besteht.

FRAGE:
Ist die Frage der Fruktoseintoleranz, die sich sowohl auf Fruktose wie auf Sorbit bezieht, in der Pädiatrie so relevant, daß
diese Substanzen tatsächlich im Kindesalter nicht verwendet werden sollen?

ANTWORT:
Es gibt Indikationen, z. B. bei hyperglykämischen Kindern oder
bei Glukose-Galaktose-Malabsorption, eventuell auch unter be-

sonderen Bedingungen einer kompletten parenteralen Ernährung,
wobei eine strenge Indikation zu beachten ist. Die Anwendung
darf aber nur unter sorgfältiger Überwachung erfolgen. Als ini-
tiales Kohlenhydrat sollte Fruktose und Sorbit vermieden werden, da die i.v. Gabe auch kleiner Mengen im Falle einer Fruktoseintoleranz deletär ist. O,1 g Fruktose/kg KG i.v. als Bolus
genügen zur Auslösung eines Schocks, der meist irreversibel ist.
Die Fruktoseintoleranz scheint nicht so selten zu sein und ist
niemals mit Sicherheit auszuschließen. GITZELMANN und BAERLOCHER
geben die Häufigkeit der Fruktoseintoleranz für die Schweiz mit
1:20.000 an. Es besteht keine Notwendigkeit, Fruktose oder Sorbit primär anzuwenden. Es gibt auch Fälle von Fruktoseintoleranz
im Erwachsenenalter; diese Patienten verweigerten bereits als
Kinder fruktosehaltige Nahrung, die Eltern wußten aber nicht
warum. Eine Altersgrenze, ab welcher Fruktose harmlos ist, kann
man daher nicht angeben. Man sollte bei jedem Patienten nach
Verträglichkeit von Süßspeisen und Obst fragen.


FRAGE:
Ist Xylit in der Pädiatrie grundsätzlich anwendbar?


ANTWORT:
Mit Einschränkungen, ja. Bei vorgeschädigter Leber könnte es
zur Verstärkung des Leberschadens kommen. Es ist auch nur bei
gesunder Leber sinnvoll, Xylit zu geben, da er nur nützt, wenn
er in Glukose umgebaut wird. Man sollte Xylit nur einsetzen,
wenn von Glukose ungünstige Effekte zu erwarten sind. Es gibt
primär keine Notwendigkeit, Xylit statt Glukose zu nehmen. Weitere Untersuchungen, speziell für die postoperative Phase, sind
aber noch erforderlich. Im Rahmen der kompletten parenteralen
Ernährung und unter der dann ohnehin erforderlichen strengen
Überwachung kann es nützlich sein, Xylit in Kombination mit anderen Kohlenhydraten einzusetzen, um über einen zusätzlichen
Stoffwechselweg mehr Kalorien zuführen zu können. Mit Xylit
alleine kann eine ausreichende Kohlenhydratzufuhr nicht bewerk-
stelligt werden.

Eine anhaltende Hyperglykämie muß als Hinweis auf eine Glukoseverwertungsstörung beachtet werden; hier besteht eine Indikation für Nicht-Glukose-Kohlenhydrate. Auch falls kein Fett gegeben werden kann (z. B. in der frühen postoperativen und posttraumatischen Phase), kann man mit Glukose allein nicht Kalorien
in ausreichender Menge zuführen und sollte dann zusätzlich Xylit
einsetzen.


FRAGE:
Gibt es Untersuchungen über das Auftreten von Nebenwirkungen in
Zusammenhang mit Xylitinfusionen?


ANTWORT:
Es gibt keine Untersuchung, die eine direkte Entstehung von Oxalat aus Xylit beweist; es ist auch kein derartiger Stoffwechsel-

weg bekannt. Wenn $^{14}$C-markierte Substrate einverleibt werden,
so gelangt $^{14}$C über $CO_2$ oder andere Zwischenprodukte in nahezu
alle Kohlenstoffverbindungen, unter anderem auch in Oxalat. Hier
gibt es keinen Unterschied zwischen Xylit und Glukose. Es gibt
Stoffwechselsituationen, offenbar besonders bei Schwertraumati-
sierten, in denen Oxalat entsteht. Dies hat aber nichts mit Xylit zu tun, es ist hierbei gleichgültig, welches Kohlenhydrat
zugeführt wird (2, 4).

Es liegen bisher keine eindeutigen Erfahrungen mit Xylit auch
in Kombination mit Glukose oder Glukose und Sorbit für die Neugeborenenperiode vor. Hier müßten noch systematische Untersuchungen durchgeführt werden.


FRAGE:
Welche Gefahren birgt die Anwendung von Glukose allein oder von
Insulin und Glukose in sich?


ANTWORT:
Vor allem bei Neugeborenen sollte man bei reiner Glukosezufuhr
langsam steigern und ständig die Blutzuckerwerte kontrollieren.
Es sollte dabei keine Hyperglykämie auftreten. Wenn es dennoch
dazu kommt, kann man kurzfristig die Konzentration zurücknehmen
und über 4 - 6 h eine Anpassung des Glukosespiegels abwarten,
das hat auch den Vorteil geringerer osmotischer Schwankungen
(z. B. bei Gefahr eines Hirnödems). Der Einsatz von Insulin ist
problematisch, weil je nach Situation sehr kleine Dosen schon
zu abruptem Blutzuckerabfall führen können, oder aber, z. B. im
Streß, auch große Dosen zunächst wirkungslos bleiben. Wenn man
Insulin einsetzt, so maximal eine IE Insulin je 5 g Glukose.


FRAGE:
Wonach soll sich der Kliniker bei der Dosierung von Aminosäuren
richten?


ANTWORT:
Die heute möglichen Dosisempfehlungen beziehen sich auf den normalen, physiologischen Stoffwechsel. Hier sind die Bestimmung
der Plasmaaminosäuren und die Stickstoffbilanz gute Methoden,
um über den Bedarf an Aminosäuren sowohl qualitativ wie quantitativ exakte Aussagen zu machen. Für klinische Fälle sind beide
Methoden ungeeignet, weil hier in den meisten Fällen eben keine
normalen Stoffwechselverhältnisse vorliegen. Über Aminosäuren-
homöostase unter pathophysiologischen Verhältnissen existieren
nur sehr unvollständige Vorstellungen. Für die Überwachung der
parenteralen Ernährung genügt die Bestimmung der Stickstoffausscheidung im Urin. Unter optimalen Bedingungen sollte sie bei
100 - 150 mg/kg KG/d liegen. Höhere Werte signalisieren erhöhte
Katabolie, die in der Krankheit oder in einer Fehlbilanzierung
begründet sein kann.

FRAGE:
Warum sollen parenteral höhere Eiweißmengen gegeben werden als
in der Muttermilch enthalten sind?


ANTWORT:
Bei der oralen Ernährung gilt: Reife Neugeborene (3.500 g) ver-
doppeln unter Frauenmilchernährung das Geburtsgewicht in fünf
bis sechs Monaten (3.500:180 = 19,4 g/Tag). Frühgeborene mit
2,25 bzw. 4,5 g Kuhmilcheiweiß/kg KG täglich haben kein schnel-
leres Längenwachstum als Frühgeborene mit 1,6 g Frauenmilchpro-
tein (3).

Für parenterale Verhältnisse gilt: Eine Proteingabe von 1,6 g/
kg KG/Tag erlaubt maximal eine Zuwachsrate von 6 g/kg KG/Tag (1).
Wenn wir höhere Werte anstreben wollen, müssen wir mehr geben,
also für das reife Neugeborene etwa 2,2 - 2,4 g, für das Frühgeborene 2,8 - 3,0 g/kg KG/Tag (JÜRGENS).


FRAGE:
Wonach soll man sich im praktischen Fall bei der parenteralen
Ernährung eines Frühgeborenen richten? Intrauterin wächst es
schneller als 6 g/kg KG/d.


ANTWORT:
Je kleiner das Kind, um so höher liegt die prozentuale Zuwachsrate, die Absolutwerte sind aber geringer. Man sollte sich möglichst an den naturgegebenen Verhältnissen orientieren und versuchen, die endogene Stickstoffausscheidung zu erreichen. Diese
ist eine Funktion der Körpergröße und relativ um so höher, je
kleiner der Organismus ist. Der Fetus erhält intrauterin ca.
1,9 g/kg KG/d. Wenn man parenteral zuführt, ergeben sich zwei
Probleme, die nur im Zusammenhang gesehen werden dürfen:
a) das maximale Wachstum,
b) die Imbalancen.

Maximal muß nicht optimal sein. Wenn maximales Wachstum ohne Imbalancen zu erzielen ist, so dürfte das optimal sein. Wahrscheinlich ist es aber besser, ein submaximales Wachstum ohne Imbalancen zu bekommen, als ein maximales mit der Gefahr von Imbalancen.

Für das reife Neugeborene ist das einzige Referenzkollektiv die
von der eigenen Mutter ad libitum gestillten Kinder. Diese erhalten im Schnitt 1,6 g Protein/kg KG/d und erreichen ab dem •
dritten Tag postpartal das gleiche Aminosäurenmuster wie im Na-
belschnurblut. Dabei ist aber auch die Reifung der Muttermilch
zu beachten, denn Kolostrum ist viel proteinreicher als reife
Milch. Kinder, die nach der Finkelsteinschen Regel mit gepool-
ter Frauenmilch ernährt werden, erreichen erst nach vier Wochen
den pränatalen Aminosäurenspiegel. Ein frühgeborenes Kind gedeiht mit reifer Frauenmilch nicht, es benötigt mehr Protein.
Abweichungen vom Normmuster müssen noch keine schädlichen Imbalancen anzeigen. Das Problem liegt darin, daß wir noch nicht
wissen, welche Abweichung noch zulässig ist und welche das Kind

eventuell schädigt, z. B. in seiner Intelligenzentwicklung. Für
das Neugeborene liegt die Wachstumsrate zwischen 6 - 12 g/kg KG/
d. Die Empfehlung sollte etwa in der Mitte liegen. Es kommt auch
nicht nur auf die Gewichtszunahme an, man muß vor allem auf das
Längenwachstum achten. Im individuellen Fall ist es sehr schwer
zu sagen, wo bezüglich der Aminosäurenzufuhr das Optimum liegt.
Es besteht aber eine strenge Korrelation zwischen Stickstoffretention und Wachstum. Die maximale Retention liegt bei 70 %.
Eine höhere Retention ist durch nichts zu erreichen.

Bei Zufuhr sehr hoher Mengen von Aminosäuren kommt es zu Verzerrungen des Normalmusters, weil die einzelnen Aminosäuren unterschiedliche maximale Metabolisierungsraten haben. Was übrig
bleibt, bestimmt den Plasmaspiegel. Die Bestimmung der Plasma-
aminosäurenspiegel ist daher nur sinnvoll im Zusammenhang mit
der Stickstoffbilanz. Man darf nicht versuchen, parenteral mehr
erreichen zu wollen als enteral. Andererseits muß man bei gesunden Frühgeborenen sofort mit hoher Kalorienzufuhr und ausreichender Aminosäurengabe beginnen, um Schäden zu vermeiden,
d. h. nicht "einschleichen", weil dann zumindest zeitweise Mangelzustände entstehen können. Gerade Kinder in schlechtem Zustand benötigen ausreichend Protein.

Spezielle Bedingungen sind natürlich bei Erkrankungen des Aminosäurenstoffwechsels gegeben und müssen berücksichtigt werden.


FRAGE:
Welchen Stellenwert hat das Fett in der parenteralen Ernährung
im Kindesalter?


ANTWORT:
Triglyzeride in Emulsionen sind auch beim Neugeborenen verwertbar. Die Frage, ob bei Langzeitanwendung und täglicher Applikation irgendwelche Störungen entstehen können, kann noch nicht
endgültig beantwortet werden. In den ersten Lebenstagen ist es
in der Regel nicht nötig, Fett zuzuführen. Im Streß wird Fett
wahrscheinlich schlechter verwertet, ebenso bei hypotrophen Neugeborenen. Ungestört entwickelte Frühgeborene verwerten Fett
gut. Man sollte aber stets unterhalb der maximal möglichen Transferrate bleiben (POHLANDT, WILLE, WOLF). Bei Infusion von maximal 4 g Fett/kg KG über 24 h findet man bezüglich der Verwertung
keine Unterschiede zwischen reifen, unreifen und dystrophen Kindern. Diese Dosis liegt allerdings deutlich unterhalb der maximal möglichen Transferwerte, die insofern klinisch nicht so interessant sind. Auch bei bestehendem RDS (respiratory distress
syndrome) war bei dieser Dosierung keine nachteilige Wirkung zu
beobachten. Wenn die gleiche Menge in kürzerer Zeit verabfolgt
wird, so führt das zur Hyperlipidämie und möglicherweise zur
Beeinträchtigung der Lungenfunktion. Vorsichtshalber sollte man
in den ersten Tagen bei Vorliegen eines RDS kein Fett geben
(diese Kinder erhalten meist zur Kreislaufstabilisierung Human-
albumin, das auch etwas Fett enthält) und auf jeden Fall eine
Schnellinfusion vermeiden.

Für eine ergänzende Infusionstherapie ist Fett immer entbehrlich. Heparin hat keinen Einfluß auf die Lipidämie bei Fettinfusionen, man sollte es daher weglassen.


FRAGE:
Hat Fett beim RDS einen Einfluß auf die Resynthese von Phospho-
lipiden?


ANTWORT:
Darüber ist nichts bekannt.


FRAGE:
Welche Indikationen bestehen aus der Sicht des Klinikers für
die parenterale Fettzufuhr im Kindesalter (Kalorien, essentielle Fettsäuren, peripher-venöse Infusion)?


ANTWORT:
Wenn Fett im Sinne einer Kalorienzufuhr infundiert wird, ist ab
dem ersten Lebenstag täglich mindestens 1 g Fett/kg KG nötig.
Wird kein Fett gegeben, so ist schon am Ende der ersten Lebenswoche ein Absinken einzelner essentieller Fettsäuren zu beobachten. Um dies zu verhindern, sollte man daher mit der Zufuhr spätestens zu Beginn der zweiten Lebenswoche anfangen und wenig-
stens eine reduzierte Dosis zuführen. Auf keinen Fall sollte
man abwarten, bis klinische Erscheinungen (trockene, schuppende
Haut) auftreten.


FRAGE:
Kommt es bei parenteraler Fettzufuhr zu Ablagerungen in der Leber?


ANTWORT:
Bei sieben verstorbenen Neugeborenen, die unter anderem Fettinfusionen erhalten hatten, war in vier Fällen keine Verfettung
zu finden, bei drei Kindern waren fein- bis mitteltropfige Ver-
fettungen um die Zentralvene herum zu beobachten. Das spricht
aber mehr dafür, daß es sich um Folgen einer Hypoxie und nicht
der Fettinfusion handelte. Bei anderen Kindern, welche keine
Fettinfusion erhalten hatten, fanden sich ähnliche, zum Teil
wesentlich stärkere Leberverfettungen.


FRAGE:
Gegen Fett als Kalorienträger sind doch einige Bedenken anzu-
melden. Bei Erwachsenen ist eine erhebliche Verschlechterung
der Stickstoffbilanz durch parenterale Fettzufuhr zu beobachten. Es wird offenbar parenteral gegebenes Fett nur in geringem Anteil zur ATP-Synthese verwandt, der größte Teil wird zur
Wärmeproduktion verbrannt. Falls sich beim Kind ähnliche Verhältnisse finden, kommt unsere ganze Kalorienberechnung ins

Wanken, denn diese hat ja nur einen Sinn, solange die zugeführten Kalorien auch in ATP umgesetzt werden. Kann man also Kohlenhydrate isokalorisch durch Fett ersetzen oder benötigt man bei Kalorienzufuhr durch Fett nominell mehr? Verschlechtert sich auch bei Kindern die Stickstoffbilanz durch Fettinfusionen?

ANTWORT:
Es ist schwierig, ausreichend Kalorien nur mit Kohlenhydraten zuzuführen, weil die dazu benötigte Flüssigkeitsmenge recht groß wird und Glukose nicht unbegrenzt verwertbar ist. Eine Verschlechterung der Stickstoffbilanz ist wohl nachweisbar, aber der Anteil spielt keine klinisch relevante Rolle. Die Plasmakonzentration der freien Fettsäuren ist mit und ohne Fettinfusion gleich hoch. Auch die Wärmeproduktion ist ein wichtiger Teil des Energiebedarfes. Eine übermäßige Wärmeproduktion müßte vor allem bei Inkubatorkindern sofort auffallen. Sie ist aber nicht beobachtet worden. Wenn Fett zu einer Verschlechterung der Stickstoffbilanz führt, so zeigt das gerade eine sehr intensive Verwertung. Durch freie Fettsäuren und Acetyl-CoA wird die Glukoneogenese aus Aminosäuren gesteigert, auch wenn gerade keine zwingende Notwendigkeit dazu besteht. Dies gilt bei Erwachsenen bei Zufuhr von mehr als 30 % der Kalorien als Fett. Bei Kindern fehlen entsprechende exakte Untersuchungen.

FRAGE:
Senkt parenteral zugeführtes Fett im Zustand der Hypoxie die Herzleistung?

ANTWORT:
Ja, der $O_2$-Verbrauch steigt an. Man muß in jedem Fall das Kind ansehen. Fettzufuhr im Streß ist sinnlos, da dann endogen schon ein sehr hoher Fettsäurenspiegel vorliegt.

## Literatur

1. ALLISON, J. B.: In: Mammalian Protein Metabolism (eds. H. N. MUNRO, J. B. ALLISON), vol. II. New York-London: Academic Press 1974.

2. PESCH, H. J., KRAMPF, F. D., WEILAND, H., BAUDISCH, H.: Zur Caliumoxalatbildung nach Infusion verschiedener Kohlenhydrate. In: Verdauung und Stoffwechsel. Aktionen und Interaktionen. Verh. dt. Ges. Verdau.-Stoffwechselkr., Baden-Baden 1974.

3. RÄIHÄ, N. C. R., HEINONEN, K., RASSIN, D. K., GAULL, G. E.: Mild protein quantity and quality in low-birth-weight infants: I. Metabolic responses and effects on growth. Pediatrics <u>57</u>, 659 (1976).

4. WANG, Y. M., OSHINSKY, R. J., LANTIN, E., van EYS, J.: J. Nutr. <u>107</u> (1977) (im Druck).

# Besonderheiten des Wasser-Elektrolyt- und Säuren-Basen-Haushaltes in der intra- und postoperativen Phase

Von G. Schöch

Wasser ist Conditio sine qua non für alles Leben, das rechte
Maß an Wasser ist Conditio sine qua non für die Gesundheit. Die
Aufrechterhaltung der Wasserhomöostase steht daher im Zentrum
aller Überlegungen zur Bilanzierung des Stoffwechsels. Die physiologische Regulierung des "intrakorporalen Pegelstandes" erfolgt im gesunden Organismus außerordentlich präzise und steht
in engstem Zusammenhang mit nahezu allen wichtigen Körperfunk-
tionen. In Abb. 1 wird versucht, dieses Verbundsystem in stark
vereinfachter Form durch Überschneidung der einzelnen Regelkrei-
se zu symbolisieren. Dieses Schema ist selbstverständlich kei-
neswegs vollständig; es kann gar nicht vollständig sein, da die
Gesetzmäßigkeiten dieses hochdifferenzierten Regelsystems noch
bei weitem nicht vollständig durchschaubar sind. An welcher
Stelle des Systems auch immer eine Primärstörung einsetzt, stets
ist mit Auswirkungen auf andere Bereiche der Reaktionskette zu
rechnen. Die Abgrenzung der Thematik dieses Beitrages ist daher
zwangsläufig willkürlich und "unphysiologisch"; Übergriffe auf
angrenzende Bereiche sind nicht zu vermeiden.

## Verbundsystem der Regelkreise

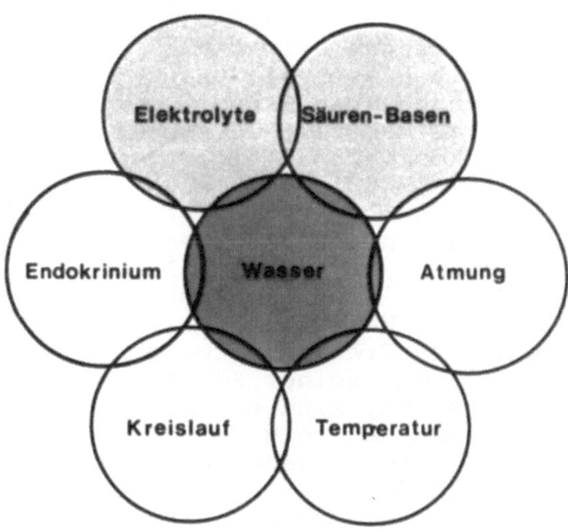


Abb. 1

Schon beim Neugeborenen erweist sich das Regelsystem des Milieu
intérieur als außerordentlich flexibel und leistungsfähig. Wir
wissen heute, daß es eine "physiologische Insuffizienz" nicht

gibt. Daß z. B. die Niere, als zentrales Regelorgan, den Stoff-
wechselbedingungen des jungen Kindes ausgezeichnet angepaßt ist
und alle einigermaßen im physiologischen Bereich liegenden Belastungen ohne weiteres auffangen kann. Sofern es im Umfeld einer Operation zu schwerwiegenden Störungen kommt, ist die Insuffizienz meist nicht bei den Organleistungen des Kindes, sondern beim Therapeuten zu suchen, der mit hier unzutreffenden,
an Erwachsenen gewonnenen pathophysiologischen Vorstellungen
die Kompensationsmöglichkeiten des kindlichen Organismus falsch
einschätzt. Es handelt sich dabei in erster Linie um quantitative Probleme, die unter der absolut unphysiologischen Belastung
durch Anästhesie und Operation entscheidende, oft genug lebens-
wichtige Bedeutung gewinnen. Unsere Aufgabe muß es sein, die
Störfaktoren in den Grenzen der kindlichen Kompensationsbreite
zu halten und die Voraussetzungen für die Funktion der körpereigenen Regelmechanismen sicherzustellen.

Der besseren Übersicht wegen sei zunächst eine in jeder Hinsicht
ausgeglichene Homöostase als präoperative Ausgangssituation un-
terstellt. Diese Position ist insofern nicht ganz realitätsfremd,
als bei bestehenden Störungen, gleichgültig welcher Art diese
sein mögen, wenn irgend möglich vor Einleitung der Anästhesie
ein Ausgleich herbeigeführt werden sollte. Andernfalls riskiert
man den Zusammenbruch gerade noch kompensierter Funktionen.

Bei intakter Homöostase beginnt die Belastung des Kindes mit
der präoperativen Nahrungs- und Flüssigkeitskarenz. Eine Unter-
brechung der oralen Zufuhr für 4 - 6 h ist auch für junge Säuglinge durchaus zumutbar, entspricht sie doch lediglich der physiologischen Nachtpause zwischen zwei Mahlzeiten. Nur Frühgeborene oder "small for date"-Kinder werden schon in dieser Zeitspanne eventuell deutliche Mangelerscheinungen entwickeln und
bedürfen entsprechender Prophylaxe. Durch Anästhesie und Operation wird das Kind aber weiteren Belastungen und Flüssigkeits-
verlusten ausgesetzt, anstatt die fällige Mahlzeit zu erhalten.
Schon die Ventilation mit trockenen Narkosegasen steigert die
Perspiratio insensibilis. Die Eröffnung von Körperhöhlen hat
ebenfalls eine wesentliche Steigerung derselben zur Folge. Weitere Verluste an Flüssigkeit entstehen durch das Absaugen verschiedener Sekrete wie Speichel, Magensaft, Darmsaft, Galle etc.
und last not least den Blutverlust. Es ist leicht abzusehen,
daß nur eine rechtzeitige und ausreichende Wassersubstitution
unter diesen Umständen eine schwerwiegende Störung vermeiden
kann. Denn während der Erwachsene je 100 $cm^2$ seiner Körperoberfläche einen Wasservorrat von 220 ml besitzt, sind es beim Neugeborenen nur 120 ml/100 $cm^2$. Außerdem hat das neugeborene Kind
mit einer Körperoberfläche von 600 $cm^2$/kg KG notwendigerweise
einen sehr viel höheren Energieumsatz als der Erwachsene mit
nur 260 $cm^2$/kg KG. Dieser Energiebedarf, wie auch das rasche
Wachstum der Altersstufe, bedingen einen intensiven Stoffwechsel mit entsprechend hohem Anfall von harnpflichtigen Metaboliten. Das Kind kann daher bei Wassermangel nicht in gleichem Maß
wie der Erwachsene die Urinausscheidung einschränken. Die immer
wieder postulierte Unfähigkeit der kindlichen Niere zur Harnkonzentration ist dabei von untergeordneter Bedeutung. Betrachtet
man die einzelnen Komponenten der harnpflichtigen Substanzen,

so findet man Werte, die denen des Erwachsenen nahekommen. Die
geringe Osmolalität des kindlichen Urins beruht in erster Linie
auf dem Fehlen von Harnstoff, da bei der anabolen Stoffwechsellage des Säuglings sehr wenig Protein abgebaut wird, solange
andere Energiequellen zur Verfügung stehen.

Ohne Zufuhr von außen muß bei hohen Anforderungen an geringe
Vorräte zwangsläufig in kurzer Frist ein Mangelzustand eintreten. Es sei daran erinnert, daß ein Wasserverlust von 10 % des
Körpergewichtes bereits eine schwere Dehydration bedeutet. Dieser Zustand ist bei einem reifen Neugeborenen mit 3.500 g KG
bereits bei einem Verlust von 350 ml erreicht. Diese Menge entspricht dem Inhalt von zwei normalen Kaffeetassen und wirkt gemessen an Erwachsenenverhältnissen geradezu lächerlich gering.
Dies ist sicher ein wichtiger Grund, warum junge Kinder manchmal "plötzlich" und "überraschend" mit ihrem Wasserhaushalt entgleisen.

Ein adäquater Flüssigkeitsersatz muß zunächst vom altersentsprechenden Ruheerhaltungsbedarf ausgehen. Dieser ist im Mittel mit
ca. 4 ml/kg KG/h anzusetzen, wobei sehr junge Säuglinge und vor
allem Frühgeborene eher etwas mehr, ältere Kinder etwas weniger
benötigen. Intraoperativ müssen die allfälligen Verluste zusätzlich ausgeglichen werden, welche je nach Eingriff 2 - 6 ml/kg
KG/h betragen können. Damit ergibt sich ein korrigierter Erhaltungsbedarf von 6 - 10 ml/kg KG/h für die intraoperative Phase.
Ein Korrekturbedarf, d. h. Ausgleich eines bereits manifesten
Mangelzustandes, sollte bei korrekter Handhabung der Infusionstherapie gar nicht erst erforderlich werden, kann also hier
außer Betracht bleiben. Der durchschnittliche intraoperative
Wasserumsatz von ca. 8 ml/kg KG/h bedeutet übrigens einen Umsatz von ca. 2 % des gesamten extrazellulären Wassers pro Stunde. Fehlender Ersatz muß also in kurzer Zeit zur Einengung des
EZR führen, mit entsprechender Abnahme des intravasalen Volumens,
Abfall des Blutdruckes, Verminderung der Gewebsperfusion, konse-
kutiver Hypoxie, metabolischer Azidose, Transmineralisation etc.,
kurz zum Vollbild des Volumenmangelschocks. Betrachtet man in dieser Weise den Flüssigkeitsmangel als wichtigsten pathogenetischen
Faktor des Schockgeschehens, so wird die überragende Bedeutung
der adäquaten Flüssigkeitsersatztherapie einsichtig.

So entscheidend der Ersatz zu Verlust gegangener Flüssigkeit
ist, so gefährlich kann aber auch eine Überwässerung werden. Ein
Wasserüberschuß von 8 % des Körpergewichtes führt bereits zu
schweren zerebralen Krämpfen. Bei den absolut gesehen geringen
Mengen ist ein solches Ereignis durch versehentliche Schnellinfusion sehr leicht herbeizuführen. Aus diesem Grunde sollte zumindest intraoperativ und bei kleinen Kindern ausschließlich
über Pumpen infundiert werden. Eine länger dauernde parenterale
Wasserzufuhr läßt sich recht gut durch Wiegen des Kindes in regelmäßigen, kurzen Abständen unter Kontrolle halten. Das Verfahren läßt allerdings im Falle einer intrakorporalen Sequestra-
tion im Stich. Ungeachtet eines Gewichtsanstieges kann in dieser Situation dennoch ein Wassermangel im EZR vorliegen. Hier
hilft eine sorgfältige Messung der Urinausscheidung weiter, die
zwischen 0,5 und 2,0 ml/kg KG/h liegen sollte. Ebenfalls sehr

aufschlußreich, aber nicht immer und überall verfügbar, ist die
Bestimmung der Serumosmolalität. Ein weiterer wichtiger Parameter ist der ZVD. Als invasive Methode muß seine Bestimmung jedoch besonderen Fällen vorbehalten bleiben. Zudem ergeben sich
aus den bei Säuglingen verwendbaren englumigen Kathetern technische Schwierigkeiten, so daß die Methode nicht in gleicher
Weise wie bei Erwachsenen anwendbar ist.

Wie häufig bei der klinischen Arbeit, so sind wir auch bei der
parenteralen Flüssigkeitsersatztherapie auf eine recht ungenaue
Schätzung des tatsächlichen Bedarfes angewiesen und müssen uns
immer der Tatsache bewußt bleiben, daß wir nur ein grob einge-
stelltes Gleichgewicht erreichen können. Dies gilt in besonde-
rem Maß für die parenterale Wasserzufuhr, weil hierbei die physiologische Aufnahmesteuerung über Volumenrezeptoren im Pfort-
ader- und Vena cava-Bereich umgangen wird. Die eigentliche sub-
tile Regelung muß den körpereigenen Steuermechanismen überlas-
sen bleiben. Im hier betrachteten Falle ist die Niere das Schlüs-
selorgan für diese Leistung. Abb. 2 soll das bisher Gesagte ver-
einfacht zusammenfassen.

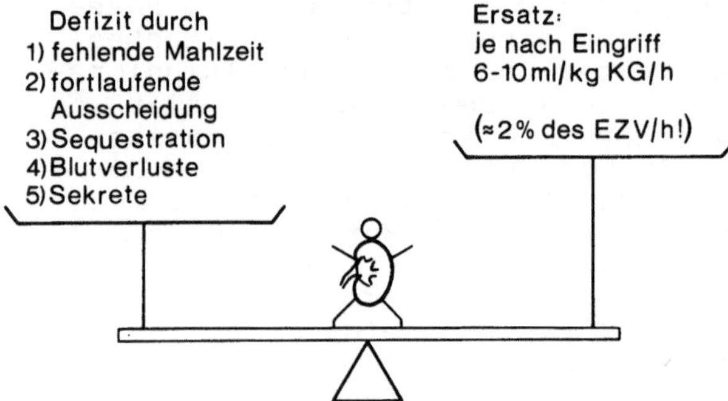



Abb. 2

Nach dem heutigen Stand des Wissens sind für die Steuerung der
Nierenleistung vor allem zwei hormonelle Systeme maßgebend, zwischen welchen enge Wechselbeziehungen bestehen: das Adiuretin
und das Aldosteron.

Wie aus Abb. 3 ersichtlich, wirken Anästhesie und Operations-
trauma zunächst im Sinne einer globalen Streßsituation. Unter
dieser Bedingung wird auf direktem Wege, auch ohne Vorliegen eines Wasserdefizits, eine vermehrte ADH-Ausschüttung angeregt.
Die dadurch erhöhte Wasserreabsorption führt zur Hypoosmolali-
tät der EZF und damit zu einem relativen Natriummangel, der seinerseits die Aldosteronsekretion aktiviert. Gleichzeitig wird
streßbedingt ACTH sezerniert, welches ebenfalls, auf noch nicht
ganz geklärtem Wege, den Aldosteronspiegel ansteigen läßt. Quan-

## Intraoperative Regelvorgänge des WELH I

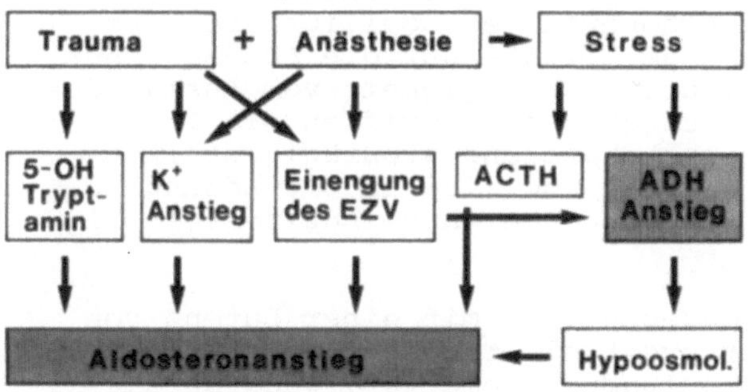



Abb. 3

titativ wahrscheinlich noch wesentlich wichtiger als die unmittelbare Streßreaktion ist eine Einengung des EZV, wobei möglicherweise medikamentös bedingte intrakorporale Wasserverschiebungen eine Rolle spielen. Diese Einengung des EZV wirkt sowohl auf ADH als auch auf das Aldosteronsystem als starkes Stimulans. Des weiteren können intraoperativ Erhöhungen des Kaliumspiegels auftreten, die ebenso wie die Freisetzung von 5-OH-Tryptamin aus traumatisiertem Gewebe Aldosteron aktivieren. Das Ergebnis ist eine massive Natrium- und damit auch Wasserretention, schematisiert dargestellt in Abb. 4, welche sich als intra- und postoperative Oligurie manifestiert. Da unter den gegebenen Bedingungen die normalen Rückkopplungsmechanismen aus unbekannten Gründen gestört sind, führt diese Oligurie oft deutlich über das Ziel physiologisch sinnvoller Regulation hinaus in eindeutig pathologische Bereiche.

## Intraoperative Regelvorgänge des WELH II

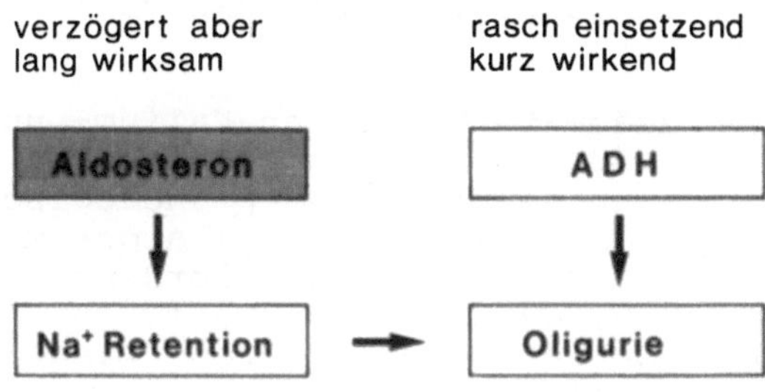



Abb. 4

Die ADH-Wirkung setzt rasch ein und hält ca. 12 - 15 h an. Dabei besteht eine Überregulierung. Das normale Feedback fällt - wie eben erwähnt - aus oder arbeitet mit verstelltem Soll-Wert.

Morphinderivate verstärken die ADH-Wirkung und damit die Gefahr einer postoperativen Überwässerung (Dies sollte bei Anwendung der NLA und bei der postoperativen Analgesie beachtet werden!). Dagegen hat ein sorgfältiges präoperatives Äquilibrieren des Wasserbestandes deutlich hemmende Effekte auf die ADH-Ausschüttung. Da letztere eine quantitative Abhängigkeit vom Ausmaß des Eingriffes zeigt, sollte man vor großen Eingriffen die Indikation zur präoperativen Infusionsbehandlung großzügig stellen. Auch Äthylalkohol wirkt ADH-hemmend und wird in 5 %-Lösung in Glukose zur therapeutischen Anwendung bei ADH-induzierter Oligurie empfohlen.

Die Aldosteronwirkung setzt dagegen erst mit einer Latenz von mindestens 1 h ein, hält aber eventuell tagelang an. Auch hier liegt eine Störung der Rückkopplungssysteme vor, wodurch die Grenzen sinnvoller Wirkung leicht überschritten werden können. Da der Einfluß von Aldosteron auf die Wasserregulierung über die Retention von Natrium verläuft, sind bei einem solchen operationsinduzierten Aldosteronismus Störungen im Elektrolyt- und Säuren-Basen-Haushalt zu erwarten. Die Aldosteronaktivierung läßt sich ebenfalls durch einen sorgfältigen Flüssigkeitsersatz weitgehend einschränken, aber nicht vollständig unterdrücken. Dies ist einleuchtend, weil durch Flüssigkeitsgabe wohl die Einengung des EZR vermieden werden kann, nicht aber die Aktivierung über die zusätzlich aufgezeigten Wege (siehe Abb. 3). Dies kommt auch in dem quantitativen Zusammenhang zwischen Ausmaß des Operationstraumas und dem der Aldosteronausschüttung zum Ausdruck. Wichtig ist daher eine ausreichende Narkosetiefe und gute postoperative Analgesie, um die Streßbelastung möglichst gering zu halten. Auch die präoperative Gabe von Aldosteronantagonisten wird vor großen Eingriffen empfohlen.

Wenn eben gesagt wurde, daß sich der Aldosteronismus durch Flüssigkeitsgabe weitgehend vermeiden lasse, so ist dies nicht ganz richtig, da die Wassergabe ohne Effekt bleiben muß, ja schädlich wirkt, wenn nicht gleichzeitig ausreichende Mengen von Natrium angeboten werden. Wasser- und Natriumbilanz sind untrennbar miteinander gekoppelt. Der Aldosteronismus führt zu einer maximalen Restriktion der Natriumausscheidung, wenngleich diese bei jungen Kindern auch im Natriummangelzustand niemals völlig sistiert.

Für das retinierte Natrium werden adäquate Mengen an Kalium- und $H^+$-Ionen ausgeschieden. Da diese im EZR in ungleich geringerer Menge vorhanden sind als Natrium, kann es unter der pathologisch gesteigerten Aldosteronwirkung zur hypokaliämischen Alkalose mit Hypernatriämie kommen (Abb. 5). Letztere wird sich allerdings meist nicht so deutlich manifestieren, weil intraoperativ in der Regel größere Natriumverluste eintreten. Abb. 6 faßt wieder schematisch zusammen. Natrium geht verloren durch die unvermeidbaren renalen Verluste und durch jeden Verlust an Körperflüssigkeit. Neben dem Blut sind auch Sekrete des Magen-Darm-Traktes recht natriumreich (siehe Tabelle 1). Zieht man noch dazu in Betracht, daß die Niere auch jüngster Kinder mit einem Natriumüberschuß recht gut fertig wird, so ist eine reichliche intraoperative Natriumsubstitution in jeder Hinsicht gerechtfertigt.

Intraoperative Regelvorgänge des WELH III

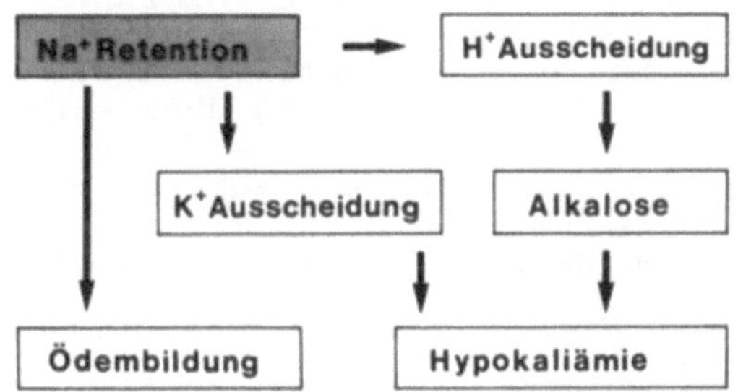


Abb. 5

## Intraoperative $Na^+$-Bilanz

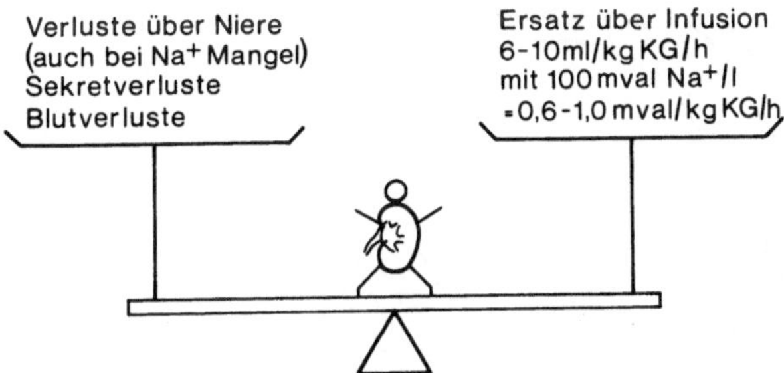


Abb. 6

Tabelle 1. Gehalt einiger Sekrete an Natrium, Kalium und Chlorid in mval/l (H. STADLER, D. HELBIG: Arch. klin. Chir. <u>300</u>, 509 (1962))

|                      | Natrium | Kalium | Chlorid |
| -------------------- | ------- | ------ | ------- |
| Gemischter Magensaft | 59,0    | 9,3    | 89,0    |
| Galle                | 145,3   | 5,2    | 99,9    |
| Pankreassekret       | 141,1   | 4,6    | 76,6    |
| Dünndarmsekret       | 104,9   | 5,1    | 98,9    |
| Ilealsekret          | 116,7   | 5,0    | 105,8   |

Die Empfehlungen mancher Autoren gehen so weit, natriumisotone Lösungen zum intraoperativen Flüssigkeitsersatz zu verwenden. Wir sind eher geneigt, nicht ganz so hohe Konzentrationen anzubieten, da die Gefahr, hypernatriämische Serumwerte zu erreichen, dann doch naheliegt. Außerdem kann möglicherweise eine Therapie mit $NaHCO_3$ erforderlich werden, wodurch gegebenenfalls größere Mengen an Natriumionen zugeführt werden müssen. Hat man schon vorher mit isotoner Lösung substituiert, so kann die Toleranzgrenze leicht überschritten werden. Daher erscheint uns eine Lösung mit 100 mval $Na^+$/l optimal. Man erreicht damit eine ausreichende Hemmung der ADH- und Aldosteronausschüttung über eine Expansion oder zumindest Konstanthaltung des EZV, ohne das Risiko einer Hypernatriämie einzugehen. Eine auch intraoperativ anhaltende Urinproduktion von ca. 1 ml/kg KG/h dient als guter Indikator einer quantitativ korrekten Wasser- und Natriumsubstitution.

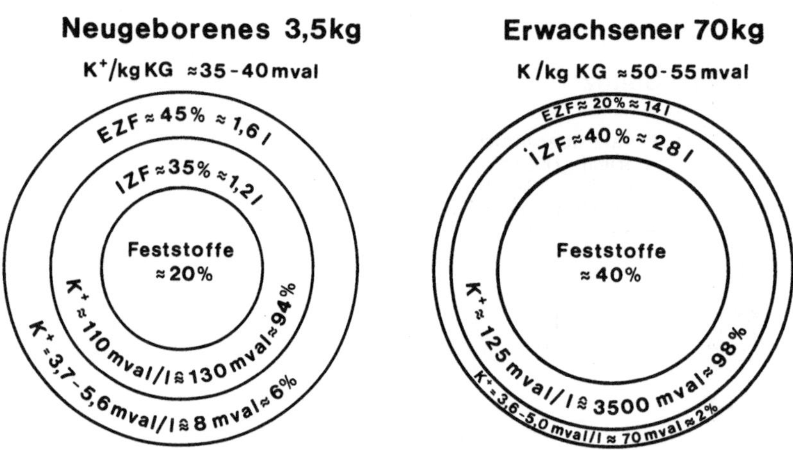



Abb. 7

Wesentlich problematischer stellt sich der intraoperative Einsatz von Kalium dar, der, um es gleich vorwegzunehmen, nicht empfohlen werden kann. Kalium ist nicht nur das für die Osmolalität des IZR quantitativ wichtigste Kation, es hat auch für zahlreiche Reaktionsabläufe des intermediären Stoffwechsels die Funktion einer Art Kofaktor. Für die elektrochemischen Vorgänge an den erregbaren Membranen von Muskel- und Nervengewebe ist ein exakt eingestellter Kaliumspiegel innerhalb und außerhalb der Zelle unabdingbare Voraussetzung. Das größte Problem für das "Kaliummanagement" liegt in der Unmöglichkeit, den intrazellulären Kaliumbestand zu überwachen. Nur der sehr geringe extrazellulär gelegene Anteil des Gesamtkaliums ist unserer Diagnostik zugänglich. Abb. 7 zeigt die Kaliumverteilung in den verschiedenen Flüssigkeitskompartimenten. Der Vergleich mit den Verhältnissen beim Erwachsenen stellt vor allem den unterschiedlichen Anteil der Räume am Gesamtkörpervolumen dar. Die durchschnittlichen Serumkonzentrationen liegen beim Kind etwas höher, auch der EZR ist relativ wesentlich größer. Dennoch liegt das gesamte extrazelluläre Kalium nur bei wenigen mval. Schon diese

Tatsache allein zeigt, wie empfindlich die Kaliumbilanz des
Kleinkindes auf unkontrollierte Zufuhr reagieren muß. Der Ge-
samtbestand/kg KG ist übrigens mit ca. 35 - 40 mval gegenüber
50 - 55 mval beim Erwachsenen um rund 30 % geringer. Auch hieraus ergibt sich für das Kind eine deutlich geringere Toleranz-
breite. Da Imbalancen des extrazellulär gelegenen Kaliumanteils
zunächst durch Verschiebungen aus bzw. in den IZR ausgeglichen
werden, ist eine Störung des Gesamtbestandes erst spät zu erkennen. Eine intakte Nierenfunktion vorausgesetzt, gibt die Messung der 24-Stunden-Ausscheidung den besten Anhalt für die
Schätzung des Gesamtbestandes. Doch ist auch hier zu beachten,
daß bei stärkeren Schwankungen für das Einspielen eines neuen
Gleichgewichtes beträchtliche Zeit erforderlich ist.

Die intraoperativen Einflüsse auf den Serumkaliumspiegel sind
vielfältig und schwer zu übersehen. Abb. 8 gibt einen verein-
fachten Überblick. Schon die Anwendung von Succinylcholin kann
meßbare Steigerungen durch Freisetzung von intrazellulärem Kalium verursachen. Darüber hinaus bewirkt jede Behinderung der
Kaliumpumpe einen Ausstrom von Kalium aus dem IZR, also eine
Steigerung des Kaliumspiegels im EZR. Als solche Faktoren können intraoperativ Azidose, Substratmangel und Hypoxie auftreten, die wiederum untereinander eng zusammenhängen bzw. ihre
gemeinsame Ursache in einer Minderperfusion infolge von Volumen-
mangel haben können. Durch die unvermeidbare Zerstörung von Zellen wird weiteres Kalium frei, das unter Umständen in den EZR
gelangen kann.

Intraoperative Einflüsse auf Serumkalium

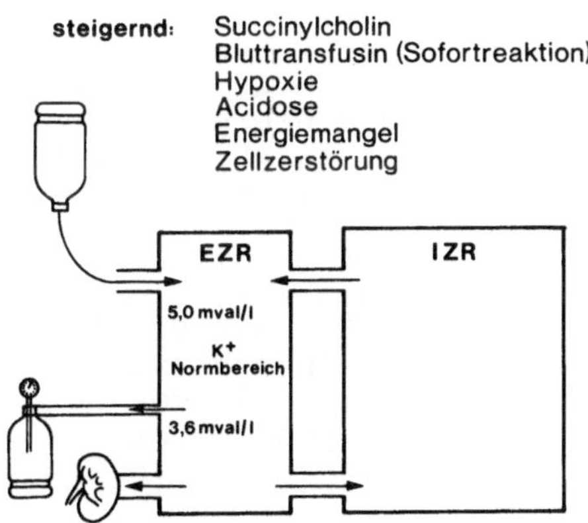


Abb. 8

Die Transfusion von Blut spielt eine ambivalente Rolle im Kaliumhaushalt. Unter den Bedingungen der Blutkonservenlagerung ist der energieverbrauchende Kaliumtransport an der Zellmembran der Erythrozyten behindert. Je nach Alter der Konserven kann der Serumkaliumspiegel in denselben bis über 30 mval/l ansteigen, so daß bei rascher Transfusion eine massive Steigerung des freien Kaliums beim Empfänger resultiert. Sobald jedoch die Revitalisierung der Spendererythrozyten in Gang kommt, was je nach Alter der Konserve Minuten bis Stunden dauern kann, setzt ein überschießender Kaliumeinstrom in diese Zellen ein, der im Endeffekt zu einer negativen Bilanz im Serumkalium des Empfängers führt. Dieser Effekt ist natürlich besonders ausgeprägt bei der Anwendung von Erythrozytenkonzentraten oder gar von gewaschenen Erythrozyten.

Wie schon erwähnt, kann es unter Aldosteronwirkung intra- und postoperativ zu vermehrter Kalium- und $H^+$-Ionenausscheidung über die Niere kommen. Dieser Vorgang führt neben den direkten Kaliumverlusten zu einer Alkalose, unter deren Einfluß weiteres Kalium in den IZR verschoben wird. Eine verstärkte Senkung des Kaliumspiegels im EZR ist die Folge. Schließlich geht auch über Verluste an Körperflüssigkeiten ziemlich viel Kalium verloren, da es in manchen Sekreten in höherer Konzentration als im Serum vorliegt (siehe Tabelle 1).

Die Folgen des Kaliummangels ergeben sich aus der physiologischen Funktion des Kaliumions. Die Störung der Membranfunktion führt zu Herzrhythmusstörungen und Myokardinsuffizienz, zum paralytischen Ileus, zur Adynamie der Skelettmuskulatur und zu Störungen der ZNS-Tätigkeit, die sich als Verwirrungszustände äußern. Für unsere Betrachtung besonders wichtig ist die Auswirkung des Kaliummangels auf die Niere. Hier ergibt sich eine Beeinträchtigung des Konzentrationsvermögens mit entsprechender Wasserdiurese, ein paradoxer Effekt auf anhaltenden Aldosteronismus! Außerdem werden bei Mangel an Kaliumionen zunehmend $H^+$-Ionen in die Zellen transportiert. Es entsteht eine intrazelluläre Azidose bei extrazellulärer Alkalose. Da die Nierenfunktion vom intrazellulären Milieu gesteuert wird, kommt es zu einer vermehrten Reabsorption von $HCO_3^-$-Ionen, wodurch die extrazelluläre Alkalose weiter verstärkt wird und wiederum ein zunehmendes Absinken des Serumkaliums fördert. Die einzig erfolgversprechende Therapie ist hier nicht Lysin- oder Argininhydrochlorid, sondern KCl. Die unlösbare Verknüpfung zwischen Kalium- und $H^+$-Ionenhaushalt wird an diesem Beispiel besonders eindrucksvoll demonstriert. Die Störung der Nierenfunktion durch Kaliummangel ist um so gravierender, als die Niere intra- und postoperativ einen erhöhten Anfall von Metaboliten aus den zerstörten Zellen bewältigen muß.

Eine intraoperative Substitution von Kalium ist in Anbetracht der geringen therapeutischen Breite, wegen der unübersichtlichen Bilanzverhältnisse und der benötigten Zeiträume nicht ratsam. Dazu kommt noch die Gefahr einer versehentlichen oder notwendigen Schnellinfusion der intraoperativ verwendeten Lösung. Um so wichtiger ist aber eine sehr sorgfältige Überwachung und Korrektur der Kaliumbilanz in der postoperativen Phase. Eine klinisch relevante Hypokaliämie bedeutet ein tatsächliches Defizit von 8 - 9 mval Kalium/kg KG oder 20 - 25 % des gesamten Kaliumbestandes. Der Ersatz darf aber den Kaliumbestand um nicht mehr als 3 mval/kg KG/24 h anheben, da andernfalls gefährliche extrazelluläre Konzentrationsspitzen auftreten können. Hinzu kommt noch der normale Erhaltungsbedarf von ca. 2 mval/kg KG/ 24 h. Korrekturbedarf und Erhaltungsbedarf ergeben also eine Substitutionsdosis von maximal 5 mval Kalium/kg KG/24 h. Bei zusätzlichen andauernden Verlusten über Drainagen oder Fisteln muß natürlich ein entsprechend höherer, korrigierter Erhaltungsbedarf eingesetzt werden. Die Erfolgskontrolle der Kaliumsubstitution ist nur bei normalen pH-Verhältnissen über die 24-Stunden-Ausscheidung möglich.

Der Säuren-Basen-Haushalt steht einerseits, wie schon mehrfach erwähnt, in engstem Zusammenhang mit den Elektrolytverhältnissen und damit unter Kontrolle der Niere, andererseits ist hier eine ebenso enge Verbindung zur Lungenfunktion gegeben. Das aktuelle pH wird unter physiologischen Bedingungen äußerst exakt eingeregelt, seine Konstanterhaltung ist von überragender, vitaler Bedeutung. Zwar umfaßt der Bereich von pH 7,10 bis pH 7,50 mit einer $H^+$-Ionenkonzentration von 79 nmol/l bis 32 nmol/l etwa einen Faktor 2, der ungefähr der Regelbreite des Kaliums im EZR entspricht, bei den geringen Absolutwerten bedeutet das aber dennoch eine geradezu unvorstellbar sensibel reagierende Regeleinrichtung.

Das Gleichgewicht der $H^+$-Ionenkonzentration ist intraoperativ in vielfältiger Weise gefährdet. Abb. 9 gibt eine vereinfachte Übersicht.

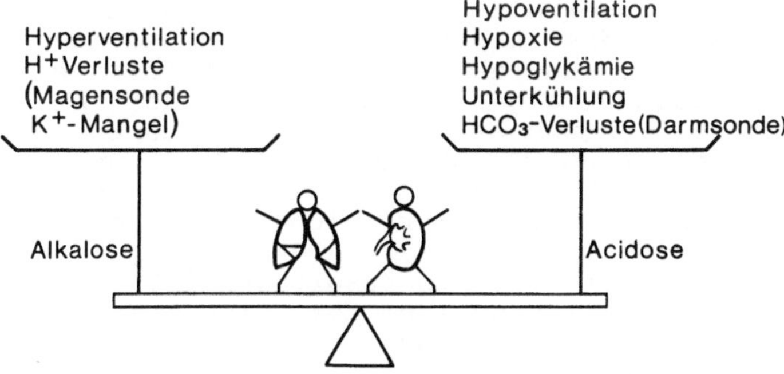


Abb. 9

Alkalisierend wirken im wesentlichen eine iatrogene Hyperventilation, $H^+$-Ionenverluste und Hypokaliämie im Rahmen des Aldosteronismus und schließlich $H^+$-Ionenverluste über eine Magendrainage. Die intraoperative Therapie einer Alkalose dürfte bei korrekter Anästhesieführung kaum je erforderlich werden. Allen-

falls ist eine postoperative Korrektur angezeigt, die dann, da
in solchen Fällen fast immer gleichzeitig eine Hypokaliämie vorliegt, zweckmäßig mit KCl durchzuführen wäre.

Die azidogenetischen Faktoren sind weit zahlreicher und in ihrer klinisch relevanten Auswirkung auch von größerer Bedeutung.
Unmittelbare $HCO_3^-$-Verluste spielen dabei eine untergeordnete
Rolle. Entscheidend ist die Summe all jener Vorgänge, welche
den ungestörten Ablauf der normalen intrazellulären Energiegewinnung über die Atmungskette beeinträchtigen. Dazu gehört in
erster Linie jede Art von Hypoxie, sei es, daß diese durch ein
ungenügendes Sauerstoffangebot in der Lunge, eine unzureichende
Sauerstofftransportkapazität des Blutes oder durch eine Hypoper-
fusion zustandekommt, wobei in letzterem Falle ein Volumenman-
gel oder eine Unterkühlung die eigentliche Ursache sein können.
Ebenso zwingt ein Mangel an Substrat, d. h. eine Hypoglykämie,
die Zelle zum Ausweichen auf andere Wege der Energiegewinnung,
welche eine Anhäufung saurer Metaboliten zur Folge haben.

Allen diesen Gefahren ist das Kind ungleich stärker ausgesetzt
als der Erwachsene. Vor allem Neugeborene, die fast immer unter
Notfallbedingungen operiert werden müssen, haben häufig durch
mangelnde Lungenreife bzw. primäre Schädigungen bedingte Störungen des Gasaustausches. Kommen dann noch mechanische Behin-
derungen durch die Operation hinzu, so ist eine suffiziente Oxy-
genierung nur noch mit sehr hohen Sauerstoffkonzentrationen und
mit Beatmungsdrucken, die an der Toleranzgrenze liegen, zu erreichen. Besonders empfindlich reagieren junge Kinder auch auf
Blutverluste, die gleichzeitig die Sauerstofftransportkapazität
und die Perfusion beeinflussen. Ein 3.500 g schweres Neugeborenes hat ein Gesamtblutvolumen von ca. 300 ml. Der Verlust von
nur 30 ml bedeutet hier schon 10 % Blutverlust, womit die Grenze
für den Ausgleich mit Volumenersatzmitteln bereits erreicht ist.
Deshalb muß bei so kleinen Patienten jeder Milliliter Blutverlust sorgfältig registriert und adäquat ersetzt werden. Selbstverständlich wirken sich auch anderweitige Flüssigkeitsverluste
über eine Einengung des EZR auf das intravasale Volumen und damit auf die Perfusion der Gewebe aus. Neben dem Sauerstoffmangel
wirken dabei gleichzeitig Substratmangel und unzureichender Ab-
transport von Metaboliten in Richtung Azidose. Beide Faktoren
fallen bei Kindern mit ihrem intensiven Stoffwechsel wiederum
besonders schwer ins Gewicht. Auch bei ausreichender Oxygenie-
rung und Perfusion kommt es bei Kindern sehr leicht zur Azidose
über den Mangel an Glukosevorräten. Auch hier sind die Neugeborenen die am meisten gefährdete Gruppe. Ein Zusatz von 5 % Glukose zur intraoperativen Infusionslösung kann für kurze Zeit
ein Minimum des Energiebedarfes abdecken und die diesbezüglichen Risiken deutlich vermindern.

Eine massive Azidose kann auch durch intraoperative Unterbre-
chung von Teilkreisläufen entstehen. Ähnlich ist die Wirkung
der Derotation eines Volvulus oder der Lösung einer Invagina-
tion.

Postoperativ drohen weitere Störungen, z. B. bei Eröffnung min-
derperfundierter Gefäßgebiete nach intraoperativer Zentralisa-

tion, vor allem aber durch anhaltende Verluste über Wundsekret, Drainagen oder Spülungen, wobei neben $H^+$- oder $HCO_3^-$-Ionen natürlich auch andere Elektrolyte betroffen sein werden.

In der Therapie der Azidose hat sich in den letzten Jahren mehr und mehr eine Tendenz zur Zurückhaltung mit Puffersubstanzen durchgesetzt. Bei optimaler Bilanzierung des Elektrolyt- und Wasserhaushaltes, der Körpertemperatur, der Ventilation und der Kreislaufverhältnisse sowie auch der Energiezufuhr zeigt sich eine überraschend große Kompensationsfähigkeit des Kindes auch bei erheblichen Entgleisungen. Will man Puffer anwenden, so ist in allen Fällen, in denen keine Kontraindikation gegen Natrium vorliegt, dem $NaHCO_3$ der Vorzug vor Tham zu geben. Gegen letzteres spricht nicht nur sein atemdepressorischer Effekt, sondern auch sein schlechtes Diffusionsvermögen, wodurch es nur sehr langsam am eigentlichen Bestimmungsort, nämlich in der Zelle, ankommt. Da es in der Niere nur wenig reabsorbiert wird, verläßt ein großer Teil der Substanz den Organismus, ohne zur Wirkung zu kommen. Als Nebenwirkung ist dabei eine nicht immer erwünschte osmotische Diurese zu beobachten. Gleichgültig ob Tham oder $NaHCO_3$, Puffersubstanzen sind aggressive und potentiell gefährliche Pharmaka. Ihre Anwendung verlangt stets eine verdünnte Lösung, Verteilung über einen längeren Zeitraum, strenge Überwachung und zuverlässige venöse Zugänge. Von dem errechneten Bedarf reichen meist 1/2 bis maximal 2/3 aus. Spätere Kontrollen zeigen in der Regel eine spontane Kompensation der Reststörung.


## Literatur


1. BENNETT, E. J.: Fluid balance in the newborn. Anesthesiology **43**, 210 (1975).

2. BENNETT, E. J., DENIS, E., JENKINS, M. T.: Studies in aldosterone excretion of the neonate undergoing anesthesia and surgery. Anesth. Analg. Cur. Res. **50**, 638 (1971).

3. BENNETT, E. J., DAUGHETY, M. J., JENKINS, M. T.: Fluid requirements for neonatal anesthesia and operation. Anesthesiology **32**, 343 (1970).

4. BEVAN, D. R., DUDLEY, H. A. F., HORSEY, P. J.: Renal function during and after anesthesia and surgery: Significance for water and electrolyte management. Brit. J. Anaesth. **45**, 968 (1973).

5. CRAWFORD, J. D.: Fluid and electrolytes requirements and tolerance. In: Parenteral Nutrition in Infancy and Childhood (eds.: J. D. WARSHAW, H. H. BODE). New York-London: Plenum Press 1974.

6. DEETJEN, P.: Physiologie der Körperflüssigkeiten. Nieren- und Hochdruckkr. **5**, 198 (1974).

7. DEETJEN, P.: Die physiologische Bilanzierung von Wasser, Elektrolyten und Nahrungsstoffen. Infusionstherapie 3, 67 (1976).

8. EWERBECK, H.: Die Korrektur der Störungen im Wasser-, Elektrolyt- und Säure-Basen-Haushalt bei Säuglingen und Kleinkindern. In: Infusionstherapie I. Klinische Anästhesiologie (eds.: F. W. AHNEFELD, C. BURRI, W. DICK, M. HALMAGYI), Bd. 3, p. 224. München: Lehmanns Verlag 1973.

9. EWERBECK, H.: Die parenterale und enterale Ernährung des Säuglings und Kleinkindes bei chirurgischen Erkrankungen. Chirurg 43, 393 (1972).

10. FURMANN, E. B., ROMAN, D. G., LEMMER, L. A. S., HAIRABET, J., JASINSKA, M., LAVER, M. B.: Specific therapy in water, electrolyte and blood-volume replacement during pediatric surgery. Anesthesiology 42, 187 (1975).

11. HELWIG, H.: Der Basisbedarf im Wasser- und Elektrolyt-Stoffwechsel zur Erhaltung der Homöostase bei Säuglingen und Kleinkindern. In: Infusionstherapie I. Klinische Anästhesiologie (eds. F. W. AHNEFELD, C. BURRI, W. DICK, M. HALMAGYI), Bd. 3, p. 209. München: Lehmanns Verlag 1973.

12. HÖLLWARTH, M.: Infusions- und Ernährungsprobleme in der Kinderchirurgie. Infusionstherapie 3, 79 (1976).

13. JOHNSTON, I. D. A.: The endocrine response to trauma. Adv. clin. chem. 15, 255 (1972).

14. LITTLE, R. A.: Experimental studies on the pathophysiological responses of the newborn to injury. Brit. J. Surg. 62, 868 (1975).

15. OELERT, H.: Aldosteron und Aldosteronantagonisten in der Chirurgie. Anaesthesist 20, 205 (1971).

16. OETLIKER, O. H.: Physiologische Grundlagen zur Therapie der Wasser-Elektrolyt- und Säure-Basen-Störungen im Säuglings- und Kleinkindesalter. Infusionstherapie 2, 18 (1975).

17. ROSEN, E. U.: Electrolyte requirements in childhood. Sth. afr. med. J. 69, 1717 (1976).

18. SCHAUB, J., RIEGEL, K.: Physiologische Grundlagen der Infusionstherapie bei Neugeborenen und Säuglingen. Dtsch. Ärztebl. 49, 3559 (1974).

19. SCHILLE, E., STRAUSS, D., WEGNER, H.: Die Auswirkungen des Kaliumgehaltes in Blutkonserven auf den Empfängerorganismus. Z. Ges. inn. Med. 24, 857 (1969).

20. SCHROEDER, H. G., FORBES, A. R.: Massive blood replacement in neonates and children. Brit. J. Anaesth. 41, 953 (1969).

21. SEYBOLD, D., GESSLER, U.: Klinik und Therapie der Kalium-
    stoffwechselstörung. Nieren- und Hochdruckkr. $\underline{5}$, 207 (1974).

22. STADLER, H. D., HELBIG, D.: Prä- und postoperative Infusions-
    behandlung in der Kinderchirurgie. Arch. klin. Chir. $\underline{300}$,
    509 (1962).

23. TRUNIGER, B.: Therapie der Störungen des Natrium- und Was-
    serhaushaltes. Nieren- und Hochdruckkr. $\underline{5}$, 201 (1974).

24. TRUNIGER, B.: Wasser- und Elektrolythaushalt. Diagnostik
    und Therapie. Stuttgart: Thieme Verlag 1974.

25. VOSS, T. J. V.: Fluid requirements in neonates and infants
    with special reference to the perioperative period. Sth.
    afr. med. J. $\underline{69}$, 1719 (1976).

26. WELDON, V. V., KOWARSKI, A., TALBERT, J. L., MIGEON, C. J.:
    Effect of operation upon sodium metabolism and aldosterone
    secretion rate in children. Surgery $\underline{70}$, 433 (1971).

27. WILKINSON, A. W.: Some aspects of renal function in the
    newly born. J. ped. Surg. $\underline{8}$, 103 (1973).

28. YOUNG, D. G.: Fluid balance in paediatric surgery. Brit. J.
    Anaesth. $\underline{45}$, 953 (1973).

# Die Probleme der parenteralen Ernährung und des Nahrungsaufbaues in der Kinderchirurgie

Von A. Flach, R. Bähr und K. H. Niessen

Von A. Flach, R. Bähr und K. H. Niessen

## Einleitung

Bei chirurgischen Erkrankungen im Neugeborenen-, Säuglings- und Kindesalter müssen folgende Fakten, die sich aus funktionellen Besonderheiten der Physiologie des Wasser-Elektrolyt- und Energiehaushaltes in dieser frühen Lebensperiode ergeben, besonders beachtet werden:

1. Der Kalorienbedarf des Neugeborenen und Säuglings ist relativ hoch, er beträgt im ersten Lebensvierteljahr 110 bis 130 Kalorien, beim Erwachsenen 30 bis 40 Kalorien pro kg Körpergewicht und Tag.

2. Der Flüssigkeitsbedarf ist um so größer, je jünger das Kind ist. Beim Säugling werden pro Tag und pro kg Körpergewicht 160 bis 200 ml benötigt. Dies entspricht 15 bis 20 % des Körpergewichtes, beim Erwachsenen sind es 2 bis 4 %. Die Gründe hierfür sind hoher Grundumsatz durch Wachstum, rascher Flüssigkeitsaustausch und relativ große Körperoberfläche pro kg Körpergewicht. Außerdem kommt eine Unreife der renalen, neurosekretorischen und kardiovaskulären Regulationssysteme hinzu, so daß beim Säugling sehr rasch Wasser- und Elektrolytdefizite auftreten, die um so schlechter kompensiert werden, je jünger das Kind ist (16, 17).

3. Der Eiweißbedarf des Säuglings beträgt 3 bis 4 g, beim Erwachsenen 1 g pro kg Körpergewicht und Tag.

4. Neugeborene haben in den ersten Lebenstagen so lange eine katabole Stoffwechsellage, bis ausreichende Nahrungsmengen oral verabreicht werden können. Wird diese Tatsache bei gesunden Kindern als "physiologisch" angesehen, so ergibt sich daraus für Frühgeburten mit niedrigem Geburtsgewicht und Trinkschwäche sowie bei Kindern, bei denen eine orale Kalorienzufuhr beispielsweise nach einer Operation des Magen-Darm-Traktes nicht möglich ist, sowie Kindern mit erheblich gesteigertem Kalorienbedarf - als Beispiele seien genannt das Schädel-Hirn-Trauma oder der Tetanus - ein lebensbedrohlicher Zustand, da die Energiereserven äußerst gering sind (17, 30).

Glykogen - beim Säugling 10 g - wird bereits am ersten Lebenstag verbraucht. Werden dann keine Kalorien parenteral oder enteral zugeführt, wird körpereigenes Fett verbrannt, was zu einer Abnahme des respiratorischen Quotienten von 1,0 auf 0,7 und Veränderungen der nicht veresterten Fettsäuren, Glyzerin- und Ketonkörper im Serum führt. Schließlich wird körpereigenes Eiweiß katabolisiert. Dies ist unökomomisch, da hochwertiges Material oxydiert wird, und es darüber hinaus zu einem hohen An-

fall harnpflichtigen Stickstoffs bei noch geringer Regulations-
und Konzentrationsfähigkeit der Niere kommt (<u>28</u>).

Aus den Besonderheiten des kindlichen Stoffwechsels ergibt sich,
daß ein Verzicht auf eine konsequente Kalorienzufuhr schwerwiegende Folgen nach sich ziehen kann. Die Probleme, die sich speziell bei chirurgischen Erkrankungen im Neugeborenen- und Kindesalter ergeben, sollen im folgenden anhand von Krankheitsbil-
dern besprochen werden, bei denen die Schwierigkeiten der parenteralen Ernährung und des Nahrungsaufbaues besonders deutlich
werden.


## I. Die subtotale Dünndarmresektion beim Säugling und Neugeborenen

Dieses Krankheitsbild, im anglo-amerikanischen Sprachgebrauch
"short bowel syndrome", liegt vor, wenn der Dünndarmrest 75 cm
oder weniger beträgt (<u>29</u>). Die Indikation zur Resektion ausgedehnter Dünndarmabschnitte ergibt sich hauptsächlich (siehe Tabelle 1) durch Darmmißbildungen wie multiple Atresien und Ste-
nosen, dann folgen der Volvulus bei Malrotation, die Enteritis
necroticans, Invaginationen und der Mekoniumileus bei Mukovis-
zidose. Seltener werden langstreckige Aganglionosen, Durchblu-
tungsstörungen, Hypoplasien, Tumoren des Dünndarmes oder des
Mesenteriums sowie Unfallverletzungen als Resektionsursache
festgestellt (<u>15</u>). Die Tabelle zeigt das Ergebnis einer eigenen
Sammelstatistik aus 15 verschiedenen Kliniken von 64 subtotal
dünndarmresezierten Kindern (<u>2</u>).


Tabelle 1. Operationsindikation bei 64 subtotal dünndarmresezierten Kindern

---

30mal Atresie und Stenose
15mal Volvulus
 2mal Malrotation
 5mal Enteritis necroticans
 3mal Strangulationsileus
 1mal Mekoniumileus
 1mal Mesenterialinfarkt
 7mal andere, nicht genannte Ursachen

---

Das kennzeichnende Merkmal und die unmittelbare Folge der ausgedehnten Dünndarmresektion ist die gestörte Nahrungsausnützung.
Diese Malassimilation ist vom Ort und vom Ausmaß der Resektion
abhängig, da die einzelnen Nahrungsbestandteile in verschiedenen Dünndarmabschnitten resorbiert werden (siehe Abb. 1). Man
unterscheidet daher nach BOOTH (<u>7</u>) ein Malassimilationssyndrom
nach proximaler bzw. distaler Dünndarmresektion. Die Resektion
proximaler Dünndarmabschnitte führt zu einem Eisen- und Folsäu-
remangel und einer Steatorrhö. Obwohl das Jejunum ein größeres
Resorptionsvermögen als das Ileum hat, werden Resektionen des
Jejunums besser vertragen als solche des Ileums (<u>7</u>, <u>11</u>). Dies
erklärt sich damit, daß die Peristaltik des Dünndarmes von oral

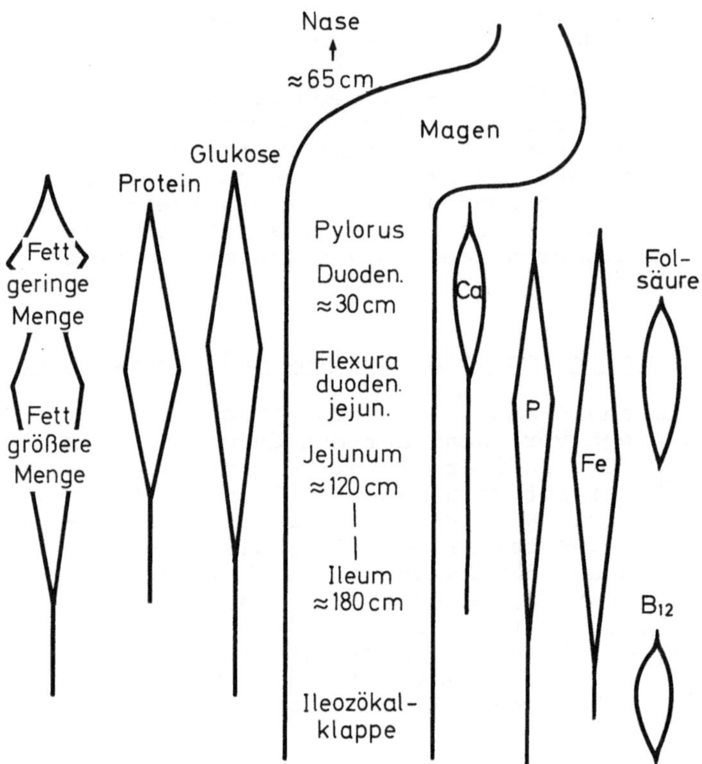



Abb. 1. Resorptionsorte des Dünndarmes nach BOOTH

nach aboral langsamer verläuft. Das klinische Bild nach distaler Dünndarmresektion ist außerdem gekennzeichnet durch die mangelhafte Resorption von Vitamin B 12 und aller Gallensäuren. Die Folge ist eine höhere Gallensäurenkonzentration im Dickdarm sowie eine Gallensäurenmalabsorption. Der enterale Gallenverlust wird nur bis zu einem bestimmten Grad durch eine gesteigerte Neusynthese der Leber kompensiert. Bei Mitresektion der Bauhinschen Klappe wandern Dickdarmbakterien in den Dünndarm und verursachen eine Dehydroxylierung (<u>22</u>). Die in den Dickdarm gelangten Gallensäuren bewirken eine erhebliche Wasser- und Elektrolytsekretion in das Darmlumen (<u>25</u>). Es entsteht eine chologene Diarrhö. Bei ausgedehnten Ileumresektionen ist die Gallensäurenmalabsorption größer als die kompensatorische Neusyntheserate. Sobald die "kritische mizellare Konzentration" unterschritten wird, kommt es zur Malabsorption der Fette. Fettsäuren und deren bakterielle Abbauprodukte gelangen in den Dickdarm und bewirken eine zusätzliche Wasser- und Elektrolytsekretion in das Darmlumen (<u>34</u>).

Wir haben dazu Tierversuche an neugeborenen Göttinger Zwergschweinen durchgeführt, bei denen der Dünndarm bis auf einen Rest von 65 cm reseziert wurde (<u>1</u>). Dies entsprach einer ausgedehnten Dünndarmresektion. Es wurden sowohl proximale als auch distale Dünndarmresektionen durchgeführt, wobei bei einem Teil der Tiere in

den aboralen Teil des verbliebenen Dünndarmrestes zur Passage-
verlangsamung und damit zum besseren Kontakt des Speisebreis
mit der resorbierenden Schleimhaut ein 8 cm langes anisoperi-
staltisches Dünndarmsegment interponiert worden war. Die Gesamtgallensäuren in der Leber wurden nach der Methode von NIESSEN
(27) und LEHMANN (23) in verschiedenen Abständen nach der Resektion bestimmt. Abb. 2 zeigt das Ergebnis dieser Untersuchung:
Die Ausgangswerte, gemessen in nmol/mg Lebergewebe, waren bei
allen Tiergruppen identisch.

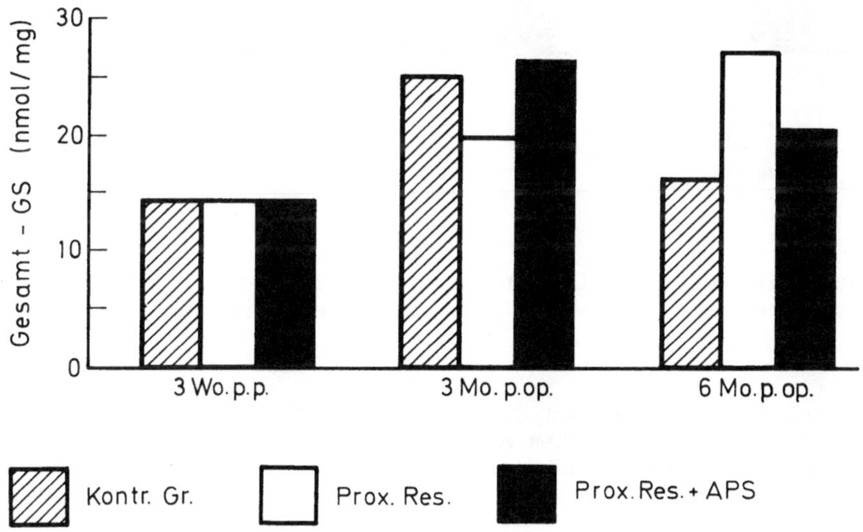


Abb. 2. Gesamtgallensäuren in der Leber bei Kontrolltieren und
nach proximaler Resektion mit und ohne anisoperistaltischem
Segment

Bei den Kontrollgruppen stiegen die Gallensäuren drei Monate
nach der Resektion auf knapp das Doppelte des Ausgangswertes
an, sechs Monate nach der Resektion waren die Ausgangswerte fast
wieder erreicht. Weitgehend identische Werte wurden bei den proximal resezierten Tieren mit anisoperistaltischem Segment gemessen, dagegen waren die Gesamtgallensäuren der ausschließlich
proximal resezierten Tiere sechs Monate nach der Resektion annähernd auf das Doppelte des Ausgangswertes angestiegen.

Nach HOFMANN (18, 19) sowie STREMMEL (34) soll dies durch eine
gesteigerte Rückresorption und gesteigerte Neusyntheserate zu
erklären sein.

Abb. 3 zeigt den Verlauf der Gesamtgallensäuren in der Leber
nach distaler Resektion. Bei den ausschließlich distal resezierten Tieren konnte eine Verlaufskontrolle nicht durchgeführt
werden; diese Tiere starben an Hungerdystrophie einige Wochen

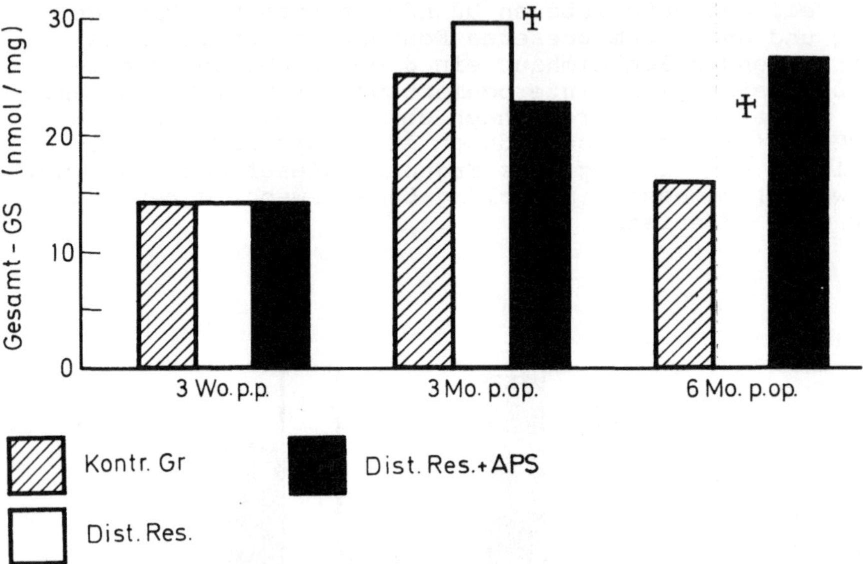

Abb. 3. Verlauf der Gesamtgallensäuren in der Leber bei Kontrolltieren und nach distaler Resektion mit und ohne anisoperistaltischem Segment


post operationem. Die ante finem durchgeführte Gesamtgallensäu-
renbestimmung ergab gegenüber dem Ausgangswert eine zwei- bis
vierfache Erhöhung. Die Gallensäuren der distal resezierten Tiere mit anisoperistaltischem Segment zeigten sechs Monate nach
der Resektion eine geringere Erhöhung der Gesamtgallensäuren in
der Leber. Die signifikante Zunahme der Gallensäuren in der Leber bei distal resezierten Tieren sowie bei ausschließlich proximal resezierten Tieren erklärt sich durch die bei diesen Tieren stark atrophierte Schleimhaut, die zu keiner vermehrten Gal-
lensäurenrückresorption in der Lage war. Dadurch kam es zu der
erheblichen Erhöhung der Gesamtgallensäurenmenge in der Leber.

Zusammenfassend besteht offensichtlich bei Tieren nach ausgedehnter Dünndarmresektion eine Adaptation des Restdarmes und damit
eine verbesserte Gallensäurenresorption im verbliebenen Jejunum.
Dies konnte inzwischen auch durch Untersuchungen bei subtotal
dünndarmresezierten Kindern bestätigt werden. Wir fanden bei allen Kindern ca. zwei Jahre nach der Operation eine fast normale
Gallensäurenausscheidung in den Darm (27).

Besonders kritisch wird die Situation nach ausgedehnten Dünndarmresektionen bezüglich der Kalorienzufuhr. Exakte Angaben
über die minimale, zum Leben notwendige Darmlänge gibt es nicht.
Nach MacMAHON (24) besteht bei Neugeborenen bei einem Dünndarmrest von 50 cm, nach BENSON (5) bei 30 cm eine Überlebenschance,
sofern die Bauhinsche Klappe erhalten bleibt. Nach STAUFFER (33)
ist bei einem Darmrest von 20 cm die minimale Dünndarmlänge unterschritten, da dann ein peroraler Nahrungsaufbau nicht möglich
ist.

Die Stoffwechseluntersuchungen von BOOTH (7) und KUFFER (20)
ergaben, daß sich die Resorptionsfunktionen postoperativ ge-
setzmäßig wieder der Norm nähern. Die oralwärts lokalisierten
Funktionen (Monosaccharide und Aminosäuren) erholen sich rascher als die weiter aboral gelegenen. So können noch 12 - 20
Monate post resectionem Störungen der Fettresorption festgestellt werden. Dies führte dazu, daß KUFFER (20, 21) sowie andere Autoren eine insgesamt drei bis vier Monate dauernde orale Nahrungskarenz nach subtotaler Dünndarmresektion im Kindesalter empfahlen. Dieser Empfehlung lag das Konzept zugrunde,
den Darm über die entsprechende Zeit ruhigzustellen, um dadurch eine Adaptation des Restdarmes zu erreichen. STAUFFER (33)
berichtet über ein subtotal dünndarmreseziertes Kind, welches
über zwei Jahre ausschließlich parenteral ernährt wurde und
schließlich an septischen Folgeerscheinungen starb; ein peroraler Nahrungsaufbau war nicht gelungen.

Die zum Überleben notwendigen Kalorien wurden entsprechend den
Vorschlägen von DUDRICK (13) sowie anderen Autoren (6) ausschließlich parenteral durch hochprozentige Kohlenhydratinfusionen,
später auch durch Fettinfusionen zur Verfügung gestellt. Der
anfänglichen Euphorie folgte die objektive Beurteilung dieses
Behandlungsschemas, welches zwei entscheidende Nachteile aufweist:

1. Die Infektionsrate des Vena cava-Katheters, der zur Verabreichung hochprozentiger Kohlenhydratinfusionen unabdingbar
   ist, ist bei Neugeborenen und Säuglingen sehr hoch. Unsere
   katamnestischen Untersuchungen des postoperativen Verlaufes
   von 64 Kindern mit subtotaler Dünndarmresektion ergaben, daß
   neun Kinder = 13,6 % ausschließlich an einer Vena cava-Kathe-
   tersepsis und insgesamt 19 = 29,3 % an septischen Folgeerscheinungen verstarben (2).

2. Durch die orale Nahrungskarenz kommt es, dies zeigten die
   klinischen Erfahrungsberichte von KUFFER (20), zu einer Di-
   saccharidmalabsorption, da durch das fehlende Substratange-
   bot ein schwerer Disaccharidasemangel entstand. Die Folge
   war, daß nach gelegentlichen oralen Ernährungsversuchen pro-
   fuse Durchfälle auftraten, da die Schleimhaut atrophiert und
   die Enzymaktivitäten abgesunken waren. MENGE (26) konnte dies
   tierexperimentell beweisen: Die Schleimhaut ausgeschalteter
   Dünndarmschlingen atrophierte rasch und die Glukoseresorption
   nahm ab.

In zahlreichen Veröffentlichungen wurde darauf hingewiesen, daß
durch eine hochkalorische bilanzierte parenterale Ernährung eine positive Stickstoffbilanz zu erzielen ist (6, 31, 32). Dabei
wurde zu wenig beachtet, daß ohne intraluminales Nahrungsangebot, d. h. orale Kalorienzufuhr, zwar eine positive Stickstoffbilanz, jedoch keine Darmadaptation zu erzielen ist. Die eigenen tierexperimentellen Untersuchungen (1, 4) sowie jene von
DOWLING (11), DEREN (10) und FELDMAN (14) zeigten eindeutig,
daß das intraluminale Nahrungsangebot ein wichtiges Stimulans
der Darmadaptation darstellt.

Nach ausgedehnter Dünndarmresektion sowie anderen Operationen
des Magen-Darm-Traktes mit zunächst eingeschränkter Resorptions-
leistung gingen wir daher folgendermaßen vor: Während der ersten
zwei bis drei postoperativen Tage, also während der Dauer der
physiologischen postoperativen Darmatonie, führten wir die Kalorien parenteral zu. Wir versuchten, 100 - 120 Kalorien pro kg
Körpergewicht und Tag beim Säugling zu geben, mindestens aber
90 Kalorien pro kg und Tag, wobei eine negative Stickstoffbilanz nicht immer zu vermeiden war. Wir gaben die Kalorien in
Form von hochprozentigen Glukoselösungen. Aminosäuren führten
wir bevorzugt als kohlenhydratfreie Lösung zu. Wir benutzten
das Präparat Aminosol und versuchten Xylit- oder Sorbitzusätze
zu vermeiden, da es bei einer Überdosierung zur Ablagerung von
Xylit in den Nieren und nach einer Überdosierung von Sorbit zu
einer Laktazidose kommen kann. Fettinfusionen verabreichen wir
nicht mehr, da wir bei einigen Kindern in zeitlichem Zusammenhang mit der Fettgabe eine Cholostase der Leber beobachtet haben. Um die essentiellen Fettsäuren zuzuführen, gaben wir zweimal pro Woche 20 ml Plasma pro kg Körpergewicht und versuchen
neuerdings Essentiale[R] (Nattermann) 1 - 2 ml/kg Körpergewicht.

Bereits am dritten bis vierten postoperativen Tag, nachdem die
Darmtätigkeit in Gang gekommen war, wurde parallel zur parenteralen Kalorienzufuhr mit dem oralen Nahrungsaufbau begonnen. Es
hat sich dabei gezeigt, daß der Nahrungsaufbau um so langsamer
vor sich zu gehen hat, je ausgedehnter die Darmresektion war
bzw. je schwerer der verbliebene Darmrest geschädigt war. Es
liegen gute Erfahrungen mit den Präparaten Nutramigen , Porta-
gen[R] und Pregestemil  vor.

Der Nahrungsaufbau mit diesen Präparaten muß außerordentlich be-
hutsam und allmählich erfolgen, da es leicht zu hyperosmolaren
Durchfällen kommen kann. Um das Hungergefühl der Kinder zu stillen, lassen wir sie am Tage ad libitum trinken. Nachts wird der
Rest der notwendigen Nahrung über eine Sonde zugeführt.

In unserer Klinik legen wir - vielleicht etwas häufiger als an-
derswo - bereits im Neugeborenenalter bei Bedarf einen Anus
praeter oder ein Ileostoma an, um den Restdarm möglichst frühzeitig für die enterale Ernährung ausnützen zu können. In den
ausgeschalteten Darm werden mit Hilfe einer langsam laufenden
Dauerinfusion Wasser und Elektrolyte zugeführt. Voraussetzung
ist, daß der Darmabschnitt nicht durch schwere Entzündungen
stark geschädigt ist. Zu beachten und auszugleichen ist die bei
Ileostoma oftmals beobachtete Hyponatriämie, die wahrscheinlich
durch die mangelnde Resorptionsfläche und den vermehrten Darm-
verlust zu erklären ist. Inwieweit hierbei auch die vermehrte
Gallensäurenausscheidung bzw. mangelnde Rückresorption bedeut-
sam wird, bedarf weiterer Untersuchungen.

Nach Operationen am Ösophagus legen wir grundsätzlich eine Ga-
strostomie in Form der Witzelfistel an, durch die wir bereits
am ersten postoperativen Tag kontinuierlich erst Tee, später
Aufbaunahrung zuführen. Sofern keine Kardiainsuffizienz vorliegt, gehen wir auf die portionsweise Nahrungszufuhr über.

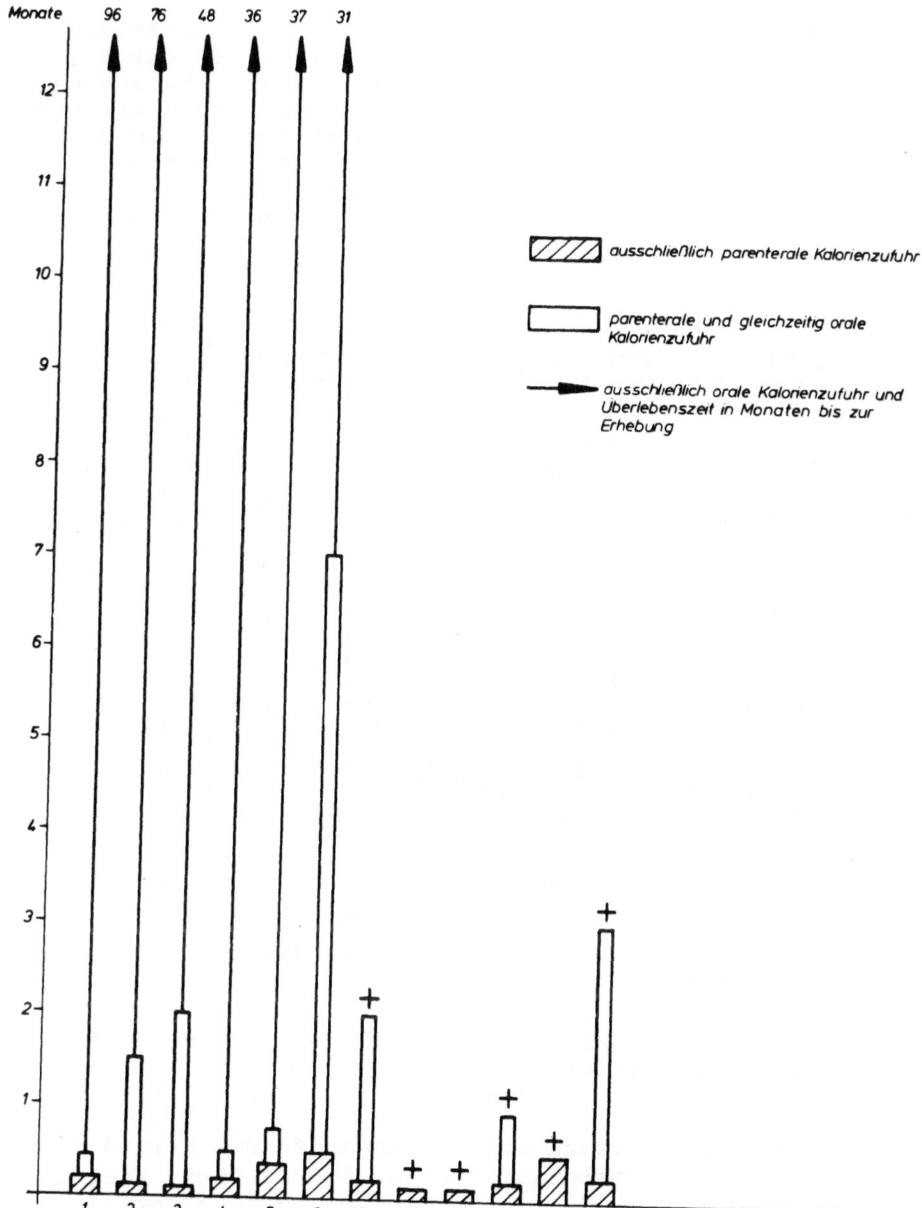



Abb. 4. Versuch des Nahrungsaufbaues bei 12 subtotal dünndarmresezierten Kindern der Universitätskinderklinik Tübingen bzw. der kinderchirurgischen Abteilung der Chirurgischen Universitätsklinik Tübingen

Die Nahrungszufuhr, insbesondere der Nahrungsaufbau nach ausgedehnter Dünndarmresektion, gibt sicherlich Pädiatern und Kinderchirurgen große Probleme auf. Abb. 4 zeigt den Versuch des Nahrungsaufbaues bei 12 subtotal dünndarmresezierten Kindern unserer Abteilung (<u>3</u>). Bei fünf Kindern war innerhalb kürzester Zeit, d. h. maximal vier Wochen, ein ausschließlich oraler Nahrungsaufbau gelungen, bei einem Kind (Fall Nr. 6) benötigten wir sieben Monate. Bei den restlichen sechs Patienten war nur in drei Fällen ein partieller Nahrungsaufbau möglich. Nur ein Kind verstarb an einer echten Kachexie, die anderen zwei an zusätzlichen Komplikationen wie Sepsis oder an den Folgen der Grunderkrankung.

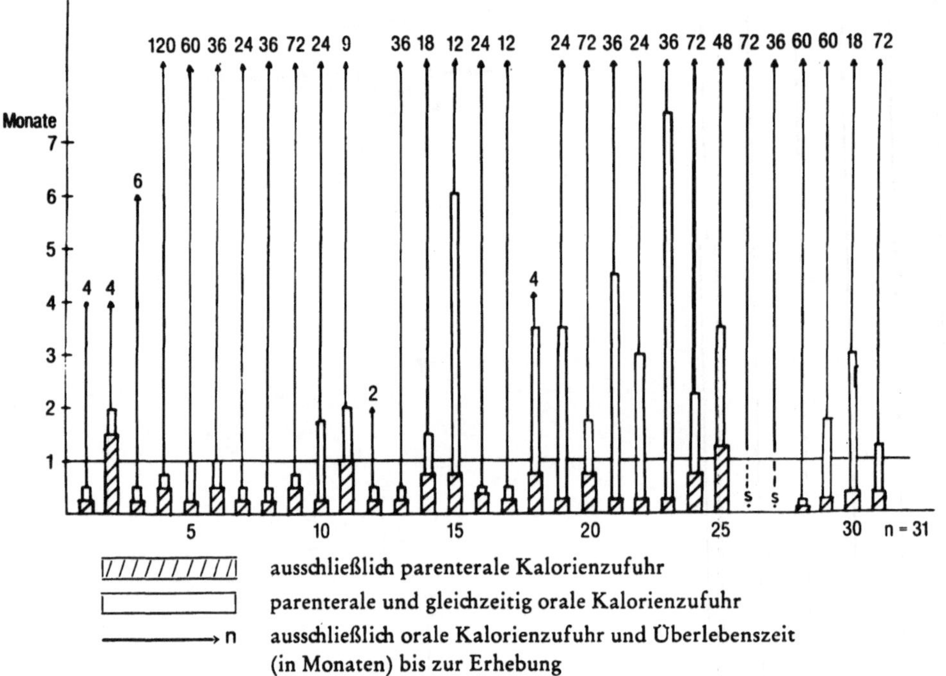


Abb. 5. Versuch des Nahrungsaufbaues bei 31 überlebenden subtotal dünndarmresezierten Kindern

Abb. 5 und 6 zeigen den Versuch des Nahrungsaufbaues bei 64 Kindern aus einer eigenen Sammelstatistik aus 15 Kliniken. Hier ergibt sich eine Parallele zu dem eben Gesagten: Bei 15 der 31 überlebenden Kindern gelang die ausschließlich orale Ernährung bereits nach vier Wochen, wohingegen bei den anderen aus nicht bekannten Gründen dazu ein wesentlich längerer Zeitraum benötigt wurde. Bei den verstorbenen Kindern war größtenteils ein peroraler Nahrungsaufbau trotz aller Anstrengungen nicht gelungen (<u>2</u>).

Den positiven Einfluß des intraluminalen Nahrungsangebotes konnten wir durch tierexperimentelle Untersuchungen untermauern (<u>1</u>, <u>4</u>). Bei subtotal dünndarmresezierten Schweinen wurde als Parameter der Darmadaptation die intestinalen Dünndarmdisaccharidasen nach der Methode von DAHLQVIST (<u>9</u>) bestimmt. Wir stellten

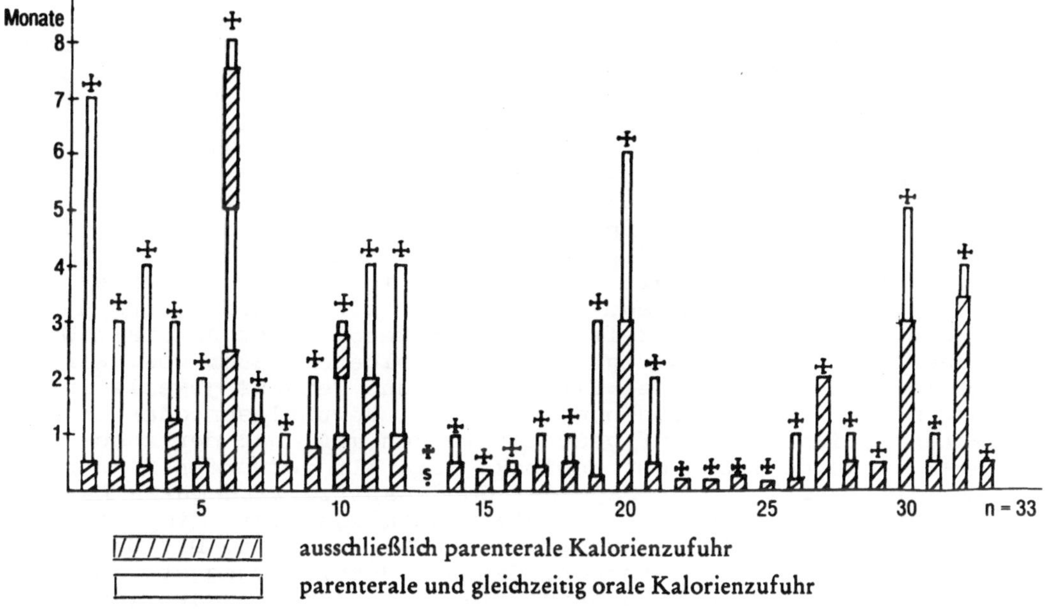



Abb. 6. Versuch des Nahrungsaufbaues bei 33 verstorbenen subtotal dünndarmresezierten Kindern mit Resektion der Bauhinschen Klappe und anisoperistaltischem Segment

fest, daß bei Tieren mit geringer oraler Kalorienzufuhr ein rascher Abfall der Dünndarmdisaccharidasen erfolgte, wohingegen bei Tieren mit ausreichender oraler Kalorienzufuhr die Dünndarmdisaccharidasen im Restdarm die Werte der Kontrolltiere zum Teil überschritten hatten. Dies ist als Zeichen einer Adaptation zu werten.

Auf die Klinik übertragen bedeutet dies, daß nach ausgedehnter Dünndarmresektion entgegen den Empfehlungen von KUFFER (20) keine wochenlange orale Nahrungskarenz, sondern eine möglichst rasche enterale Nahrungszufuhr auch mit Disacchariden durchgeführt werden sollte. Dadurch können die im Restdarm vorhandenen Disaccharidasekapazitäten ausgenutzt werden. Nur wenn darüber hinaus Disaccharide gegeben werden, können hyperosmolare Diarrhöen auftreten. Wir meinen, daß gerade durch die vorsichtige schrittweise Zufuhr von Disacchariden eine Induktion der Disaccharidaseaktivitäten erzielt werden kann.

Ein weiterer wesentlicher Vorteil der enteralen Ernährung neben der Stimulation der Dünndarmenzyme ist, daß die physiologischen Regelmechanismen des Pfortaderkreislaufes nicht umgangen werden, wie dies bisher trotz aller Fortschritte bei der parenteralen Ernährung der Fall ist.

Dies ist ein weiterer Grund, weswegen wir stets so rasch wie möglich die orale Kalorienzufuhr anstreben, um so mehr, wenn ein extrem hoher Kalorienbedarf bei ungestörten Resorptionsverhältnissen vorliegt.

## II. Kalorienzufuhr beim Schädel-Hirn-Trauma und Tetanus

Sowohl im Kindesalter als auch beim Erwachsenen ist der Kalorienbedarf beim Schädel-Hirn-Trauma und Tetanus, sofern die Patienten agitiert sind, erheblich erhöht. Beim Erwachsenen wurde ein
maximaler Kalorienbedarf von 6.000 bis 7.000 Kalorien pro Tag
errechnet, dies entspricht 100 Kalorien pro kg Körpergewicht.
Unter Heranziehung der Körperoberfläche bzw. des Körpergewichtes
errechnet sich für das Neugeborene ein Kalorienbedarf von 160
bis 180 Kalorien pro kg Körpergewicht, beim Einjährigen von 140
bis 160 Kalorien pro kg Körpergewicht und schließlich beim Fünfjährigen ein Kalorienbedarf von 120 Kalorien pro kg Körpergewicht. Auf parenteralem Wege kann dieser Kalorienbedarf nur unter erheblichen Schwierigkeiten gedeckt werden, der enterale Weg
ist daher vorzuziehen. Wir gehen dabei folgendermaßen vor: Wir
legen die Sonde bei Schädel-Hirn-Trauma und Tetanus jeweils in
den Magen oder in das Duodenum, wobei bei Bewußtlosen oder stark
sedierten Patienten darauf geachtet werden muß, daß der endo-
tracheal liegende Tubus gut geblockt ist. Wir verwenden Sonden
aus Plastik, die korrekte Lage der Sondenspitze wird durch Aspiration von Magensaft überprüft. Die Sondenlage sowie die Aus-
nützung der zugeführten Nahrung ist von Wichtigkeit. Die Untersuchungen von BÜNTE (8) ergaben, daß die Resorptionsquote 73 bis
80 % beträgt, sofern die Sondenspitze im oberen Dünndarm liegt,
wohingegen im Duodenum oder Magen die Resorptionsquote bei 90 %
liegt. Eine Ferment- oder Säuresubstitution ist bei dieser Sondenlage nicht notwendig. Wir verwenden Einmalsonden aus Plastik,
die bei den tief bewußtlosen Patienten ohne Schwierigkeiten nach
Bedarf gelegt werden können. Komplikationen, die bei langer Verweildauer der Sonde auftreten können, wie Drucknekrose der Öso-
phagus- oder Kehlkopfschleimhaut sowie eine Perichondritis können dadurch vermieden werden. Unserer Meinung nach sollte jedoch
öfters von der Anlage einer Magenfistel Gebrauch gemacht werden,
dadurch lassen sich die oben genannten möglichen Komplikationen
beseitigen. Auch könnte eine bakterielle Besiedlung der Sonde
mit davon ausgehender Infektion vermieden werden. Auch die Kontrolle des Füllungszustandes des Magens ist über eine Witzelfistel einfach. Eine Aspiration durch eine latente Kardiainsuffizienz, die außerdem durch eine liegende Sonde noch provoziert
werden kann, könnte dadurch vermieden werden.

Als Sondennahrung bevorzugen wir in der Kinderchirurgie die oben
genannten Präparate, insbesondere das Pregestemil , das sich aufgrund der guten Verträglichkeit und des hohen Kaloriengehaltes
gut bewährt hat.

Wir verabreichen sechs bis acht Mahlzeiten, regelmäßig über 24 h
verteilt, wobei die maximale Flüssigkeitsmenge - entsprechend
dem Alter - nicht überschritten werden darf. Sie beträgt bei
Neugeborenen ein Sechstel des Körpergewichtes, d. h. maximal
500 ml Flüssigkeit pro die. Beim Einjährigen ist der Maximal-
wert 900 ml, beim Fünfjährigen 1.500 ml pro die. Wir vermeiden
die Applikation von Sondennahrung über einen Dauertropf mit In-
fusionspumpe, da hiermit die physiologische Anregung der Peristaltik weniger gefördert wird als bei portionierter Verabreichung. Nach Gabe der Einzelportion wird die Sonde mit einer wäss-

rigen Lösung gespült, um Rückstände im Schlauch zu vermeiden.
Anschließend bringen wir den Patienten in eine sitzende Position, um einen Reflux zu vermeiden. Bei sorgfältigem Vorgehen
kann somit eine Aspiration weitgehend vermieden werden.

Es dürfen keine hyperosmolaren Lösungen verabreicht werden, da
es sonst sehr rasch zu hyperosmolaren Diarrhöen kommen kann.
Die Diarrhöen können auch durch eine Besiedlung der Sondennahrung mit pathogenen Keimen auftreten. Dies kann vermieden werden, wenn die Sondennahrung jeweils nur in kleinen Mengen hergestellt wird und nicht sofort verbrauchte Nahrung im Eisschrank
aufbewahrt wird. Sowohl bei der ausschließlich parenteralen Ernährung als auch bei der künstlichen enteralen Ernährung ist
eine weitgehend lückenlose Überwachung des Patienten notwendig.
Dazu gehören eine genaue Flüssigkeitsbilanz, eine möglichst tägliche Elektrolytkontrolle in Serum, Harn und abgeleiteten Sekreten, eine Analyse des Säuren-Basen-Status in mehrtägigen Abständen sowie die Prüfung der Serum- und Harnosmolarität ein-
bis zweimal wöchentlich.


## Zusammenfassung

In der Pädiatrie und in der Kinderchirurgie sollte immer jene
Ernährungsform angestrebt werden, welche der physiologischen
Form am nächsten kommt. Ist die orale Zufuhr nicht möglich, da
der Patient nicht essen kann, will oder darf, muß eine der Formen der künstlichen Ernährung eingesetzt werden. Bei der Aus-
wahl der Applikationsform ist jede Möglichkeit über Magen- oder
Darmsonden derjenigen über Venen vorzuziehen. Die Tierversuche
und die klinische Erfahrung zeigen, daß manche Probleme der postoperativen Langzeiternährung durch eine gezielte kombinierte
orale und parenterale Ernährung gelöst werden können.


## Literatur


1. BÄHR, R.: Morphologische und funktionelle Adaptationsvorgän-
   ge nach ausgedehnter Dünndarmresektion (eine tierexperimentelle Untersuchung an Göttinger Zwergschweinen). Habilita-
   tionsschrift, Tübingen 1976.

2. BÄHR, R., NIESSEN, K. H., FLACH, A.: Die subtotale Dünndarmresektion beim Neugeborenen und Säugling (Ergebnis einer
   Rundfrage). Z. Kinderchir. 17, 343 (1975).

3. BÄHR, R., NIESSEN, K. H., FLACH, A.: Erfahrungen mit Neugeborenen und Säuglingen nach subtotaler Dünndarmresektion.
   Z. Kinderchir. 20, 127 (1977).

4. BÄHR, R., NIESSEN, K. H., KOCH, J., OSSWALD, P., FLACH, A.,
   LEHMANN, O.: Stoffwechseluntersuchungen nach subtotaler Dünndarmresektion. Mschr. Kinderheilk. 124, 362 (1976).

5. BENSON, C. D.: Resection and primary anastomosis of the jejunum and ileum in the newborn. Ann. Surg. 142, 478 (1955).

6. BØRRESEN, H. Ch., CORAN, A. G., KNUTRUD, O.: Metabolic re-
   sults of parenteral feeding in neonatal surgery: A balanced
   parenteral feeding program based on a synthetic 1-amino acid
   solution and a commercial fat emulsion. Ann. Surg. $\underline{172}$, 291
   (1970).

7. BOOTH, C. C.: Pathophysiologie der Dünndarmresorption. Internist $\underline{7}$, 197 (1966).

8. BÜNTE, H.: Möglichkeiten der künstlichen Ernährung. Chirurg
   $\underline{43}$, 397 (1972).

9. DAHLQVIST, A.: Method for assay of intestinal disaccharidases.
   Analyt. Biochem. $\underline{7}$, 18 (1960).

10. DEREN, J. J., BROITMAN, S. A., ZAMCHECK, N.: Effect of diet
    upon intestinal disaccharidases and disaccharidabsorption.
    J. clin. Invest. $\underline{46}$, 186 (1967).

11. DOWLING, R. H.: The influence of luminal nutrition on in-
    testinal adaptation after small bowel resection and bypass.
    In: Intestinal Adaptation (eds. R. H. DOWLING, E. O. RIECKEN),
    p. 35. Stuttgart: Schattauer-Verlag 1974.

12. DOWLING, R. H., BOOTH, C. C.: Structural and functional chan-
    ges following small bowel resection in the rat. Clin. Sci.
    $\underline{32}$, 139 (1967).

13. DUDRICK, S. J., WILMORE, D. W., VARS, H. M.: Long-term total
    parenteral nutrition with growth, development and positive
    nitrogen balance. Surgery $\underline{64}$, 134 (1968).

14. FELDMAN, E. J., MACNAUGHTON, J., DOWLING, R. H.: Comparative
    effect of intravenous and oral nutrition on intestinal adap-
    tation. Gut. $\underline{14}$, 831 (Abstr.) (1973).

15. FLACH, A., BÄHR, R.: Probleme der ausgedehnten Dünndarmre-
    sektion im Neugeborenen- und Säuglingsalter. Pädiatr. u.
    Pädol. Suppl. $\underline{3}$, 3 (1975).

16. HERDEN, H.-N.: Infusionstherapie in der Kinderchirurgie.
    Prakt. Anästh. $\underline{9}$, 267 (1974).

17. HOFERT, C., PANTELIADES, Chr., DOLIF, D., JÜRGENS, P.: Bi-
    lanzierte parenterale Ernährung von Frühgeborenen. Mschr.
    Kinderheilk. $\underline{121}$, 525 (1973).

18. HOFMAN, A. F.: Intestinal transport of bile acids. Gastro-
    enterology $\underline{52}$, 593 (1967).

19. HOFMAN, A. F.: Consequences of bile acid malabsorption. Mayo
    clin. Proc. $\underline{48}$, 656 (1973).

20. KUFFER, F.: Zum Problem der subtotalen Dünndarmresektion
    beim Säugling. Z. Kinderchir. $\underline{2}$, 39 (1965).

21. KUFFER, F., FRIOLET, B., OETLIKER, O., BETTEX, M.: Darm-
    funktionsproben nach subtotaler Darmresektion bei einem
    Säugling. Helv. paediat. Acta $\underline{1}$, 19 (1965).

22. LACK, L., WEINER, I. M.: Role of the intestine during the
    enterohepatic circulation of bile salts. Gastroenterology
    $\underline{52}$, 282 (1967).

23. LEHMANN, O.: Untersuchungen der Gallensäuren im Lebergewe-
    be nach ausgedehnter Dünndarmresektion (eine tierexperimen-
    telle Studie an Göttinger Zwergschweinen). Dissertation Me-
    dizinische Fakultät, Universität Tübingen 1977.

24. MacMAHON, R. A.: Massive resection of intestine in infancy.
    Aust. N. Z. J. Surg. $\underline{35}$, 202 (1966).

25. MARTINI, G. A., RIECKEN, E. O.: Dünndarm. In: Klinische
    Pathophysiologie (ed. W. SIEGENTHALER), p. 716. Stuttgart:
    Thieme-Verlag 1973.

26. MENGE, H., WERNER, H., LORENZ-MEYER, H., RIECKEN, E. O.:
    The nutritive effect of glucose on the structure and func-
    tion of jejunal self-emptying blind loops in the rat. Gut.
    $\underline{16}$, 462 (1975).

27. NIESSEN, K. H.: Sulfatierte und nicht sulfatierte Gallen-
    säuren im Darmsaft von Säuglingen und Kindern mit Malab-
    sorption und Maldigestion. Habilitationsschrift (in Vorbe-
    reitung), Medizinische Fakultät, Universität Tübingen 1977.

28. ORTLIEB, R.: Parenterale Ernährung in der Neugeborenenperiode.
    Mschr. Kinderheilk. $\underline{122}$, 1 (1975).

29. RIECKHAM, P. P.: Ausgedehnte Dünndarmresektionen beim Neu-
    geborenen. Z. Kinderchir. $\underline{5}$, Suppl., 2 (1968).

30. ROMAHN, A.: Parenterale Ernährung im Kindesalter - Besonder-
    heiten aus pädiatrischer Sicht. Prakt. Anästh. $\underline{11}$, 121 (1976).

31. SNYDERMAN, S. E.: The protein and amino acid requirements
    of the infant. Anaesthesiologie und Wiederbelebung, Bd. 72.
    Berlin-Heidelberg-New York: Springer-Verlag 1973.

32. SEMLER, P., JEKAT, F.: Optimale Eiweißsubstitution bei in-
    travenöser Ernährung. Dtsch. med. Wschr. $\underline{101}$, 579 (1976).

33. STAUFFER, U. G., SHMERLING, D. H., DANGEL, P.: Probleme der
    langdauernden parenteralen Ernährung in der Kinderchirurgie.
    Z. Kinderchir. $\underline{14}$, 357 (1974).

34. STREMMEL, W.: Die Bedeutung des Gallensäurenstoffwechsels
    in der Pathogenese chirurgischer Erkrankungen. Bruns' Beitr.
    klin. Chir. $\underline{220}$, 1 (1973).

# Die gegenwärtigen Anwendungsmöglichkeiten für eine perorale künstliche Ernährung bei Neugeborenen und Kleinkindern

Von P. Wurnig und E. Bosina

Das Anwendungsgebiet einer künstlichen Ernährung wird nach
SCHÄRLI, SHMERLING und anderen mit der Feststellung umrissen,
daß sie dann notwendig ist, wenn die Patienten nicht essen wollen, nicht essen dürfen oder nicht essen können. Bei den Überlegungen hier soll die Sondenernährung und die Gastrostomieer-
nährung ausgeklammert werden. Wir möchten das Anwendungsgebiet
der künstlichen Ernährung anders ausgedrückt dann sehen, wenn
die Resorptionsfläche des Darmes aus verschiedenen Gründen vorübergehend nicht benützbar oder dauernd nicht vorhanden ist.

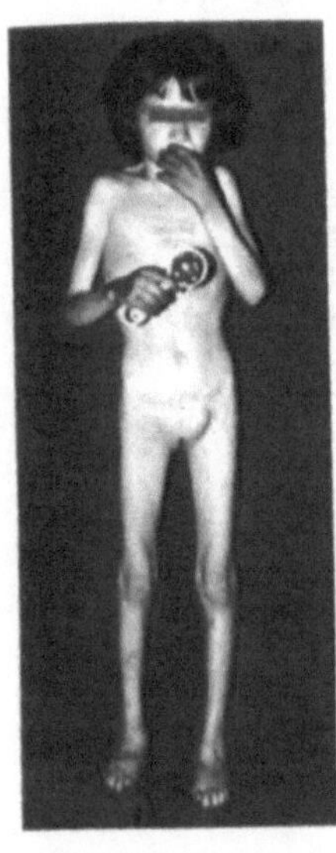

Abb. 1 a. St. E., 11 Jahre, 12,4 kg:
Schwerster Marasmus bei Kardiospasmus

Es ist ferner zweckmäßig sich zu überlegen, welche Formen der
Marasmus hat, die für die Ernährungsbehandlung relevant sind.
Am Beispiel eines 11jährigen Mädchens mit 12 kg Gewicht wegen
eines hochgradigen Kardiospasmus (Abb. 1 a und b) kann gezeigt
werden, daß dabei in erster Linie ein Verlust an sogenannten
Funktionseiweißen besteht. In diesem Falle war die Bildung und
Reservehaltung von Blutgerinnungsfaktoren schwerstens gestört
(Abb. 2), so daß auch ein kleiner Eingriff, wie es die Gastro-
stomie in diesem Falle war, genügte, um zu einem totalen Zusam-
menbruch der Blutgerinnung und damit der Wundheilung zu führen.
Wie man heute weiß, ist in diesen Fällen auch die Produktion

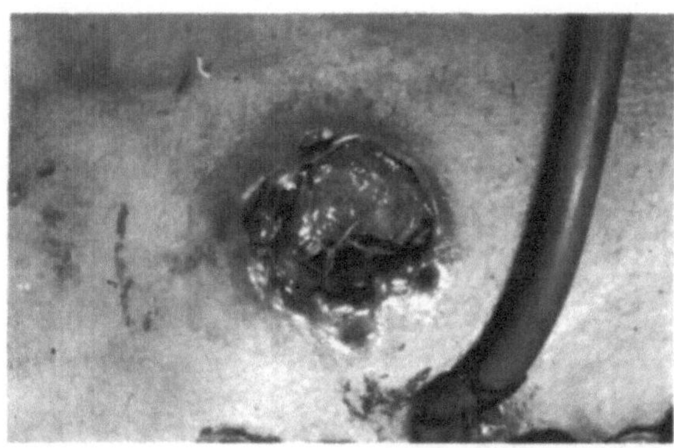

Abb. 1 b. Gastrostomiewunde, vollständige Wundheilungsstörung
mit Dehiszenz, nomaartige Wundnekrose. Exitus

von Immunstoffen aufs schwerste beeinträchtigt (2), ebenso auch
die Produktion von Verdauungsfermenten. Andererseits kann gezeigt
werden, daß auch schwerste und hoffnungslos erscheinende Fälle
von abdominellen Infektionen mit teilweiser Zerstörung des Darmes und der Bauchwand und extremer Fistelung des Abdomens, wie
im Falle eines achtjährigen Knabens mit Gasphlegmone des Retro-
peritoneums nach einer verschleppten Appendizitis (Abb. 3 a und
b), mit Hilfe einer vollständigen parenteralen Ernährung über
acht Wochen vollständig geheilt werden konnte, ohne daß primär
die Abdominalwunden geschlossen werden konnten. In diesem Fall
hat die parenterale Ernährung ausgereicht, auch die genannten
Funktionseiweiße zu korrigieren und deren Wirkung zu erhalten.
Ebenso konnten wir früher zeigen, daß mit einer geeigneten Versorgung des Abdomens mittels Darmentlastung durch Dünndarmschienung bei schweren Ileusfällen unter vollständiger parenteraler
Ernährung bis zu sechs Wochen lang gewartet werden kann, bis
die Darmfunktion spontan wieder in Gang kommt, ohne daß es in
der Zwischenzeit zu einem Kalorienverlust oder Gewichtsverlust
kommt (5).

In diesen Fällen kann die parenterale Ernährung so lange aufrechterhalten werden, wie die Venen benützbar sind. Handelt es
sich dabei um größere Kinder mit einem geringeren Kalorienbedarf
pro kg Körpergewicht sind die Probleme durchaus zu lösen.

Es hat sich sehr rasch gezeigt, daß dieser Weg der ausschließ-
lichen parenteralen Ernährung bei Neugeborenen und Säuglingen
wegen ihres viel höheren Kalorien- und Eiweißbedarfes nur bedingt gangbar ist, weil trotz Einsatzes von Intralipid$^R$ als osmotisch inerter Kalorienspender und trotz hypertoner Infusion
der zulässige Flüssigkeitsbedarf oft beträchtlich überschritten
werden muß, um die nötigen Kalorien und Eiweißbildner zuzuführen.
Erfolgreich ist dieser Weg der parenteralen Ernährung stets bei
Neugeborenen, bei denen es sich um ein Kurzdarmsyndrom handelt.

In einem solchen Fall (Abb. 4) kann der Darm zwar vollkommen
utilisiert werden, hat jedoch wegen seiner Kürze nur eine be-
schränkte Resorptionsfähigkeit.

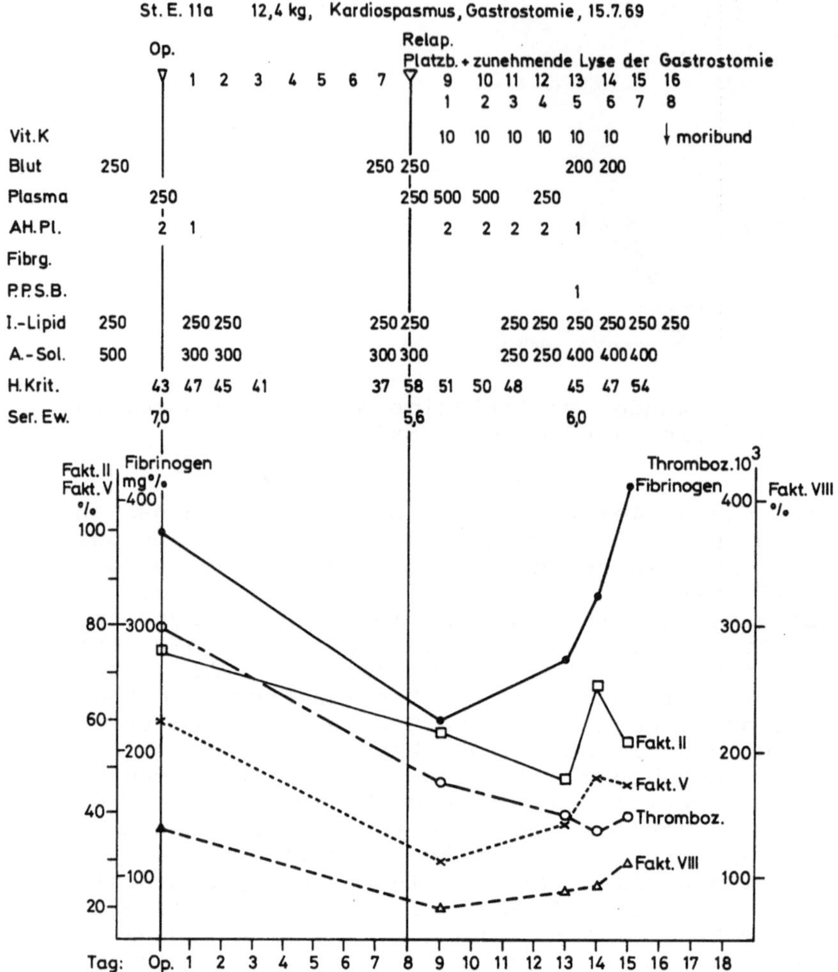


Abb. 2. St. E. (Zu Abb. 1). Postoperativer Zusammenbruch des Blutgerinnungssystems trotz massiver Substitution

Die parenterale Ernährung hat dabei folgende Grundfunktion: Während der ganzen Zeit, in der der Darm noch nicht adaptiert ist, können genügend Kalorien zugeführt werden und Überlastungsreaktionen des Darmes können auf parenteralem Wege jederzeit abgefangen werden. Die orale Ernährung gelingt jedoch in diesen Fällen nur mit besonders fettarmen Nahrungsmitteln, in diesem Falle Eledon Ecreme, welches heute nicht mehr zur Verfügung steht.

Eine wesentliche Verbesserung brachten Versuche mit chemisch auf Nahrungsbausteine zurückgeführte Diäten als Zusatz- und Aufbaudiäten (1). Als solche Diät versuchten wir früher das VivasorbR, welches sich als zuwenig wirksam erwies, und jetzt die bilanzierte synthetische Diät, die BSD, als Zusatz- und Aufbaudiät zur parenteralen Ernährung. Die Wirksamkeit zeigt sich am

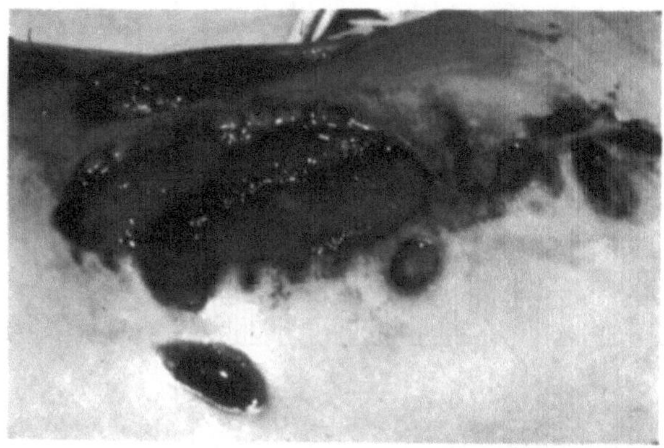

Abb. 3 a. B. K.: Komplette Bauchdeckendehiszenz mit freiliegen-
den fistelnden Darmschlingen bei retroperitonealer Gasphlegmone
nach verschleppter Appendizitis

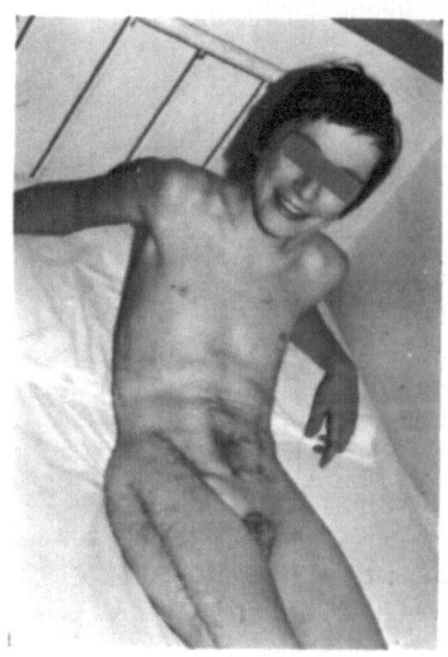

Abb. 3 b. Spontane Abheilung nach
achtwöchiger parenteraler Ernährung

Beispiel einer operierten Omphalozele mit Dünndarmatresie, bei
der eine Ileostomie ausgeführt werden mußte (Abb. 5). Neben der
ersten Operation waren drei weitere Operationen notwendig. Der
orale Ernährungsaufbau konnte zunächst durchgeführt werden und
wurde parenteral ergänzt, mußte jedoch wegen der weiteren Operationen wieder abgebrochen werden. Die zulässige Flüssigkeitsmenge wurde bereits ab dem zweiten postoperativen Monat erheblich überschritten, der notwendige Kalorienbedarf konnte aber
erst ab dem vierten postoperativen Monat erreicht werden.

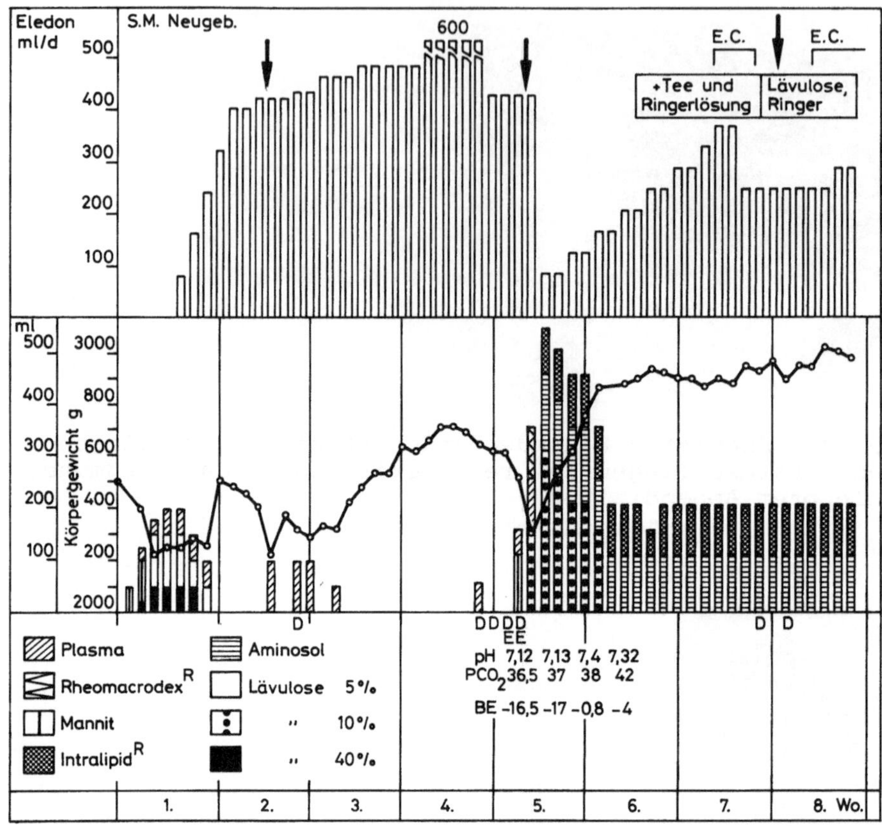



Abb. 4. M. S., Mädchen. Kurzdarmsyndrom: Aufbau der Ernährung mit Eledon Ecreme und parenteraler Ernährung. Die Gewichtsstürze (↓) zeigen jedesmal die Intoleranzreaktionen mit Durchfällen (D) an

Da die orale Ernährung wegen der Ileostomie zunächst zwar möglich war, jedoch keine ausreichende Resorption zustande kam, wurde in diesem Fall anfänglich Vivasorb[R] als chemisch definierte Zusatzdiät versucht, ohne den genügenden Gewichtsansatz zu erreichen. Erst die Gabe der bilanzierten synthetischen Diät (BSD) ab dem fünften postoperativen Monat brachte eine gute Gewichtszunahme mit Überschreitung des nötigen Kalorienbedarfes, allerdings noch immer mit beträchtlicher Überschreitung des zulässigen Flüssigkeitsbedarfes. Diese Überschreitung des theoretischen Flüssigkeitsbedarfes war allerdings wegen Verlusten durch mehrere Dünn- und Dickdarmfisteln klinisch nicht manifest. Nach dem Verlust einer Dünndarmschienung am siebten postoperativen Tag war die BSD-Zufuhr durch die Dünndarmschienung nicht mehr möglich, es kam zum Gewichtsstillstand und schließlich zum Exitus, obwohl vorher die Abdominalwunden abgeheilt waren. Dieser Fall, der zwar nicht erfolgreich war, zeigt die Leistungsfähigkeit der chemisch bilanzierten Diät bei einem Neugeborenen, bei

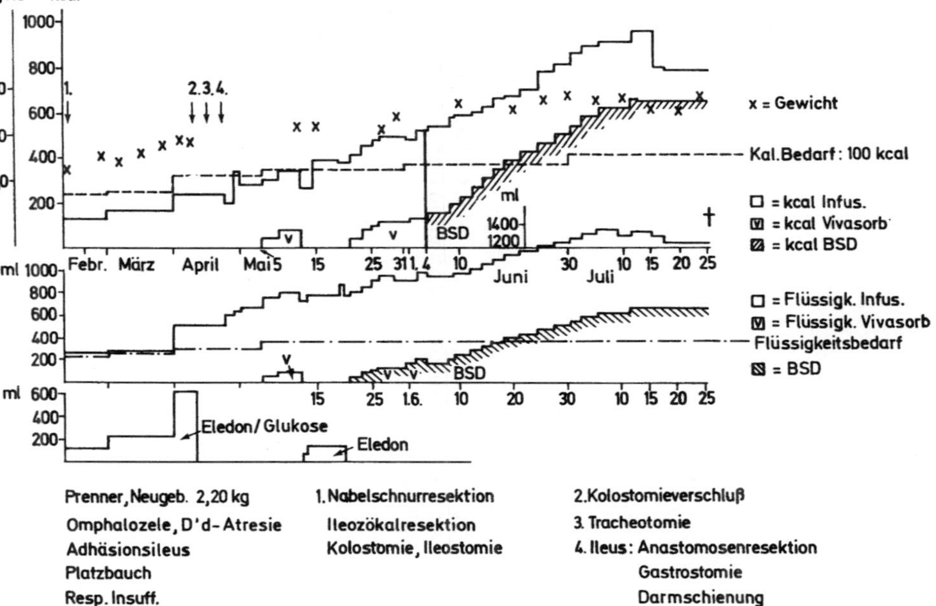


Abb. 5. P. N.: Omphalozele. 2,2 kg. Unten orale, oben parenterale Zufuhr. Wegen Ausfall der Darmschiene kann schließlich
BSD nicht mehr genügend zugeführt werden. Exitus

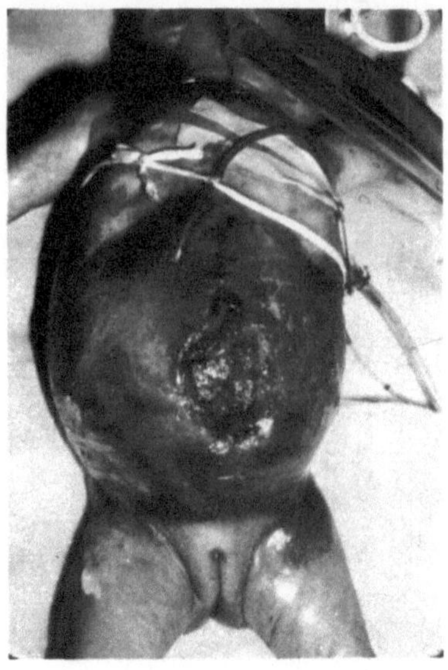

Abb. 6 a. Zu Abb. 5. Abheilung der
Platzbauchwunde trotz Darmfistel
vom 12.5. - 15.6.

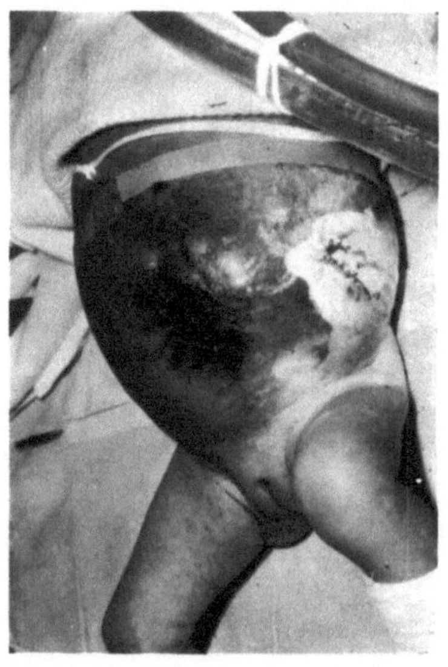

Abb. 6 b. Zu Abb. 5. Abheilung der
Platzbauchwunde trotz Darmfistel
vom 12.5. - 15.6.

dem es trotz hochgradig eingeschränkter Resorptionsfläche des
Darmes möglich war, einen Großteil der notwendigen Kalorien auf
enteralem Wege zuzuführen. Während dieser Phase war es bei diesem Kinde außerdem gelungen, einen bestehenden Platzbauch auf
konservativem Wege zur Abheilung zu bringen (Abb. 6 a und b).

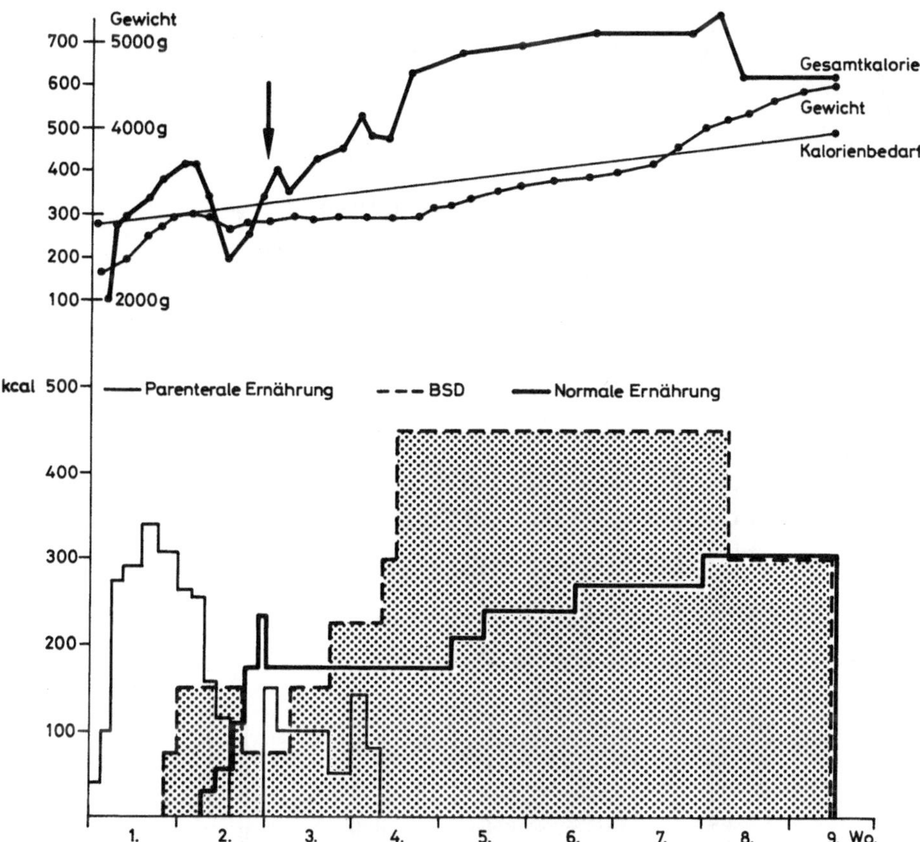


Abb. 7 a. Sch. R., Knabe. Postoperative erste Phase bei Ileostomie. Erste Intoleranzreaktion durch Humana I , die parenteral
und mit BSD abgefangen wird (↗)

Welche Vorteile die orale Ernährung mit bilanzierter synthetischer Diät (BSD) gegenüber der parenteralen Ernährung bringt,
zeigt der nächste Fall:

Es handelt sich dabei um ein Kind (Sch. R., Knabe) mit einem
Geburtsgewicht von 2.350 g, bei dem wegen einer Darmatresie eine Ileostomie und Kolostomie ausgeführt werden mußte. Hier wurde postoperativ mit der parenteralen Ernährung begonnen (Abb. 7)
und gleichzeitig konnte am Ende der ersten Lebenswoche mit der
oralen Ernährung begonnen werden, und zwar in diesem Falle mit

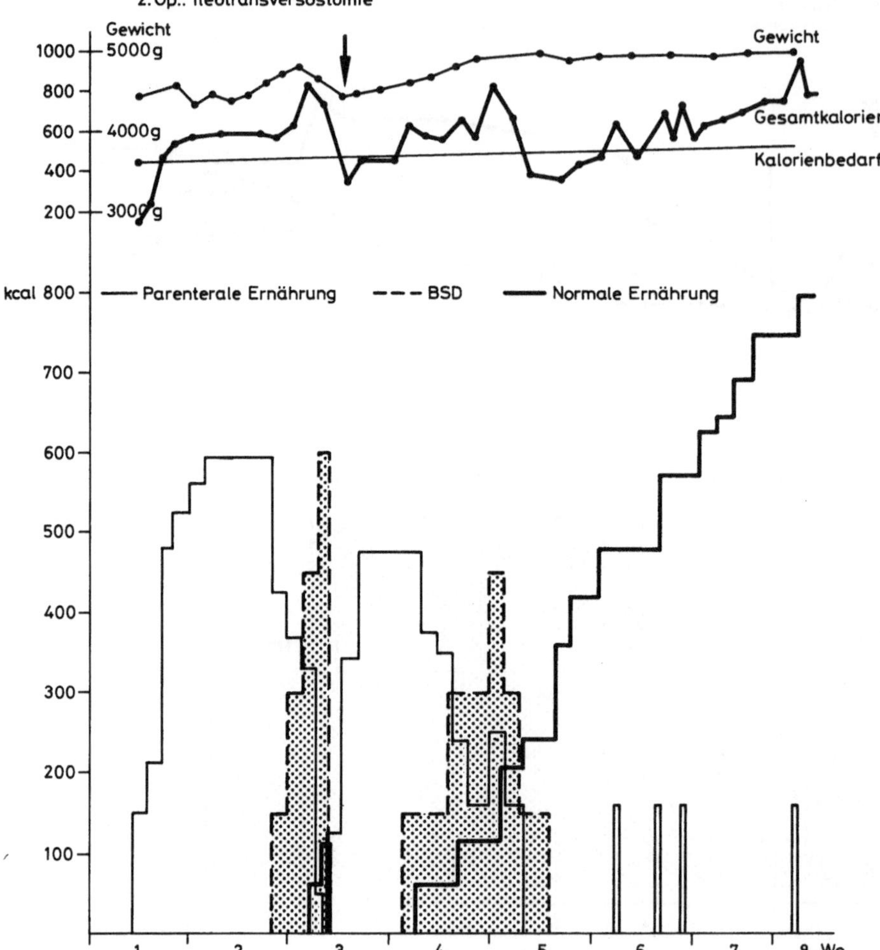


Abb. 7 b. Nach Ileotransversostomie zweite Intoleranzreaktion (↗), die ebenfalls parenteral und mit BSD abgefangen wird

BSD. Die orale Ernährung bringt bei der Ileostomie zunächst nie ein Problem mit sich, und es kann gleichzeitig, wie in diesem Fall, die Zusatzernährung mit irgendeinem Nährmittel, hier Humana I , begonnen werden.

Es besteht in diesen Fällen jedoch die typische Kurzdarmproblematik. Es wurde in der zweiten postoperativen Woche die parenterale Ernährung abgesetzt, die orale Ernährung aufgebaut, die BSD ebenfalls abgesetzt. Darauf kam es prompt zur Intoleranzreaktion mit Gewichtssturz, wie in einem früheren Fall (Abb. 4); darauf wird die orale Ernährung wieder reduziert, die parente-

rale Zusatzernährung begonnen und damit die Intoleranzreaktion
abgefangen. Jetzt wird der Aufbau der oralen Ernährung reduziert
mit Humana I  und zusätzlich mit BSD peroral aufgebaut. Weiter
Abbau der parenteralen Ernährung, es kommt mit Hilfe der BSD zu
einer beträchtlichen Zufuhr der Gesamtkalorienmenge und zu einer ständigen Gewichtszunahme.

Die weitere Ernährung bei bestehender Ileostomie (Kurzdarmsyndrom) wird in erster Linie auf der BSD aufgebaut. Nach der neun-
ten Woche wird nun die Resektion und Ileotransversostomie durchgeführt, es wird postoperativ über zehn Tage neuerlich rein parenteral ernährt, dann die Ernährung mit BSD aufgebaut, ein Zusatz von Humana I  bringt erneut eine Intoleranzreaktion, darauf wird die orale Ernährung neuerlich abgesetzt, wieder parenteral ernährt und in der dritten postoperativen Woche wiederum
die BSD-Ernährung aufgebaut, worauf vorsichtig die orale Ernäh-,
rung mit Humana I  begonnen wird, die schließlich in der fünften postoperativen Woche, also in der 14. Lebenswoche, voll toleriert ist. Bei diesem Fall zeigt sich deutlich im Gegensatz
zum ersten Fall (Abb. 4), daß durch den Einsatz von bilanzierter
synthetischer Diät die parenterale Ernährung erheblich eingeschränkt werden kann. Die notwendige Flüssigkeitszufuhr ist reduziert, außerdem können durch den Einsatz der bilanzierten synthetischen Diät die Intoleranzreaktionen des Darmes besser abgefangen werden.

Im vorliegenden Fall konnte die Adaptationsphase des Darmes beim
Kurzdarmsyndrom in insgesamt 14 Wochen abgefangen werden.

Eine andere Einsatzmöglichkeit ist die sogenannte vorübergehend
nicht benützbare Darmschleimhaut oder Resorptionsfläche. Es handelt sich dabei meistens um schwere Enterokolitiden.

Im folgenden Fall (K. Ch., männlich, 3 Monate) (Abb. 8) haben
mehrere orale Ernährungsversuche fehlgeschlagen. Wir haben das
Kind im Alter von drei Monaten übernommen und haben zunächst
mit Hilfe der reinen parenteralen Ernährung eine ausreichende
Kalorienzufuhr erzielt. Ab der zweiten Woche wurde die Ernährung mit BSD begonnen, nach einer weiteren Woche die parenterale Ernährung vollständig abgesetzt und nach zwei Wochen enteraler Ernährung mit BSD wurde der Nahrungsaufbau mit Humana -Heil-
nahrung begonnen und nach einer weiteren Woche konnte die BSD
vollkommen abgesetzt werden. Die Kalorienzufuhr wurde in diesem
Fall mit dem Einsatz von BSD erheblich überschritten, obwohl
der Darm noch nicht ausgiebig belastet wurde.

Es ist dies ein gutes Beispiel dafür, daß die parenterale Ernährung mit Hilfe von BSD erheblich abgekürzt werden kann und daher die Gefahren, die vor allen Dingen durch die Infektion durch
die lange liegenden intravenösen Katheter gegeben sind, sehr
stark reduziert werden können.

Diese Indikation - Behandlung der schweren nekrotisierenden
Enterokolitis mit BSD - können mehrere Beispiele belegen. Insgesamt wurden im letzten Jahr 22 Fälle mit bilanzierter synthetischer Diät (BSD) behandelt. Alle waren im Säuglingsalter. Bei

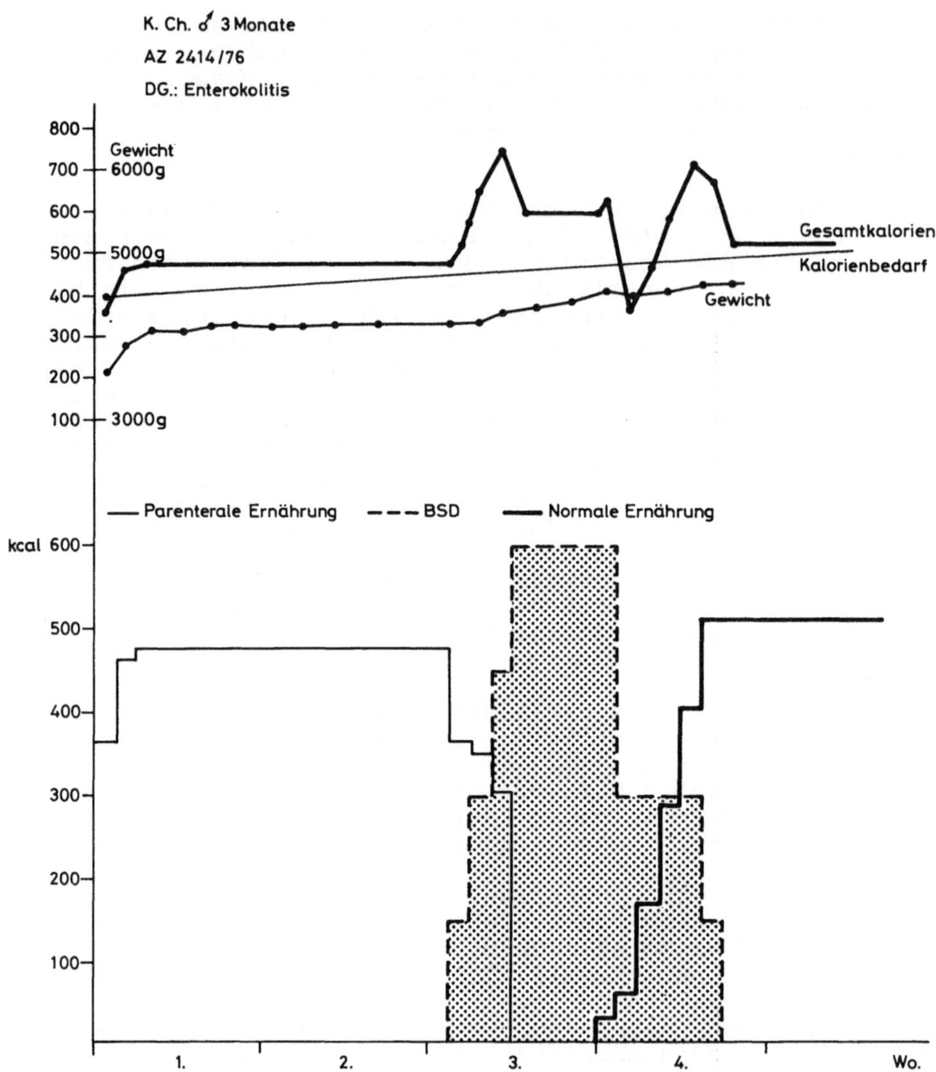


Abb. 8. K. Ch., 3 Monate, schwere Enterokolitis, mehrfache Ernährungsversuche sind fehlgeschlagen. Aufbau mit längerer parenteraler Ernährung und BSD-Ernährung

allen war die Indikation entweder durch den vorübergehenden oder dauernden Darmausfall gegeben. Die Ursache für den vorübergehenden Darmausfall waren am häufigsten die schwere Enterokolitis oder die länger dauernde gestörte Darmfunktion nach Bauchoperationen verschiedenster Art im Säuglings- und Neugeborenenalter und auch nach schweren Pneumonien mit Darmatonie.

Der dauernde Darmausfall war gegeben durch Fistelbildung bzw. durch Kurzdarmsyndrom, wobei es bei diesen Fällen nach einiger Zeit zur Adaptation kommt.

Tabelle 1. Formen der Verabreichung von BSD

---

1. Ausschließlich per Sonde:
   Verdünnung: 2,5 g auf 10 ml Wasser achtmal täglich.
   Täglich oder jeden zweiten bis dritten Tag Steigerung auf
   5 g/20 ml Wasser.

2. BSD in obiger Verdünnung und normale Ernährung.
   Dem Kind wird zuerst die normale Kost angeboten und BSD wird
   anschließend per Sonde nachgefüttert.

3. BSD wird in die normale Kost in Mengen von 5 - 10 g einge-
   rührt und per os angeboten oder per Sonde verabreicht.

---

Bei allen Fällen konnte durch Einsatz der BSD die parenterale
Ernährung erheblich in Menge und Dauer reduziert werden, in einzelnen Fällen machte die Bilanzierung der Kalorienzufuhr wegen
ausgedehnter Darmfistelungen bei der BSD-Ernährung Schwierigkeiten.

Dieses Problem fällt bei der reinen parenteralen Ernährung weg.
Bislang stellt sich in der Bilanzierung das größte Problem der
enteralen Ernährung auf diesem Wege. Es ist jedoch gar keine
Frage, daß die Ergebnisse der künstlichen Ernährung mit BSD erheblich gebessert werden können.

## Literatur


1. DUNDON, N., PROPERJOHN, J., THOMAS, M. P., SAVAGE, J. P.:
   The use of synthetic diets in surgical patients. Austr.
   paediat. J. 11, 225 (1975).

2. GIERHAKE, F. W. und Mitarb.: Postoperative Verminderung der
   Immunglobuline und des Komplements und ihre mögliche Bedeutung für infektiöse Komplikationen. Arch. klin. Chir., Suppl.
   1973. Chirurg. Forum-Kongreßband, p. 385.

3. SCHÄRLI, A.: Parenterale Ernährung beim Säugling und Frühgeborenen. Int. J. Vitam. Res., Beiheft 12, Parenterale Ernährung, p. 138. Bern: Verlag Huber 1972.

4. WURNIG, P.: Indikationen zur parenteralen Ernährung mit Fettinfusionen in der Kinderchirurgie. Int. J. Vitam. Res., Beiheft 12, Parenterale Ernährung, p. 154. Bern: Verlag Huber
   1972.

5. WURNIG, P.: Die Dünndarmschienung zur Therapie des akuten
   und rezidivierenden Ileus im Kindesalter. 16. Tagung der
   Österr. Ges. f. Chir., p. 345. Wien: Verlag Wiener Medizinische Akademie für Ärztliche Fortbildung 1975.

# Techniken der Ernährungsbehandlung im Kindesalter

## Von P. Emmrich

Die Geschichte der Infusionsbehandlung reicht einige Jahrhunderte zurück. Es war immer schon das Bestreben des Arztes gewesen, bei schweren Blutverlusten oder bei der Unmöglichkeit der oralen Nahrungsaufnahme nach Möglichkeiten zu suchen, die notwendige Blutflüssigkeits-, Elektrolyt- und Nahrungszufuhr auf anderen Wegen zu sichern. So führte LOWER bereits 1687 die ersten Bluttransfusionen von Tieren auf Menschen durch, während BLUNDELL 1818 die ersten Transfusionen von Mensch zu Mensch vornahm. Die sich damals ereignenden dramatischen Zwischenfälle standen zunächst einer weiteren Ausbreitung vor allem der Bluttransfusion als Behandlungsmethode von schweren Blutverlusten im Wege. 1831 wurde dann erstmals während der englischen Choleraepidemie reine Kochsalzlösung intravenös mit sehr gutem Erfolg angewendet. In den 70er Jahren des 19. Jahrhunderts versuchten viele intravenös Milch als Energieträger zu verabreichen. Die dabei aufgetretenen Komplikationen kann man heute nur noch vermuten. Eine neue Epoche der Entwicklung begann, als 1904 erstmals subkutan bei Patienten mit einer Peritonitis oder mit Magen-Darm-Perforationen Wasser, Kochsalz, Kohlenhydrate, Fette und Peptone subkutan verabreicht wurden. Die erste künstliche Ernährung eines Kindes, die theoretisch und experimentell begründet erfolgreich durchgeführt werden konnte, wurde 1909 von ABDERHALDEN und Mitarb. an einem 9jährigen Kind angewendet. Die Bedeutung der parenteralen Therapie geht schließlich eindrucksvoll aus der Abnahme der Sterblichkeit durch Ernährungsstörungen nach Einführung der parenteralen Infusionstherapie hervor.

Die Einführungsdaten von parenteral zugeführter Glukose, Natriumchlorid, Plasma oder Blut sowie schließlich als Ergänzungstherapie von KCl stellen Meilensteine im therapeutischen Bemühen dar, die katastrophal hohe Sterblichkeit der kindlichen Ernährungsstörungen zu senken. Dieser Entwicklung verdanken wir andererseits wesentliche Fortschritte bezüglich der parenteralen Ernährung in der Pädiatrie. Namen wie BLAND, DARROW, BUTTLER, HUNGERLAND und KLINKE sind nur einige, die in diesem Zusammenhang genannt werden sollen.

Wenn man heute, ca. 50 Jahre nachdem die ersten Infusionen bei Kindern gezielt durchgeführt wurden, über die Techniken der Ernährungsbehandlung mit all ihrer Problematik im Rahmen der parenteralen Therapie in der Pädiatrie spricht, dann würde man annehmen, daß die Probleme bei der Infusionstherapie in der Pädiatrie nach einer so langen Zeit kaum mehr bestehen sollten. Daß dies nicht der Fall ist, wissen wir alle aus unserer täglichen Arbeit, ja man hat manchmal den Eindruck, daß die Zahl der möglichen Komplikationen, Zwischenfälle und Restschäden bei oder nach einer Infusionstherapie im Zunehmen begriffen ist. Diese Annahme läßt sich naturgemäß nicht mit Zahlen direkt belegen, da Angaben über Zwischenfälle sehr spärlich sind.

Andererseits sind die Fortschritte auf dem Gebiet der Neonatologie und der Intensivmedizin ohne parenterale Langzeitinfusionstherapie nicht denkbar. Hier spielt auch die moderne medizinische Technologie eine große Rolle, die es ermöglicht hat, daß
Kunststoffe hergestellt wurden, die - in das Gefäßsystem implantiert -
1. eine relativ lange Lebensdauer,
2. eine Beständigkeit der Form und
3. nur noch geringe chemische Umwandlungsprozesse zeigen.

Nachdem bereits 1945 MAYERS und ZIMMERMANN Venenkatheter zur
parenteralen Ernährung von Kindern empfahlen, DUFFY 1949 für
eine kombinierte Infusionsbehandlung das Einführen eines Katheters in die Vena cava vorschlug, hat sich diese Methode in der
Pädiatrie erst in den letzten zehn Jahren durchsetzen können.
Das liegt darin begründet, daß in der Pädiatrie, und hier vor
allem bei Früh- und Neugeborenen, die Indikation für solche
Eingriffe nur sehr zögernd gestellt wurde. Andererseits haben
die pädiatrische Intensivmedizin und die Neonatologie erst in
den letzten 10 bis 15 Jahren entscheidende Fortschritte verzeichnen können. Die Anfangseuphorie mit dem kritiklosen Schieben von Nabelvenen- oder Nabelarterienkathetern, beispielsweise
auch zur Langzeitinfusion, ist heute glücklicherweise vorbei,
seit die Spätfolgen wie Pfortaderthrombosen, Leberzirrhose mit
portaler Hypertension und Ösophagusvarizen, schwerste Intima-
schäden, ischämische Nekrosen ganzer Körperpartien oder einer
kompletten Querschnittslähmung nach einem Nabelarterienkatheter in zunehmendem Maße bekannt wurden (POHLANDT, KRÜGER, GÜLT-
MANN, EMMRICH). Diese Kritiklosigkeit galt lange Zeit auch für
die Durchführung einer Venae sectio, eines offenen oder geschlossenen Kavakatheters, denn wenn z. B. ein Autor über die Durchführung der Venae sectio oder das Legen eines Kavakatheters in
der Pädiatrie folgendes schreibt: "Die Venae sectio ist an sich
die einfachste Operation. Sie bleibt ein Eingriff, der seine
Achtsamkeit fordert. Besondere anatomische Kenntnisse sind gerade nicht notwendig". Wenn man diesen Veröffentlichungen Glau-
ben schenken mag, braucht man sich über nichts mehr zu wundern.
Wir müssen darauf verweisen, daß gerade das Einführen eines Kavakatheters oder einer Braunüle[R] im jungen Kindesalter zeitwei-
lig erhebliche Schwierigkeiten bereiten kann. Andererseits sind
jedoch die guten Erfahrungen beim Erwachsenen (Übersichten bei
BURRI und GASSER) dafür verantwortlich, daß auch die differen-
zierteren Methoden einer Implantation eines Gefäßverweilkathe-
ters in größerem Umfange Eingang in den Bereich der Kinderheilkunde gefunden haben (HOHN und LAMMERT 1966, DUDRICK und Mitarb.
1968, STOECKEL 1969, EMMRICH 1971 und 1973, BAUER und HASSE 1973).
Schließlich hat auch die Errichtung zahlreicher pädiatrischer
Intensivpflegestationen mit den schon erwähnten Fortschritten
auf dem Gebiet der Neonatologie zu einem sprunghaften Ansteigen
in der Anwendung eines Gefäßkatheters zur parenteralen Ernährung
geführt. Neben den zu erwartenden Vorteilen eines Gefäßkatheters
mit zentraler Lage dürfen keinesfalls die Schwierigkeiten und
Risiken außer acht gelassen werden, da es sich nicht um harmlo-
se Eingriffe handelt. Ordnet man die heutigen technischen Möglichkeiten nach ihrem abnehmenden Risiko, so läßt sich folgende,
rein subjektive Einteilung angeben.

Tabelle 1. Möglichkeiten der Infusionstherapie im Kindesalter

---

Risiko 1. Ordnung

1. Nabelvenenkatheter bei Neugeborenen
2. Nabelarterienkatheter bei Neugeborenen
3. Kavakatheter über Vena saphena magna
4. Kavakatheter über Vena saphena magna am Fuß
5. Kavakatheter über Vena basilica
6. Kavakatheter über Vena cephalica

Risiko 2. Ordnung

1. Subklaviakatheter
2. Jugularis externa-Katheter ohne Tunnelung
3. Jugularis externa-Katheter mit Tunnelung
4. Jugularis interna-Katheter

Risiko 3. Ordnung

1. Periphere Nadelinfusion

---

Mit dem höchsten Risiko behaftet ist der Nabelvenenkatheter. Es
folgt der Nabelarterienkatheter, der Kavakatheter über die Vena
saphena magna, anschließend der Kavakatheter über die gleiche
Vene am Fuß, der Kavakatheter über die Vena basilica und der
Kavakatheter über die Vena cephalica. Bedeutend weniger Risiken
bieten schon der Subklaviakatheter, der Jugularis externa-Katheter mit oder ohne Tunnelung sowie der Jugularis interna-Katheter. Als risikoärmste Möglichkeit der parenteralen Ernährungstherapie muß auch heute noch die periphere Nadelinfusion angesehen werden, obgleich ihre Möglichkeiten, was die Konzentration
und die Viskosität der infundierten Lösungen angeht, durchaus
begrenzt sind. Bevor auf die einzelnen Methoden näher eingegangen wird, muß noch einmal auf die allgemeinen Arbeitsrichtlinien
bei Legen eines Kavakatheters, sei es in Form einer Venae sectio
oder einer Punktion, hingewiesen werden:
1. Strengstes aseptisches Arbeiten;
2. genaue Kenntnis der Venen- und Arterienverläufe;
3. in jedem Fall röntgenologische Kontrolle des eingeführten
   Kunststoffkatheters;
4. trotz Verbesserung der Hochdruckpolyäthylen- und Silikonkathe-
   ter sehr strenge Indikationsstellung;
5. größtmögliche Sorgfalt bei der Nachpflege, um das Infektionsrisiko so klein wie möglich zu halten;
   schließlich dürfen keine höher konzentrierten oder viskösen
   Lösungen als unbedingt erforderlich und dem täglichen Bedarf
   des Patienten angepaßt verwendet werden.

Der Nabelvenenkatheter ist auch heute noch im Notfall eine der
besten Möglichkeiten, um durch eine gezielte Infusionstherapie
den Patienten am Leben zu erhalten. Das hochgradige Risiko des
Nabelvenenkatheters liegt, wie bereits angegeben, hauptsächlich
in den fatalen Spätfolgen. Deshalb muß, nachdem die Techniken
für die Durchführung eines offenen oder geschlossenen Kavakatheters verbessert werden konnten, erneut die Forderung aufgestellt

Tabelle 2. Nabelvenenkatheter

| | |
|---|---|
| <u>Vorteile:</u> | Im Notfall rasch und sicher zu katheterisieren. |
| <u>Nachteile:</u> | Nur kurze Liegedauer.<br>Hohes Infektionsrisiko.<br>In hohem Prozentsatz falsche Lage.<br>Fatale Spätfolgen. |
| <u>Indikation:</u> | Nur im Notfall.<br>Nicht zur Langzeitinfusion. |

Tabelle 3. Nabelarterienkatheter

| | |
|---|---|
| <u>Vorteile:</u> | Im Notfall rasch zu sondieren.<br>Kontrolle der arteriellen Blutgase und des arteriellen Druckes möglich. |
| <u>Nachteile:</u> | Infusion visköser und konzentrierter Lösungen nicht möglich.<br>Sondierung großer arterieller abdomineller Gefäße.<br>Embolien und ischämische Nekrosen möglich. |
| <u>Indikation:</u> | Zur Überwachung der arteriellen Blutgase und des arteriellen Druckes. |

werden, daß der Nabelvenenkatheter nur im Notfall und nicht zur Langzeitinfusion verwendet werden sollte.

Ähnliches gilt auch für den Nabelarterienkatheter. Die Nabelarterien lassen sich im Notfall meist rasch und sicher sondieren. Die Vorteile, die in der Kontrolle der arteriellen Blutgase und des arteriellen Druckes liegen, sind unbestritten. Bei nicht exakter Technik wiegen die Nachteile jedoch schwerer. Hier sind vor allem Embolien, ischämische Nekrosen und arterielle Thrombosen falsch sondierter abdominaler Gefäße zu nennen. Deshalb muß auch hier die Forderung erhoben werden, daß die Nabelarterienkatheter nur im Notfall und dann zur Überwachung der arteriellen Blutgase und des arteriellen Druckes verwendet werden dürfen.

Muß dennoch ein Nabelvenen- oder Nabelarterienkatheter eingeführt werden, dann ist anzustreben, daß beim Vorschieben die bestmögliche Lage erreicht wird. Dabei sollte sowohl der Nabelarterien- als auch der Nabelvenenkatheter kurz ober- oder unterhalb des Zwerchfelles in der Aorta bzw. in der Vena cava zu liegen kommen oder beim Nabelarterienkatheter in der Arteria iliaca communis.

Ähnliches gilt für den Kavakatheter, der über die Vena saphena magna im Trigonum femorale eingeführt ist. Auch für den Ungeübten ist die Vena saphena magna an ihrer Einmündungsstelle in die

Tabelle 4. Kavakatheter über Vena saphena im Trigonum femorale

| | |
|---|---|
| <u>Vorteile:</u> | Leicht aufzufinden.<br>Katheter mit großem Querschnitt möglich. |
| <u>Nachteile:</u> | Hohes Infektions- und Thromboserisiko.<br>Im Schock Verwechslung von Arterie und Vene möglich. |
| <u>Indikation:</u> | Zur Austauschtransfusion jenseits des Neugeborenenalters. |

Vena femoralis relativ einfach zu finden. Weiterhin ist unbestritten, daß sich hier ein Katheter mit sehr großem Querschnitt einführen läßt. Die Nachteile, wie hohes Infektions- und Thromboserisiko, wiegen auch hier schwerer als die vordergründigen Vorteile, wie sie bei der Katheterisierung der Vena saphena magna im Trigonum femorale angeblich auf der Hand liegen. Auf diese Methode sollte deshalb nur in verzweifelten Fällen zurückgegriffen werden. Ein erheblich geringeres Risiko scheint der Kavakatheter über die Vena saphena magna am Knöchel eingeführt für den Patienten zu bedeuten. Die Vorteile liegen auf der Hand. In der Regel ist die Vena saphena magna am Knöchel leicht aufzufinden, und es besteht ein relativ geringes Infektionsrisiko. Die Nachteile sollte man jedoch nicht zu gering einschätzen. Es bestehen des öfteren erhebliche Schwierigkeiten beim Vorschieben vom Knöchel bis in die Vena cava inferior. Zum anderen ist durch die lange Strecke, die der Katheter überbrückt, ein bedeutend höheres Thromboserisiko als sonst gegeben, so daß dieser Katheter ebenfalls nur bei speziellen Indikationen angewendet werden sollte.

Tabelle 5. Kavakatheter über Vena saphena magna am Knöchel

| | |
|---|---|
| <u>Vorteile:</u> | Leicht aufzufinden.<br>Geringes Infektionsrisiko. |
| <u>Nachteile:</u> | Schwierigkeiten beim Vorschieben des Katheters bis in die Vena cava.<br>Hohes Thromboserisiko. |
| <u>Indikation:</u> | Stark eingeschränkt.<br>Nur in besonderen Situationen. |

Am häufigsten wird heute noch der Kavakatheter über die Vena basilica vor allem am linken Arm eingeführt. Die Vorteile werden damit angegeben, daß diese Methode auch für den relativ Ungeübten möglich sei. Außerdem kommt es hierbei nur selten zu Fehllagen. Die Nachteile liegen jedoch auf der Hand. Es besteht ein erhöhtes Infektions- und Thromboserisiko. Außerdem ist für den weniger Geübten durchaus eine Verwechslung mit Arterien und

Tabelle 6. Kavakatheter über Vena basilica

| | |
|---|---|
| <u>Vorteile:</u> | Auch für den Ungeübten möglich.<br>Nur sehr wenig Fehllagen. |
| <u>Nachteile:</u> | Erhöhtes Infektions- und Thromboserisiko.<br>Verwechslung mit Arterien und Nerven möglich. |
| <u>Forderung:</u> | Streng aseptisches Arbeiten.<br>Anatomische Vorkenntnisse. |
| <u>Zu beachten:</u> | Bei 10 - 15 % aller Kinder aberrierende Arterie im Bereich der Ellenbeuge. |
| <u>Indikation:</u> | Eingeschränkt. |

Nerven möglich, da die Vena basilica durchaus nicht immer so
oberflächlich liegt, wie es von vielen angegeben wird. Bei der
Durchführung des Kavakatheters über die Vena basilica muß zum
anderen unbedingt darauf geachtet werden, daß bei 10 - 15 % aller Neugeborenen im Bereich der Ellenbeuge eine aberrierende
Arterie vorkommt. Das kann dazu führen, daß an Stelle der Vene
diese aberrierende Arterie zum Einführen des Kavakatheters genommen wird.

Tabelle 7. Kavakatheter über Vena cephalica

| | |
|---|---|
| <u>Vorteile:</u> | Leicht aufzufinden.<br>Keine Verwechslung mit Arterien oder Nerven. |
| <u>Nachteile:</u> | Aus anatomischen Gründen Vorschieben oft schwierig.<br>Häufig Fehllagen. |
| <u>Indikation:</u> | Zur parenteralen Ernährung bedingt zu empfehlen. |

Der Kavakatheter, über die Vena cephalica eingeführt, bietet
gegenüber dem Basilikakatheter auf den ersten Blick hin einige
Vorteile: Die Vene ist relativ leicht aufzufinden, und es bestehen am Inzisionsort keine Verwechslungen mit Arterien und
Nerven. Die Nachteile, daß aus anatomischen Gründen das Vorschieben schwierig, Fehllagen und Perforationen häufiger sind,
überwiegen jedoch offensichtlich die Vorteile, so daß auf diese Methode nur zurückgegriffen wird, wenn die Vena basilica
oder andere Venen - durch vorhergegangene Blutentnahmen bereits
anpunktiert - nicht zur Verfügung stehen. Ein bedeutend geringeres Risiko bietet der über die Vena anonyma eingeführte Kavakatheter. Die Punktion der Vena anonyma ist auch im Schock vom
Geübten leicht durchzuführen. Hierbei wird durch eine Kanüle
mit aufgesetzter Spritze die Vena anonyma rechts- oder links-
seitig anpunktiert und dann durch sie ein Kunststoffkatheter
bis in die Vena cava superior vorgeschoben. Die Vorteile lie-

Tabelle 8. Kavakatheter über Vena subclavia

| | |
|---|---|
| Vorteile: | Auch im Schock vom Geübten leicht zu finden. Geringes Infektions- und Thromboserisiko. Lange Liegedauer möglich. Keine Luftemboliegefahr. |
| Nachteile: | Übung notwendig. Oft Punktionsfehlversuche. |
| Indikation: | In allen Altersstufen. Bei lebensbedrohlichen Zuständen. Langzeitinfusionsbehandlung. |

gen auf der Hand: sehr geringes Infektions- und Thromboserisiko;
der eingeführte Kunststoffkatheter kann sehr lange liegen; beim
Schieben besteht trotz der Herznähe der großen Gefäße keine Luft-
emboliegefahr. Die angegebenen Nachteile liegen meist einzig
darin, daß für die Durchführung dieser Methode eine gewisse Übung
und große Sorgfalt notwendig sind.

Tabelle 9. Kavakatheter über Vena jugularis externa mit Tunnelung

| | |
|---|---|
| Vorteile: | Leicht aufzufinden. Geringes Infektionsrisiko. Gute Fixation möglich. Lange Liegedauer. |
| Nachteile: | Gefahren beim Legen. |
| Indikation: | Parenterale Langzeiternährung auch bei Neugeborenen und Säuglingen. |

Auch wenn in einzelnen Lehrbüchern heute noch geschrieben wird,
daß die Langzeitinfusion bei Neu- und Frühgeborenen über die Vena jugularis externa nicht durchzuführen sei, so kommt doch in
den letzten Jahren eine Methode (10) immer mehr ins Gespräch,
die darin besteht, daß die Vena jugularis externa, ähnlich wie
bei dem ventrikuloatrialen Shunt, als ableitendes Gefäß für einen Kunststoffkatheter Verwendung findet. Die Vorteile dieser
Methode sind offensichtlich. Auch im Schock ist die Vene leicht
aufzufinden. Es besteht mit oder ohne Tunnelung ein relativ geringes Infektionsrisiko. Des weiteren ist eine gute Fixation und
eine lange Liegedauer möglich. Gefahren bestehen unseres Erachtens nur beim Legen des Katheters.

Ähnliches gilt für den Kavakatheter, den man über die Vena jugularis interna einführen kann. Obwohl unsere eigenen Erfahrungen
mit dieser Technik in der Pädiatrie nur bescheiden sind, kann
nach BURRI durchaus gesagt werden, daß die Punktion der Vena
jugularis interna als einfachster, sicherster und zugleich ri-
sikoärmster Zugangsweg zur Vena cava superior angesehen werden
kann (7).

Tabelle 10. Kavakatheter über die Vena jugularis interna

| | |
|---|---|
| Vorteile: | Wenig Fehllagen.<br>Kurze intravasale Strecke.<br>Lange Liegedauer. |
| Forderung: | Erfahrung unbedingt notwendig. |
| Indikation: | Parenterale Langzeiternährung. |

Tabelle 11. Nadelinfusion

| | |
|---|---|
| Vorteile: | Geringe Traumatisierung.<br>Geringe Infektionsgefahr.<br>Sehr oft möglich. |
| Nachteile: | Keine lange Liegedauer.<br>Keine hochviskösen und konzentrierten Lösungen.<br>Bei pastösen Neugeborenen aus technischen Gründen oft nicht möglich.<br>Paravenöse Infusionen leicht möglich. |
| Indikation: | Nur zur Kurzzeitinfusion. |

Ein sehr geringes Risiko bietet nach wie vor die peripher angelegte Nadelinfusion. Die Einführung in das periphere Gefäß gelingt in der Regel ohne große Traumatisierung des umgebenden Gewebes. Dadurch ist eine besonders geringe Infektionsgefahr gegeben. Nachteile bestehen allerdings darin, daß keine sehr lange Liegezeit möglich ist, keine hochviskösen oder konzentrierten Lösungen infundiert werden können und daß es oft bei pastö-
sen Kindern oder bei Patienten im schweren Schock aus technischen Gründen nicht möglich ist, peripher ein Gefäß zu punktie-
ren. Allerdings sollte, bevor man einen Kavakatheter einführt,
in der Regel erst diese Möglichkeit ins Auge gefaßt werden, andererseits sollte man jedoch mit der Einführung eines Gefäßkatheters nicht zu lange warten, da der Kavakatheter bei korrekter Lage stets folgende Vorteile bietet:

1. Langzeitige parenterale Ernährung mit hyperosmolaren oder
   hochkalorischen Infusionslösungen,
2. Messung des zentralen Venendruckes bei kritischen Kreislauf-
   situationen und Volumenmangelzuständen,
3. Blutentnahmen über den Kavakatheter möglich.

Die Frage der Blutentnahmen über zentral liegende Gefäßkatheter
ist allerdings ein Streitpunkt, der auch heute immer noch nicht
entschieden ist. Hier kann keine generelle Empfehlung gegeben
werden. Es muß in jedem Einzelfall entschieden werden, ob Blutentnahmen aus einem zentral liegenden Katheter mit dem Risiko
von Fibrinbeschlägen auf der Innenwand des Katheters die Nachteile einer häufigen Venenpunktion aufwiegen. Es soll in diesem

Zusammenhang auch daran erinnert werden, daß Fibrinbeläge an
der Innenseite der Katheter das Inganghalten oder Ingangkommen
einer Katheterinnenthrombose begünstigen können.

Wird über den Kavakatheter der ZVD gemessen, dann ist nach BURRI
und GASSER ein Mindestdurchmesser von 1 mm erforderlich. Diese
Forderung läßt sich jedoch bei Früh- und Neugeborenen meist nicht
erfüllen.

Um die Entwicklung im Rahmen der Pädiatrie zu skizzieren, möchten wir kurz auf unsere eigenen Ergebnisse eingehen. Während
wir bis 1970 die Indikation für die Durchführung eines Kavakatheters im Bereich der Neonatologie und Intensivmedizin nur
bei wenigen Kindern als gegeben ansahen, wurde die Indikation
zur Durchführung eines Kavakatheters seit 1973 in verstärktem
Maße gestellt. Während wir bis 1973 bei insgesamt 254 Kindern
Gefäßkatheter durchgeführt hatten, wurde bis 1976 bei 590 Kindern ein Gefäßkatheter implantiert. Das entspricht - bezogen auf
das Gesamtpatientengut - in etwa 10 % der auf der Intensivsta-
tion behandelten Kinder. Die Indikation zur Durchführung ergab
sich zwangsläufig aus der Grundkrankheit. Am häufigsten wurde
der Kavakatheter bei Kindern mit Hirnkontusion und Hirntumoren
eingelegt, wobei eine intensive Kreislaufüberwachung nach dem
Unfallereignis oder nach chirurgischen Eingriffen sowie eine
anschließende länger dauernde parenterale Ernährung zu diesem
Vorgehen Anlaß gab. Im Neugeborenen- und Säuglingsalter standen
vor allem operierte Mißbildungen im Bereich des Verdauungstrak-
tes, Erkrankungen des kardiorespiratorischen Systems und sep-
tische Infektionen im Vordergrund. Es handelte sich also aus-
nahmslos um Krankheitsbilder, die einer lang dauernden parenteralen Ernährung bedurften.

Wie aus der Abb. 1 hervorgeht, wurde bis 1974 im überwiegenden
Teil der betroffenen Kinder ein konventioneller Gefäßkatheter,
sei es offen oder geschlossen, gelegt. Erst ab 1974 wurde in
zunehmendem Maße auf die modernen Methoden wie Jugularis externa-
Katheter und Subklavia-Katheter übergegangen. Das hängt sicher
nicht zuletzt damit zusammen, daß diese Methoden erst in den
letzten Jahren Eingang in die Pädiatrie gefunden haben, außerdem muß man den Ausbildungsstand der behandelnden Ärzte in Rechnung stellen. Es ist erst in den letzten Jahren, seitdem diese
Methoden adaptiert werden, möglich geworden, auch differenzier-
tere Gefäßkatheter nach der geschlossenen Methode zu legen.
Wenn auch, wie aus der Abb. 2 hervorgeht, offenbar der Bedarf
an zentralen Kathetern in den einzelnen Jahren recht unterschiedlich ist, so muß doch betont werden, daß jetzt 70 % aller zentralen Gefäßkatheter Jugularis externa-, interna- oder Subklavia-
Katheter sind. Nur noch 30 % werden nach den herkömmlichen Methoden gelegt. Hierbei spielt jedoch auch wiederum das Problem
der Kontinuität auf solchen Stationen eine große Rolle. Wie noch
bei den Komplikationen zu besprechen sein wird, sollten die dif-
ferenzierten Methoden einer Gefäßkathetereinführung, ähnlich wie
es auch BURRI fordert, nur dem Geübten vorbehalten bleiben, da
ansonsten die Zahl der zu erwartenden Komplikationen ein ver-
tretbares Maß überschreitet.

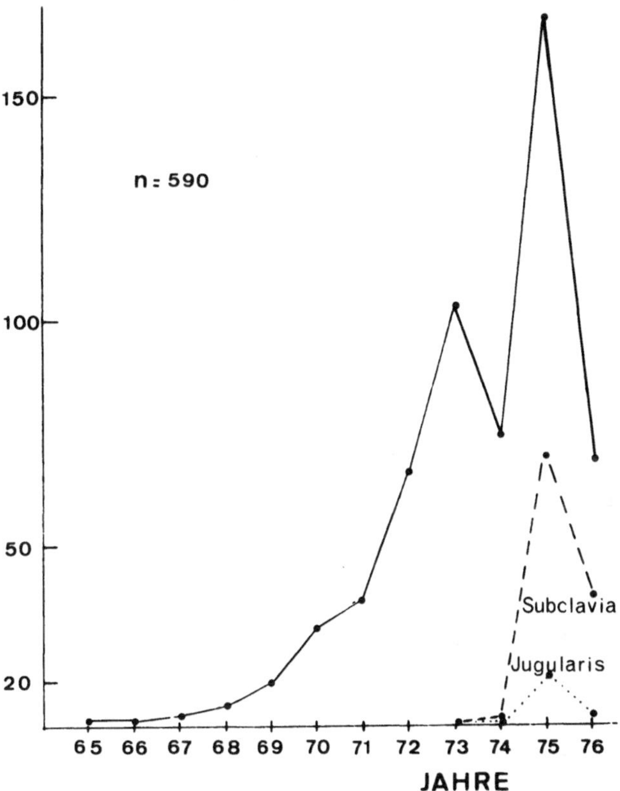



Abb. 1

## Komplikationen

Die häufigste Komplikation bei Nadelinfusionen ist die paravenöse Injektion kleinerer Flüssigkeitsmengen. Meistens bildet
sich die paravenöse Schwellung innerhalb weniger Tage ohne Re-
siduen zurück. Es kann jedoch auch ein nekrotisierender Bezirk
entstehen, der mit einer häßlichen Narbe abheilt. Werden Kalzium, hochvisköse Lösungen oder sonstige inkompatible Medikamente verabreicht, so kann eine Verknöcherung in den Weichtei-
len entstehen, die jedoch unter Kortisonmedikation reversibel
sein kann. Größere Probleme bietet dagegen die Verabfolgung von
Gerinnungskonzentraten in periphere Venen, z. B. bei asphykti-
schen Neugeborenen, die Zirkulationsstörungen aufweisen. Werden
diese Gerinnungsfaktoren nicht ausreichend verdünnt, kann ein
Krankheitsbild auftreten, das dadurch gekennzeichnet ist, daß
es schlagartig zum Auftreten einer Massenthrombose einer ganzen
Extremität kommen kann. Wird die thrombolytische Therapie nicht
schnell, ausreichend und mit großer Sorgfalt durchgeführt, so
ist die Prognose häufig ungünstig.

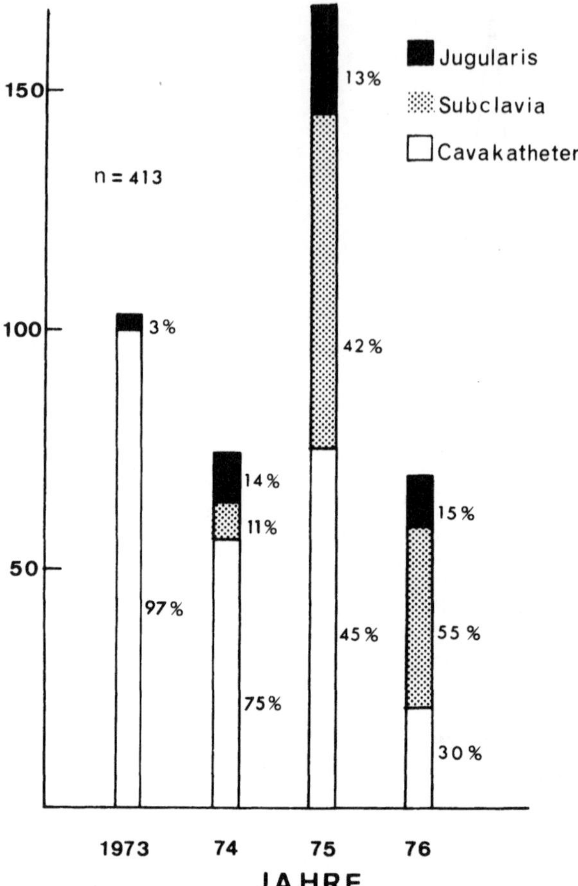


Abb. 2

## Komplikationen beim Legen des Gefäßkatheters

Bereits beim Legen des Gefäßkatheters kann es zu teils schwerwiegenden Komplikationen kommen. Sie sind abhängig vom Einlegeort, von der Technik, vom verwendeten Material und von der Erfahrung des Arztes. Wird ein Gefäßkatheter von der Vena saphena magna am Knöchel nicht weit genug vorgeschoben, was unter Umständen wegen des Mißverhältnisses zwischen Venendurchmesser und Katheterquerschnitt im jungen Kindesalter nicht immer einfach ist, oder bleibt er aus anatomischen Gründen in der Kniekehle hängen, so kann bei ungenügender Immobilisation des Beines eine Perforation der Vene mit Ulzeration nach außen die Folge sein, wenn die Lage des eingeführten Katheters vor Dauerinfusionstherapie nicht röntgenologisch kontrolliert und korrigiert wird.

Wird beim Vorschieben des Gefäßkatheters im Bereich der oberen Extremität nicht streng darauf geachtet, daß der Kopf zur glei-

chen Seite gedreht, der Arm eleviert und supiniert wird, so
sind weitere Komplikationen zu befürchten: die Venenperfora-
tion oder das Hängenbleiben des Katheters an der Einmündungsstelle der Vena cephalica in die Vena subclavia (2 - 10 %), Abgleiten des Katheters in die Vena jugularis (10 %) mit retro-
grader Schlingenbildung beim weiteren Vorschieben in kleinere
axilläre Venen (2 %) oder in die Vena thoracoepigastrica (2 %).
Diese Komplikationen lassen sich im Kindesalter zum Teil durch
eine exakte Technik, optimale Lage des Armes, ausreichende As-
sistenz und durch Vorspritzen von körperwarmen physiologischen
Lösungen vermeiden. Vor allem bei sehr kleinen Frühgeborenen
können trotz optimaler Technik und Sorgfalt jedoch durchaus ein
Abgleiten oder Fehllagen in einem gewissen Prozentsatz auftreten. Werden diese Komplikationen durch die stets zu fordernde
Röntgenkontrolle sofort bemerkt, sind ernstere Schäden für den
Patienten nicht zu befürchten. Schwerwiegende Komplikationen,
wie Herzperforation, Mediastinalverletzung, Plexusschäden oder
Katheterembolien, die auch nach der Katheterstudie beim Erwachsenen selten sind, haben wir in unserem relativ kleinen Patien-
tengut bisher nicht registriert.


## Komplikationen bei liegendem Kavakatheter

### 1. Thrombosen:
Überprüft man die Katheterstudie von BURRI und GASSER und die
Literaturangaben hinsichtlich der Thrombosehäufigkeit, dann
findet man Angaben, die für die einzelnen Einlegeorte sehr unterschiedlich ausfallen. Unbestritten ist, daß bei Zugang über
die Vena saphena magna die Thrombose- und Emboliegefahr am
größten ist. Diese Erfahrung mußten wir ebenfalls bei Neu- und
Frühgeborenen machen, weshalb wir diesen Zugangsweg nur in Aus-
nahmesituationen wählen. Es hat in unserem Krankengut den An-
schein, daß wir in der Thrombosehäufigkeit für den meistgewähl-
ten Zugangsort (Vena basilica) mit 4 - 6 % unter den sonst angegebenen Zahlen von 8 - 10 % liegen. Unsere Fallzahlen sind
im Vergleich zu der Erwachsenenkatheterstudie jedoch zu klein,
um miteinander verglichen werden zu können.

Die klinischen Zeichen einer sich anbahnenden oder bereits ein-
getretenen Thrombosierung sind gerade bei Neu- und Frühgeborenen oft so diskret, daß sie ohne weiteres übersehen werden können. Bleibende Schäden mußten wir in unserem Krankengut jedoch
nicht registrieren, obgleich bei einem Neugeborenen nach Saphena-
Katheter ein Cava inferior-Syndrom mit völliger Thrombosierung
der Vena cava inferior beobachtet werden mußte. Unter entsprechender thrombolytischer Therapie kam es jedoch zu einer völli-
gen Rekanalisierung der Vena cava nach acht Tagen.

### 2. Infektionen:
Wie bereits sehr eindrucksvoll aus der Erwachsenenkatheterstudie
von BURRI und GASSER hervorgeht, spielen neben den Thrombosen
entzündliche Venenveränderungen für die Liegedauer eines Kavakatheters die entscheidende Rolle. Auch bei Neugeborenen sind
hier der Einlegemodus, die Nachpflege des Katheters, das Miß-
verhältnis zwischen Venenlumen und eingeführtem Katheter und

die gewählte Technik beim Katheterlegen von großer Bedeutung.
Ob ein Teil der entzündlichen Venenveränderungen (Vena basilica
13 % nach BURRI und GASSER) auf Fremdkörperreaktionen zurückzuführen sind, vermögen wir für das Neugeborene nicht zu sagen.
BÄSSLER und REICHELT, die diesem Problem nachgegangen sind,
konnten mittels elektronenoptischer Untersuchungen nachweisen,
daß die Polyäthylenkatheter an ihrer Oberfläche Veränderungen
erfahren, die das Ingangkommen und Fortschreiten "entzündlicher"
Veränderungen an der Veneninnenwand bewirken können.

Die Empfehlungen von BURRI und GASSER bezüglich der Anwendung
von Breitbandantibiotikasprays zur Prophylaxe entzündlicher Komplikationen treffen ganz besonders für das Neugeborenenalter zu.
Kaum eine andere Altersgruppe ist so für Infektionen anfällig
wie diese; nur bei täglichem sterilem Verbandswechsel und Verwendung eines Breitbandantibiotikasprays (Nebacetin ) sind überhaupt längere Liegezeiten eines Kavakatheters bei Neu- und Frühgeborenen möglich.

Die Frage, ob Infusionspumpen, Infusomaten  oder Perfusionspum-
pen in der Langzeitinfusionsbehandlung angewendet werden sollen,
kann generell nicht mit Ja oder Nein beantwortet werden. Sicher
bieten diese automatischen Geräte große Vorteile, vor allem,
was die Dosierungsmöglichkeiten, die kontinuierliche Infusion
auch kleiner Mengen sowie die konstante Infusionsgeschwindigkeit angeht. Es bestehen jedoch einige erwähnenswerte Nachteile.
Beim Gebrauch solcher automatischer Infusionsgeräte wird oft
ein falsches Sicherheitsgefühl vermittelt und somit die Zahl
der möglichen Komplikationen erhöht. Da ist vor allem die paravenöse Injektion größerer Flüssigkeitsmengen zu erwähnen. Deshalb muß bei der Verwendung automatischer Infusionsgeräte gefor-
dert werden, daß die persönliche Kontrolle durch das Pflegeper-
sonal in kurzen Abständen nicht vernachlässigt werden darf. Daß
vom Hersteller die technische Sicherheit garantiert werden muß,
braucht nicht weiter betont zu werden. Leider sind in der Vergangenheit in diesem Zusammenhang einige tödliche Unfälle mit
automatischen Infusionsgeräten geschehen. Deshalb sollten nur
geprüfte Modelle Verwendung finden.


Kathetermaterial (Verträglichkeit und Verweildauer)

Als Material für Gefäßkatheter werden heute hauptsächlich verwendet:
1. Teflon,
2. Polyvinylchlorid,
3. Polypropylen
4. Polyäthylen,
5. Silikon
6. Compound: Polyäthylen + Silikon.

Generell läßt sich zu den angeführten Materialien sagen, daß es
nicht nur ein Teflon oder ein PVC oder ein Polyäthylen gibt.
Diese Namen stellen nur Sammelbezeichnungen für Kunststoffgrup-
pen dar, die sich im wesentlichen nach physikalischen Gesichtspunkten unterscheiden. Übersichtsartig läßt sich jedoch sagen,

daß Teflon ein relativ harter Kunststoff ist und daß die Kunststoffe in der angeführten Reihenfolge weicher werden. Teflon
selbst findet auch heute noch bei Kunststoffverweilkanülen Verwendung, da die glatte Materialoberfläche ein leichtes Vorschieben ermöglicht und eine gute Verträglichkeit gegeben ist. PVC
selbst wurde bis vor relativ kurzer Zeit generell als Kathetermaterial verwendet. Diesem relativ spröden Kunststoff mußten jedoch Weichmacher zugesetzt werden, die sowohl durch den Blutstrom als auch durch die Infusionslösung herausgeschwemmt wurden. Diese Katheter wurden in der Vene spröde, was zu erheblichen Komplikationen führen konnte. Es ist bereits 1972 auf die
Toxizität der Phthalate hingewiesen worden, auch BURRI hat
kürzlich wieder vor Verwendung der PVC-Katheter gewarnt (7).
Leider werden heute immer noch, hauptsächlich von ausländischen
Herstellern, Katheter aus PVC vertrieben. Polyäthylen hat wesentlich günstigere Eigenschaften, man braucht ihm keine Weichmacher zuzusetzen. Silikon und Polyäthylen gelten zur Zeit als
die besten Materialien zur Implantation in das Gefäßsystem. Silikon ist jedoch als Werkstoff noch nicht so ausgereift wie Polyäthylen und bereitet noch gewisse Schwierigkeiten, die in der
Molekularstruktur begründet sind. Die Grenze zwischen Elastizität und Instabilität ist infolge der Thermoplastizität von Silikon ineinanderfließend. Deshalb muß auch bei großer Elastizität
gewährleistet sein, daß der Querschnitt der Innenlumina erhalten bleibt und nicht bei der Implantation in das Gefäßsystem in
sich zusammenfällt. Aus diesem Grund werden heute Compound-
Katheter aus Polyäthylen und Silikon angewendet, die physikalische Stabilität, Elastizität und eine hohe Verweildauer garantieren.

Tabelle 12. Kunststoffbedingte Auslösefaktoren einer Thrombophlebitis

---

1. Physikalische Einwirkungen.
2. Chemische Einwirkungen.
3. Katalytische Prozesse.
4. Abwehrreaktionen des Körpers.
5. Kumulation der Faktoren 1 - 4.

---

Wie bereits erwähnt, spielen die sogenannten entzündlichen Veränderungen an der Venenwand während der Liegedauer eines Katheters eine entscheidende Rolle. Es muß deshalb in diesem Zusammenhang darauf hingewiesen werden, daß die Thrombophlebitis
auch bei gutem Kathetermaterial durch die Katheter selbst ausgelöst werden kann. Physikalische Einwirkungen sind zum Beispiel auf die ständig tangierte Gefäßintima durch den im Blutstrom schwimmenden Katheter möglich. Es kommt entscheidend darauf an, wie die Oberfläche des Katheters strukturiert ist, ob
sie genügend elastisch ist und die Energie des Auftreffens
schluckt oder, wenn die Oberfläche glatt geschlossen und relativ hart ist, ob diese Aufprallenergie die Intima kontinuierlich traumatisiert. Die vom Kathetermaterial selbst ausgehen-
den chemischen und katalytischen Einflüsse auf die Entstehung

einer Thrombophlebitis sind bisher nicht genau bekannt. Bereits
vor einigen Jahren konnte nachgewiesen werden, daß sich an den
Kathetern selbst Prozesse abspielen, die das Ingangkommen und
Inganghalten einer Thrombophlebitis fördern. Diese elektronen-
optischen Untersuchungen sind bisher mit den neuen Kathetermaterialien noch nicht durchgeführt worden, so daß eine Aussage
über die sogenannte kunststoffbedingte Thrombophlebitis bei den
neuen Kathetermaterialien bisher nur schwer möglich ist.


Tabelle 13. Verweildauer von Gefäßkathetern

| | |
|---|---|
| 1. Polyvinylchlorid | einige Tage |
| 2. Polyäthylen | einige Wochen |
| 3. Silikon | einige Monate |
| 4. Si - Pe - Compound | Zwischenwerte zwischen 2 und 3 |


Die Verweildauer der Gefäßkatheter orientiert sich naturgemäß
nach den verwendeten Kunststoffen. Wie aus der Tabelle 13 hervorgeht, handelt es sich bei den angegebenen Zeiträumen um Er-
fahrungswerte, die einmal nach der Qualität der Kunststoffe,
zum anderen aus den verschiedenen Mitteilungen in der Literatur
zusammengestellt sind.

Die Frage, ob man zwischen Patient und Infusion ein Bakterien-
filter aus Kunststoff zwischenschalten sollte, kann noch nicht
als endgültig geklärt angesehen werden. In der Regel können die
bisherigen Filter nicht das Passieren von Bakterientoxin verhindern, ja, gewisse Bakterien sind in der Lage, die Kunststoff-
membran zu zerstören. Auch hier wird wieder ein falsches Sicherheitsgefühl vermittelt. Es ist besser, nach den Vorstellungen,
die vor allem durch die Katheterstudie vermittelt werden konnten, saubere hygienische Bedingungen bei der Katheterpflege zu
garantieren, als sich in einem Gefühl der Sicherheit zu wiegen.


Tabelle 14. Selbstherstellung bzw. Mischung von Infusionslösungen

| | |
|---|---|
| Mögliche Gründe: | Industrielle Lösungen<br>nicht optimal zusammengesetzt |
| | 1. zu wenig Kalorien |
| | 2. zu hohe oder zu niedrige<br>- Elektrolyte<br>- Puffer<br>- Spurenelemente |
| | 3. finanzielle Gründe |
| Gefahren: | Hygienische Probleme |
| | Durchbrechung der Sterilität |
| | Inkompatibilitäten |

In diesem Zusammenhang soll auch das Problem der Selbstherstellung bzw. Selbstmischung von Infusionslösungen kurz angesprochen werden. Sicher wird in anderen Beiträgen noch öfters auf die Mischung, Beimischung oder gar Selbstherstellung von Infusionslösungen näher eingegangen werden. Es mag zumindest im Bereich der Kinderheilkunde in den letzten Jahren einige Gründe gegeben haben, die für das Selbstmischen und Selbstherstellen einiger Infusionslösungen sprechen. Generell ist jedoch zu sagen, daß in der Regel eine Klinik nicht in der Lage ist, die optimalen technischen und hygienischen Bedingungen zu garantieren, die man heute bei der Herstellung einer Infusionslösung fordern muß. Die Gefahren der Selbstmischung oder Selbstherstellung von Infusionslösungen liegen vor allem in den hygienischen Problemen begründet, die bei Zumischungen entstehen. Die gravierende Zunahme von Sepsisfällen in den Jahren 1970 bis 1973 war sicher zum Teil durch das unkontrollierte Mischen von Infusionslösungen bedingt. Auf die Frage der möglichen Inkompatibilitäten wird in diesem Zusammenhang zunächst nicht näher eingegangen, da sie im Rahmen der klinischen Kontrollgrößen näher besprochen werden soll. Zur Frage der Selbstherstellung läßt sich zusammenfassend sagen, daß es heute kaum noch Gründe gibt, Infusionslösungen selbst herzustellen. Bei der Frage der Zumischung hauptsächlich von Kohlenhydraten spielt vor allem die Osmolarität und damit wieder die Gefäßverträglichkeit der Infusionslösung die Hauptrolle.

Wie aus der Tabelle 15 hervorgeht, haben einige Infusionslösungen bereits so hohe Osmolaritäten, daß es kaum möglich ist, weitere Kohlenhydrate zuzusetzen ohne die Gefahr der Hyperosmolarität in Kauf zu nehmen. Ähnliches gilt für die Zumischung von Kohlenhydraten zu handelsüblichen Infusionslösungen. Auch hierbei werden bereits Osmolaritätswerte erreicht, die an die Grenze der Verträglichkeit gehen. BURRI hat bereits in Band 7 dieser Schriftenreihe auf einen Grenzwert von etwa 1.200 mosmol/l verwiesen, oberhalb der man zu einem zentralen Gefäßkatheter übergehen sollte. Wir selbst halten diese Grenze für etwas zu hoch angesetzt und empfehlen, daß man bei Applikation über eine peripher angelegte Metall- oder Plastikkanüle mit der Osmolarität einer Lösung nicht höher als das 2 1/2- bis 3fache der Blutosmolarität hinausgehen sollte. Das bedeutet jedoch, daß bei Deckung des Kalorienbedarfes größere Schwierigkeiten auftreten können, wenn nicht relativ frühzeitig auf einen zentralen Katheter zurückgegriffen werden soll. Auf die Frage der Infusionshygiene, der Inkompatibilitäten, der Vermeidung unliebsamer Zwischenfälle sowie der Über- und Unterdosierung von Infusionslösungen wird abschließend bei der Diskussion der klinischen Kontrolle der parenteralen Ernährung näher eingegangen.

Versucht man, die technischen Probleme der parenteralen Ernährung im Kindesalter zu beschreiben, so läßt sich heute folgendes feststellen:

1. Die Zeit der kritiklosen Anwendung von zentralen Gefäßkathetern ist auch im Kindesalter endgültig vorbei.

2. Die Indikation zur Durchführung eines zentralen Gefäßkathe-

Tabelle 15. Osmolarität verschiedener Infusionslösungen

a) Handelsübliche Lösungen

| | |
|---|---|
| 5 % Glukose | 285 mosmol/l |
| 10 % Glukose | 575 mosmol/l |
| 20 % Glukose | 1.295 mosmol/l |
| Tutofusin B | 425 mosmol/l |
| A L 300 | 615 mosmol/l |
| Elomel 5 | 530 mosmol/l |
| NaHCO$_3$ 8,4 % | 3.000 mosmol/l |

b) Gemische

| | |
|---|---|
| Tutofusin B  + 20 % Glukose<br>   4        :      1 | 565 mosmol/l |
| Tutofusin B  + 40 % Glukose<br>   4        :      1 | 666 mosmol/l |
| A L 300      + 40 % Glukose<br>   4        :      1 | 708 mosmol/l |
| A L 300      + 40 % Glukose + 20 % Humanalbumin<br>   3,5      :      1      :      0,5 | 820 mosmol/l |

ters sollte sehr kritisch gestellt werden, andererseits sollte damit jedoch nicht zu lange gewartet werden.

3. Die technische Entwicklung der Kunststoffe und Einmalsysteme ist mittlerweile so fortgeschritten, daß eine Gefährdung des Patienten durch die Gefäßkatheter selbst relativ klein ist.

4. Strengstes aseptisches Arbeiten und genaue anatomische Kenntnisse, auch von aberrierenden Gefäßen, und röntgenologische Kontrolle der Lage des Katheters sind die unabdingbaren Voraussetzungen für die Durchführung eines zentralen Katheters im Kindesalter.

5. Der Nachpflege des Katheters (keine unnötigen Blutentnahmen, steriler Verbandwechsel, regelmäßige hygienische Kontrollen) kommt entscheidende Bedeutung für die Prophylaxe einer durch den Katheter ausgelösten Infektion zu.

6. Die prophylaktische Anwendung von Antibiotika bei der Nachpflege des Gefäßkatheters ist wirkungslos und deshalb nicht zu empfehlen.

Bei sorgfältiger Abwägung des Risikos, des Nutzens und der erzielten Ergebnisse kann das Einführen von Gefäßkathetern zur Langzeitinfusionstherapie selbst bei Risikoneu- und -frühgeborenen durchaus begründet werden.

Literatur

1. BÄSSLER, R., REICHELT, A.: Die Feinstruktur der Oberfläche
   von Kunststoffkathetern. Anaesthesiologie und Wiederbelebung, Bd. 13. Berlin-Heidelberg-New York: Springer 1966.

2. BAUER, U., HASSE, W.: Die Anwendung des Umbilicalvenen- und
   Vena-cava-Katheters in der Intensivpflege. Z. Kinderchir.
   13, 173 (1973).

3. BORGESKOV, S., LAURIDSEN, P., RUGG, I. H.: Iatrogene frem-
   medlegemer i cor og de store klar. Nord. Med. 76, 828 (1966).

4. BREMER, H.-J., DASCHNER, F., HÖPNER, F., RIEGEL, K., SCHAUB,
   J., STALDER, G. A.: Parenterale Ernährung beim Neugeborenen.
   Mschr. Kinderheilk. 123, 161 (1975).

5. BRÜCKE, P., KUCHER, K., STEINBEREITHNER, K., WAGNER, O.:
   Technik und Ergebnisse des perkutanen V. cava inferior-
   Katheters bei 100 Patienten einer Intensivpflegestation.
   Z. prakt. Anästh. 1, 319 (1966).

6. BURRI, C., GASSER, D.: Der Vena cava-Katheter. Anaesthesiologie und Wiederbelebung, Bd. 54. Berlin-Heidelberg-New York:
   Springer 1971.

7. BURRI, C., KRISCHAK, G.: Technik und Gefahren des Kava-Ka-
   theters. Infusionstherapie 3, 1874 (1976).

8. COLLINS, R. U., BRAUN, P. A., ZINNER, St. H., KASS, E. H.:
   Risk of local and systemic infection with polyethylene intravenous catheters. New Engl. J. Med. 279, 340 (1968).

9. DOERING, R. B., STEMMER, E. A., CONOLLY, J. E.: Complications of indwelling venous catheters. Amer. J. Surg. 114,
   259 (1967).

10. DUDRICK, St. J., WILMORE, D. W., VARS, H. M., RHOADS, J. E.:
    Long-term total parenteral nutrition with growth, develop-
    ment and positive nitrogen balance. Surgery 63, 134 (1968).

11. DUFFY, B. J.: The clinical use of polyethylene tubing for
    intravenous therapy. Ann. Surg. 130, 929 (1949).

12. EGAN, E. A., EITZMAN, D. V.: Umbilical vessel catheteriza-
    tion. Amer. J. Dis. Child. 121, 213 (1971).

13. EMMRICH, P.: Die Anwendung des Cava-Katheters in der pädia-
    trischen Intensivpflege. Mschr. Kinderheilk. 119, 218 (1971).

14. EMMRICH, P.: Probleme des Cavakatheters in der pädiatrischen
    Intensivpflege. Pädiatrische Intensivpflege 68. Stuttgart:
    Thieme-Verlag 1973.

15. FASSOLT, A., BRAUN, U., SCHAUB, S.: Klinische Erfahrungen
    mit dem infraclaviculären Venenkatheterismus. Schweiz. med.
    Wschr. 98, 461 (1968).

230

16. FILLER, R. M., ERAKLIS, A. J., RUBIN, V. G.: Long-term to-
    tal parenteral nutrition in infants. New Engl. J. Med. 281,
    589 (1969).

17. GUTMAN, L. T., IDRISS, Z. H., GEHLBACH, St., BLACKMON, L.:
    Neonatal staphylococcal enterocolitis: Association with ind-
    welling feeding catheters and St. aureus colonization. J.
    Pediatr. 88, 836 (1976).

18. HENNEBERG, U., SCHRÖDER, M.: Komplikationen beim Vena cava-
    Katheter. Anaesthesiologie und Wiederbelebung, Bd. 13. Ber-
    lin-Heidelberg-New York: Springer 1966.

19. HOHN, A. R., LAMERT, E. C.: Continous venous catheterization
    in children. J. amer. med. Ass. 197, 140 (1966).

20. LARROCHE, J. C.: Umbilical catheterization: its complica-
    tions. Anatomical study. Biol. Neonate 16, 101 (1970).

21. MAHAFFEY, J. E., WITHERSPOON, S. M.: An unusual complication
    following venous cutdown. Anesthesiology 27, 198 (1966).

22. MATHIAS, K.: Fehllagen von Venenkathetern - Ihre Vermeidung
    und Korrektur. Dtsch. med. Wschr. 101, 612 (1976).

23. MEYERS, L.: Intravenous catheterization. Amer. J. Nursing
    45, 930 (1945).

24. MONCRIEF, J. A.: Femoral catheters. Ann. Surg. 147, 166
    (1958).

25. MÜLLER, K. M., BLAESER, B.: Tödliche thromboembolische Kom-
    plikationen nach zentralem Venenkatheter. Dtsch. med. Wschr.
    101, 411 (1976).

26. NELSON, R.: Minimizing systemic infection during complete
    parenteral alimentation of small infants. Arch. Dis. Child.
    49, 16 (1974).

27. SARRUT, S., ALAIN, J., ALISON, F.: Les complications pré-
    coces par la veine ombilicale chez le prématuré. Arch. Franç.
    Pediat. 26, 651 (1969).

28. SCHMITZ, E. R., MARTIN, E., KELLER, P.: Grundlagen der Ve-
    nenpunktion. Infusionstherapie 3, 180 (1976).

29. SCHOLZ, G., LOEWE, K. R.: Die Punktion der Vena subclavia
    und ihre Komplikationen aus pathologisch-anatomischer Sicht.
    Med. Welt 20, 2248 (1969).

30. STEINER, U. L., BARTLEY, T. D., BYERS, F. M.: Polyethylene
    catheter in heart: report of a case with successful removal.
    J. amer. med. Ass. 193, 1054 (1965).

31. STEWART, R. D., STANISLOW, C.: Silastic intravenous cathe-
    ters. New Engl. J. Med. 265, 1283 (1961).

32. STOECKEL, H.: Kreislaufüberwachung bei Säuglingen und Klein-
    kindern mit Hilfe des zentralen Venendrucks. Anaesthesist
    18, 250 (1969).

33. THOMAS, C. S.: Pericardial tamponade from central venous
    catheters. Arch. Surg. 98, 217 (1969).

34. VEREL, D.: Percutaneous intubation of the femoral vein for
    transfusion. Lancet I, 716 (1958).

35. WALKER, M. M., SANDERS, R. C.: Pneumothorax following supra-
    clavicular subclavian venepuncture. Anaesthesia 24, 453 (1969).

36. WHITE, H. B., TURNER, M. D., TURNER, A. C., MILLER, R. C.:
    Blood lipid alterations in infants receiving intravenous
    fat-free alimentation. Fetal and Neonatal Medicine. J. Pe-
    diatr. 83, 305 (1973).

37. WRBITZKY, R., VOGEL, W.: Zur Technik der infraklavikulären
    Punktion der Vena subclavia und Indikation des Subclavia-
    katheters. Z. prakt. Anästh. 2, 120 (1967).

38. YAROM, R.: Subclavian venepuncture. Lancet I, 45 (1964).

39. ZIMMERMANN, B.: Scientific apparatus and laboratory methods:
    Intravenous tubing for parenteral therapy. Science 101, 567
    (1945).

# Meßgrößen zur Kontrolle der parenteralen Ernährung – Klinische Aspekte

Von P. Emmrich

Wenn man über die klinischen Aspekte der Kontrollgrößen der
parenteralen Ernährung diskutiert, so könnte man meinen, daß
hier die Lage klar wäre und nur wenige Probleme beständen. Das
Gegenteil ist jedoch der Fall. KILIAN ist bereits in Band 7
dieser Reihe auf die Kontrollgrößen bei der parenteralen Ernährung eingegangen und hat hauptsächlich auf das Erfassen der
Ausgangslage des Patienten, die Bilanzierung, die Effizienz
der Ernährung und Auswirkungen auf den Organismus und die Or-
ganfunktionen hingewiesen. Seinen Ausführungen kann voll zuge-
stimmt werden. Meine Bemerkungen beziehen sich vorwiegend auf
klinische Gesichtspunkte der Kontrolle bei der parenteralen
Therapie im Kindesalter.

Jede Infusionsbehandlung stellt einen Eingriff in die körper-
liche Unversehrtheit des Patienten dar. Deshalb muß die Kontrolle bereits bei der Indikationsstellung beginnen. Es stellen sich in diesem Zusammenhang folgende Fragen:
Ist die parenterale Ernährung wirklich notwendig?
Würde man nicht mit einer oralen Ernährung auskommen?
Besteht eine Schädigungsmöglichkeit durch die parenterale Ernährung für den Patienten?
Es gibt also eine absolute, eine bedingte und eine fragliche
Indikation. Ohne im einzelnen auf die Indikationsstellung nochmals eingehen zu wollen, muß gesagt werden, daß die Indikation
zu einer Infusionsbehandlung auch sehr zweifelhaft oder frag-
lich sein kann. Sie hängt dabei nicht zuletzt von der Fähigkeit
und der Erfahrung des Arztes und des Pflegepersonals ab. Hier
spielt also die persönliche Erfahrung eine sehr große Rolle.

Der klinische Zustand des Kindes muß dem behandelnden Arzt ständig präsent sein, d. h. die Kontrollgrößen, wie Aussehen des
Kindes, Puls, Temperatur, Atmung, Blutdruck, zentraler Venen-
druck, Gewicht, müssen ständig zur Verfügung stehen. Auch Fragen - wie zum Beispiel: Besteht noch ein Schockzustand oder ist
der Schock regressiv geworden. Oder: Erlaubt die Situation des
Patienten zum Beispiel den Einsatz eines gewissen Kohlenhydra-
tes. Oder: Ist bereits eine Fettinfusion erforderlich? - müssen ständig neu diskutiert werden und vor allem präsent sein.
Die Bilanzierung des Patienten, die im Kindesalter sehr schwierig sein kann, muß unter Umständen mehrfach am Tage neu erstellt
werden, wenn die klinische Situation sich ändert, d. h. eine
Bilanzierung muß sich an den wechselnden Tagesbedürfnissen des
Patienten ständig neu orientieren. Das bedeutet naturgemäß eine
zusätzliche Belastung, da die angestrebten Kontrollgrößen täglich mehrfach bestimmt werden müssen. Diese Mehrfachtagesbilanz
umfaßt naturgemäß nicht nur die Flüssigkeitsbilanz, sondern auch
die qualitative und quantitative Kalorienbilanz des Kindes. Die
klinischen Kontrollen einer Infusionsbehandlung setzen voraus,

daß zur Vermeidung unliebsamer Zwischenfälle die folgenden acht
Punkte berücksichtigt werden:

1. Es sollen nur bekannte Medikamente verwendet werden.
2. Mischspritzen dürfen nur ausnahmsweise Anwendung finden.
3. Man sollte sich vorher darüber orientieren, ob Lösungsver-
   mittler oder
4. Puffersubstanzen in den Mischspritzen enthalten sind.
5. Es muß unbedingt auf die sogenannte Colloid reaction geachtet werden.
6. Es sollten nur klare Lösungen Verwendung finden.
7. Das Verfalldatum auf der Packung muß unbedingt registriert
   werden und
8. vor und nach einer notwendigen Zusatzinjektion sollte eine
   indifferente Lösung injiziert werden.

Im Prinzip ist es selbstverständlich, daß man sich vor Injektion eines Medikamentes über mögliche Nebenwirkungen und Interaktionen informiert. Hierbei sind die folgenden drei Grundsätze
zu beachten:

1. Sind die Bestandteile physikalisch-chemisch mischbar,
2. bleibt die Wirksamkeit der Medikamente bei einer Mischung
   erhalten,
3. sind Wechselbeziehungen zu erwarten.

Auch Mischspritzen sollten heute nur noch ausnahmsweise Verwendung finden, da die einzelnen Wirkstoffe nur selten in einfacher
wässriger Lösung vorliegen. Meistens sind geeignete Lösungsver-
mittler und Puffersubstanzen vorhanden, die die Stabilität einer Lösung garantieren. Wird der pH-Wert verändert, so kann es
zu Ausfällungen der Wirksubstanz kommen. So wird z. B. Adrenalin
bei Mischung mit einem Antihistaminikum oxydiert und damit völlig unwirksam, was unter Umständen bei der Primärtherapie des
anaphylaktischen Schocks fatale Folgen haben kann. Ähnliches
gilt auch für die Verwendung von Multivitaminpräparaten, wenn
sie Infusionslösungen zugesetzt werden. Multivitaminpräparate
werden bekanntlich durch alkalische Lösungen zerstört. Auch die
sogenannte Colloid reaction sollte erwähnt werden, die immer
dann auftritt, wenn unverträgliche Medikamente nacheinander,
z. B. in Infusionssysteme, injiziert werden. Die Symptome der
sogenannten Colloid reaction bestehen in einer unmittelbar nach
der Injektion auftretenden Rötung des Gesichtes, einer temporä-
ren Zyanose, Kopfschmerzen, Schwindel, Erbrechen, Schmerzen in
den Extremitäten und kurzzeitigem Blutdruckabfall. Diese Krankheitszeichen verschwinden nach einiger Zeit, ohne daß in der Regel bleibende Schäden für den Patienten registriert werden. Diese Reaktion läßt sich ebenfalls bei der zu raschen Infusion
kolloidaler Lösungen oder Fettemulsionen, aber auch von Eisen-
oder Schwermetallverbindungen auslösen. Auf die möglichen Zwischenfälle bei der Infusionsbehandlung ist bereits hingewiesen
worden. Es soll nur nochmals betont werden, daß sich die Zwischenfälle bei Injektion in liegende Infusionen bei einer ausreichenden Kontrolle und Vorsicht fast immer vermeiden lassen.

Tabelle 1a. Parenterale Ernährung. Mikrobiologisches Protokoll (Auszug)

| | Sonstiges |
| --- | --- |
| Tubus | Medikamente |
| Absaugkatheter | Infusionslösungen |
| Gefäßkatheter | Nahrung |
| Beatmungsgerät | Personal |
| Schläuche | Räume |
| Vernebler | |
| Wasser | Häufigkeit: |
| Inkubator: Wasser | Nach Bedarf |
| Innenwand | Mindestens: zweimal pro Woche |

Tabelle 1b. Parenterale Ernährung. Mikrobiologisches Protokoll (Auszug)

| | Abstriche: |
| --- | --- |
| Blutkultur | Haut |
| Liquor | Rachen |
| Urin | Ohr |
| Stuhl | Stuhl |
| Magensaft | Vagina |
| Sputum | Anus |
| | Wunden |
| | Häufigkeit: |
| | Nach Bedarf |
| | Mindestens: zweimal pro Woche |

Auch die Überinfusion oder Unterdosierung sollten sich bei guter Pflege und sorgfältiger Kontrolle des infundierten Kindes vermeiden lassen. Es wird sicher immer wieder vorkommen, daß eine Infusion zu rasch einläuft, meistens ist es jedoch Folge einer nicht ausreichenden Kontrolle. Die Gefahren sind bereits skizziert worden. Bei 8 % Überinfusion werden Hirnödem und Krämpfe beobachtet, während bereits bei einer Infusionsmenge, die nur etwa 20 - 30 % über dem normalen Bedarf liegt, mit dem Tod gerechnet werden muß.

Schließlich sollen noch die hygienischen Bedingungen, unter der sich die parenterale Ernährung im Kindesalter zu vollziehen hat, erwähnt werden. Unserer Ansicht nach kommt neben der geeigneten qualitativen und quantitativen Zusammensetzung einer Infusion der hygienischen Kontrolle die größte Bedeutung zu. In den letzten Jahren sind wir dazu übergegangen, ähnlich wie bei anderen Gelegenheiten, bei jeder parenteralen Langzeiternährung ein strenges mikrobiologisches Protokoll zu fordern. Wie aus den Tabellen 1a und b hervorgeht, wird bei uns relativ lückenlos alles, was überhaupt mit dem Patienten und der parenteralen Ernährung des Patienten in Verbindung steht, unter Umständen mehrfach in der Woche auf einen möglichen Keimbefall untersucht. Erst die strenge hygienische Kontrolle ermöglichte, die Zahl der Komplikationen bei einer parenteralen Ernährung durch mangelnde Hygiene oder Keimbefall zu senken.

Eine generelle Empfehlung über die Kontrollen einer parenteralen Ernährungstherapie im Kindesalter wird man nicht geben können. Allgemein sollten jedoch die klinischen Aspekte, wie sie in der Tabelle 2 zusammengestellt sind, als wesentliche Parameter eingestuft werden.

Tabelle 2. Parenterale Ernährung. Kontrollgrößen: Klinische Aspekte

---

Indikation zur parenteralen Ernährung

Kontrolle der Zusammensetzung
        Beimischungen
        Zusatztherapie

Aussehen des Patienten

Über- und Unterdosierungserscheinungen

Bilanzierung, ZVD, Blutvolumen

Hygieneprotokoll

Ausschluß von Gefährdungsmöglichkeiten

Vermeidung von Zwischenfällen, Colloid reaction

Informationsgefälle untereinander

Erfassung und Kontrolle von Spätschäden

---

Jede Infusionsbehandlung ist so gut wie ihre Kontrollmöglichkeiten und vor allem wie die Durchführung der angeordneten Kontrollen. Wenn die Gefahren der Infusionsbehandlung wie
1. falsche Infusionen,
2. unverträgliche Medikamente,
3. falsche und gefährliche Zugangswege,
4. Zwischenfälle bei Injektionen,
5. Über- und Unterdosierung,
6. mangelhafte Pflege,
7. mangelhafte Überwachung,
8. mangelhafte Information untereinander und
9. Fehleinschätzung der Situation des Patienten
erkannt werden, dann ergibt sich hieraus bereits die erste Möglichkeit zur Verhütung von Gefahren für den Patienten.

# Mikrochemische Methodik zur Kontrolle der parenteralen Ernährung

Von K. Rommel

Mir ist die Aufgabe gestellt worden, über Vor- und Nachteile der Mikromethoden und die unteren Grenzen mikrochemischer Methoden für die Anwendung im biologischen Material zu berichten. Hierzu möchte ich Sie zuerst mit den wesentlichen Teilschritten des klinisch-chemischen Befundes vertraut machen.

Am Anfang stehen die <u>Wahl des Parameters</u>, des <u>Untersuchungsmaterials</u> und des <u>Verfahrens</u>. Sodann folgen die <u>Vorbereitung des Patienten</u>, <u>Entnahme</u>, <u>Transport</u> und <u>Verwahrung des Untersuchungsmaterials</u>; <u>Abtrennung der Probe aus dem Untersuchungsmaterial</u>; <u>Analytik</u> einschließlich der Berechnung des Analysenergebnisses aus den Meßwerten und als letzter Teilschritt die <u>Erstellung des klinisch-chemischen Befundes</u> durch Beurteilung des Analysenergebnisses unter Bezugnahme auf Normbereiche, Vorbefunde, Einflußgrößen, Störfaktoren und Qualitätskontrolle.

Mikrochemische Methoden haben ihr wichtigstes Anwendungsgebiet in der Pädiatrie und hier insbesondere in der Neonatologie. Viele frühgeborene Kinder überleben heute; einen wesentlichen Anteil an der besseren Diagnostik und Verlaufsbeurteilung haben die mikrochemischen Methoden. Sie erlauben kapillare Blutentnahmen anstelle der Entnahme größerer Mengen venösen Blutes, die bei längerem Verlauf leicht, insbesondere bei Frühgeborenen, eine Anämie verursachen können. Die Entnahme größerer Blutmengen aus tieferen Venen kann darüber hinaus zu kardialer Belastung, zu Hämorrhagien und zu venösen Thrombosen führen. Aber nicht nur in der Pädiatrie haben mikrochemische Methoden ihren Anwendungsbereich. Auch in der "Erwachsenenmedizin" sind sie von Bedeutung bei Patienten mit <u>Verbrennungen</u>, extrem <u>adipösen</u> Patienten, Patienten mit <u>thrombotischen</u> Erkrankungen, Patienten mit <u>neoplastischen Erkrankungen</u>, bei denen die Venenpunktion ausschließlich für die Therapie reserviert ist, und bei <u>geriatrischen</u> Patienten.

## 1. Gewinnung von "Mikrospezimen", d. h. Mikromaterialmengen

Typischerweise wird in den Kliniken die Blutentnahme durch Venenpunktion von Ärzten und Schwestern vorgenommen. Ärzte und Schwestern haben keine oder äußerst geringe Erfahrung mit der kapillaren Blutentnahme; sie benötigt jedoch zur Erzielung von reproduzierbaren und repräsentativen Analysenergebnissen eine sehr viel größere Erfahrung als die venöse Blutentnahme. Die Blutentnahme für mikrochemische Methoden soll deshalb, von Ausnahmen abgesehen, grundsätzlich durch technische Assistenten durchgeführt werden, die hierin geschult sind und über Erfahrung verfügen. Dieses Entnahmeteam sollte aus dem Zentrallaboratorium kommen und alle Spezimen für die verschiedenen Labora-

torien entnehmen, um wiederholte Punktionen durch unterschiedliches Personal für verschiedene Laboratorien zu vermeiden. Ein
praktischer Vorteil ist, daß die technischen Assistenten auch
die optimale und minimal benötigte Blutmenge für jeden angefor-
derten Test kennen.


## 2. Wahl und Präparation der Entnahmestelle für die Entnahme von Mikromengen Blut

Die kapillare Blutentnahme erfolgt von der lateralen oder posto-
lateralen Seite der Ferse, der großen Zehe, der Palmarseite des
kleinen Fingers oder vom Ohrläppchen. Was auch immer die Entnah-
meseite ist, die Stelle darf nicht ödematös und kalt sein, da
Ödeme das Spezimen mit Gewebsflüssigkeit verdünnen. Kühle Tem-
peraturen führen zur Kontraktion der Arteriolen und Kapillaren
und verlangsamen den Blutfluß. Die Punktionsstelle sollte z. B.
durch warmes Wasser oder warme Tücher auf 40 - 45 $^{\circ}$C erwärmt
sein. Die Hauttemperatur ist von entscheidender Bedeutung zur
Erzielung repräsentativer und wiederholbarer Untersuchungsergebnisse. Die Punktionsstelle sollte mit 70%igem Alkohol und
nicht mit Äther gereinigt werden. Äther verdampft zwar rasch
und macht eine trockene, ölfreie Hautoberfläche, führt aber zu
einer Kühlung des Entnahmegebietes und zu einer verminderten
Arterialisation. 70%iger Alkohol führt schnell zur Hämolyse,
wenn ein Bluttropfen mit ihm in Kontakt kommt. Aus diesem Grunde muß die Haut nach Alkoholreinigung komplett trocken sein. Es
ist in einigen Instituten üblich, einen feinen Film von Silikon-
öl auf die Haut zu legen, durch den hindurch die Punktion erfolgt. Der Überzug der Punktionsstelle mit Silikon macht die
Blutsammlung leichter und schneller und reduziert die Hämolyse-
gefahr.

Die Wahl und Präparation der Entnahmestelle sind wichtige Teil-
schritte für die zuverlässige Materialgewinnung. Geschehen hier
Fehler - und dies ist sicher häufig der Fall - wird zwar durch
eine einwandfreie Analyse ein richtiges Analysenergebnis erzielt,
das Analysenergebnis wurde aber aus unrepräsentativem oder ver-
dorbenem Material gewonnen.


## 3. Technik für die Entnahme von Mikromengen Blut

Die Haut wird mit einer sterilen Lanzette punktiert, wobei für
die Erreichung eines guten Blutflusses das Lanzettenblatt 3 -
4 mm tief in die Haut eindringen soll. Bei einem guten Blutfluß
können 500 - 560 ul Plasma von einer einzelnen Hautpunktion bei
einem Erwachsenenfinger gewonnen werden. Das Blut wird in Glaskapillaren oder in Polyäthylenröhrchen gesammelt. Die Wahl des
Entnahmegefäßes hängt ab von der Art der Parameter, die untersucht werden sollen, und der Instrumentation für die Analytik.
Eine große Menge von heparinisierten und nichtheparinisierten
Glaskapillaren sind kommerziell erhältlich. Die Spezimen können
z. B. in 400 ul nichtheparinisierten Polyäthylenentnahmeröhr-
chen gesammelt werden, die mit einem Stopfen verschlossen werden können. Wenn das Blutspezimen für automatisierte Analysen-

verfahren genommen werden soll, wird dies in Caraway-Gefäßen
gesammelt, deren Enden zu verschließen sind und wofür eine spezielle Zentrifuge existiert, um das Plasma zu gewinnen. Nach
Zentrifugation wird das Plasma mit einer Pasteur-Pipette entnommen und die Probe in dem Probenbecher für die automatischen
Instrumente eingebracht. Ein typisches Problem der Mikroanalyse
mit vollmechanisierten Geräten ist die sehr geringe Probenmen-
ge im Probenbecher vor der "automatischen" Pipettierung und
Verdünnung. In diesen Bechern ist die Relation zwischen Oberfläche der Probe zu dem gesamten Probenvolumen sehr groß, so
daß die Gefahr besteht, daß es im Laufe der Zeit zu Evaporie-
rungen und damit zu Konzentrierungen der Probe und schließlich
zu Fehlresultaten kommt. Es wurde deshalb vorgeschlagen, über
die Probe einen Silikonfilm zu legen, um der Gefahr der Evaporation entgegenzuwirken. Für dieses wichtige Problem gibt es
bis heute nur eine Studie, die berichtet, daß ein Silikonfilm
die Samples erfolgreich vor Evaporation schützt. Bisher wurde
keine Publikation bekannt, die sich mit dem Problem der Evaporation unter verschiedenen Laboratoriumsbedingungen befaßt.

Für manuelle Methoden wird das Spezimen in 80 ul Mikrohämato-
kritröhrchen gesammelt. Diese Röhrchen sind klein, so daß sehr
oft mehrere von ein und demselben Patienten genommen werden müssen. Die Sammlung in verschiedenen Entnahmeröhrchen ist zwar
unbequem, sie erleichtert aber die Verteilung der Proben auf
verschiedene Arbeitsplätze und erlaubt mehrere Teste gleichzeitig durchzuführen.


## 4. Befundung mikrochemischer Analysenergebnisse

Wie ich an den bisherigen Teilschritten dargelegt habe, müssen
die Ergebnisse mikrochemischer Methodik interpretiert werden
unter Berücksichtigung der Materialsammlung, der Instrumentation und der analytischen Methodik. Hierzu einige Bemerkungen:

1. Bei manuellen Mikromethoden werden die Resultate vor allen
   Dingen durch den Entnahme- und Pipettierfehler beeinflußt.

2. Bei mechanisierten Verfahren, beispielsweise auf einem "Ana-
   lysenautomaten", werden die Fehler vor allen Dingen durch
   die Evaporation, d. h. durch die Exposition der Oberfläche
   der Probe gegenüber der Außenluft beeinflußt.

   Die klinisch-chemischen Mikroanalysen werden heute durchweg
   im Mikroliterbereich ausgeführt, wobei bei einigen Fabrika-
   ten, z. B. Eppendorf, kein Evaporationsfehler auftritt. Mikroanalysen werden mit Plasma durchgeführt gegenüber den Routine-
   analysen, die mit venösem Serum durchgeführt werden. Plasma
   hat zwei Vorteile: Es ist leicht und schnell von den Blutzellen zu separieren und aus derselben Blutmenge kann mehr
   Probenmaterial (Plasma) gewonnen werden. Für die Befundung
   muß berücksichtigt werden, daß Blut aus Hautpunktionen in
   seiner Zusammensetzung weitgehend dem arteriellen Blut entspricht. So ist z. B. die Glukosekonzentration in einer Probe, die simultan aus einer Fingerpunktion oder aus der Arteria

radialis gewonnen wird, ähnlich. Die Glukosekonzentrationen differieren aber signifikant, wenn sie simultan aus Kapillarblut oder aus venösem Blut genommen werden.


## 5. Zukünftige Anwendungsmöglichkeiten mikrochemischer Methoden

In der Vergangenheit waren Mikromethoden manuelle Methoden, zur Zeit werden immer mehr Techniken entwickelt, Mikroverfahren auf vollmechanisierten Geräten zu realisieren. Wichtige Anwendungsmöglichkeiten ergeben sich in Zukunft für das Screening im Rahmen der Krankheitsfrüherkennung, der Mikrochemie bei kleinen Laboratoriumstieren und bei der Analyse von Körperflüssigkeiten, z. B. der Augen- und Innenohrflüssigkeit zur Diagnostik von Tumoren.

# Zusammenfassung der Diskussion zum Thema:
## „Klinische Anwendung und Kontrolle der parenteralen Infusionstherapie und Ernährungsbehandlung"

FRAGE:
Können stichwortartig noch einmal die Besonderheiten des Wasser-
Elektrolyt-Haushaltes beim nicht chirurgisch kranken Kind und
beim Kind im Rahmen eines Operationstraumas oder eines sonsti-
gen Traumas zusammengefaßt und gleichzeitig abgegrenzt werden?


ANTWORT:
Auf die Besonderheiten des Wasser-Elektrolyt-Haushaltes unter
"konservativen" und operativen Bedingungen wurde im Detail bereits in den Beiträgen DOMINICK und SCHÖCH eingegangen. Man
kann zusammenfassen, daß im Neugeborenen- und Säuglingsalter
die einzelnen Kompartimente noch andere Relationen zueinander
aufweisen als beim älteren Kind und beim Erwachsenen. Daraus
resultieren letztlich die Besonderheiten im Wasser-Elektrolyt-
Haushalt, die in der Neugeborenenperiode am ausgeprägtesten
sind. Der Extrazellulärraum ist beim Neugeborenen größer als
beim älteren Kind, er beträgt bis zu 45 % des Körpergewichtes,
seine Dimensionierung nimmt bis zum zweiten Lebensjahr konstant
ab, um sich dann bis zur Pubertät auf Erwachsenenwerte einzustellen.

Der Wasserumsatz ist beim Neugeborenen und Säugling am höchsten.
Daraus resultiert eine größere Labilität des Wasserhaushaltes
und eine geringere Regulationsbreite.

Die Funktion der Neugeborenenniere genügt den normalen, physiologischen Anforderungen; bestimmte Einzelfunktionen müssen jedoch noch ausreifen. Diese Ausreifung ist spätestens mit dem
zweiten Lebensjahr abgeschlossen. Dennoch kann die Niere des
Neugeborenen nicht die gleich breite Regulation gewährleisten
wie die des Erwachsenen. Die maximale Konzentrationsfähigkeit
ist noch eingeschränkt, ebenso sind andere tubuläre Funktionen
noch nicht voll entwickelt.

Der Aldosteronmechanismus erreicht relativ frühzeitig die Werte
des Erwachsenen. Die ADH-Sekretion benötigt dagegen längere Zeit,
um sich auf Erwachsenenwerte einzuspielen und ist stärker stör-
anfällig.

Der Elektrolythaushalt ist prinzipiell nicht von demjenigen des
Erwachsenen verschieden. Der relative Natriumbestand ist - be-
dingt durch das größere Extrazellulärvolumen - höher als beim
Erwachsenen.

Auch der Säuren-Basen-Haushalt zeigt prinzipiell keine Unterschiede. Wegen des hohen Anfalles an nichtflüchtigen Säuren beim
Neugeborenen und der geringeren Kompensationsfähigkeit über die

Lunge (kleineres Atemvolumen, größere Atemfrequenz) kann es beim Neugeborenen rascher zu einer metabolischen Azidose und Dekompensation kommen.

Die Regulationsmechanismen der Niere sind alters-, nahrungs- und zeitabhängig (der Ammoniummechanismus z. B. braucht eine gewisse Zeit zur Adaptation; phosphatreiche Kuhmilch bewirkt eine Elimination von Säuren über den Phosphatpuffer).

Eine der Besonderheiten des Elektrolythaushaltes macht in der perioperativen Phase Probleme: die mangelnde Fähigkeit der Niere, bei Natriumdefiziten Natrium zurückzuresorbieren (während die Ausscheidungsfähigkeit für Natrium der des Erwachsenen vergleichbar ist). Aus diesen Gründen gerät das Neugeborene sehr rasch in ein Natriumdefizit.

Die in früheren Jahren oft postulierte Insuffizienz der Neugeborenenniere war vielfach nur Folge einer ungenügenden Wasserzufuhr. Darüber hinaus ist die maximale Ausscheidungsfähigkeit für Natrium kaum geringer als die des Erwachsenen, die Gesamtosmolarität des Harns bei Neugeborenen und Säuglingen ist deshalb geringer, weil wesentlich weniger Harnstoff ausgeschieden werden muß. Insgesamt bestehen bei der Neugeborenenniere nur wenige Engpässe:

a) Bei erhöhtem Harnstoffanfall wird die Neugeborenenniere mit diesem Harnstoff nur dann fertig, wenn gleichzeitig vermehrt Wasser angeboten wird.

b) Die Neugeborenenniere kann Natrium tubulär nicht so gut rückresorbieren wie die des Erwachsenen.

c) Der Ammoniummechanismus benötigt bis zur vollen Leistungsfähigkeit sechs bis acht Tage.


FRAGE:
Unterscheiden sich die Veränderungen im Wasser-Elektrolyt-Haushalt bei nicht chirurgisch kranken Kindern von den Veränderungen bei chirurgisch kranken, so daß unterschiedliche Elektrolytlösungen zur Substitution bzw. Korrektur erforderlich werden?


ANTWORT:
Auch in der postoperativen und posttraumatischen Phase sind die Unterschiede zum Erwachsenen nicht qualitativer, sondern ausschließlich quantitativer Natur.


FRAGE:
Lassen sich für Kinder der verschiedenen Altersstufen Basislösungen für Zwecke der konservativen Pädiatrie und für Zwecke der pädiatrischen Chirurgie konzipieren?

ANTWORT:
Prinzipiell sind derartige Basislösungen zu begrüßen, da sie
die Infusionstherapie für den Routinefall wesentlich vereinfa-
chen. Die wesentlichen Elektrolytbestandteile konzentrieren
sich auf Natrium, Kalium und Chlorid. Andere Anionen und Kat-
ionen sowie die Spurenelemente spielen für Basislösungen allenfalls eine untergeordnete Rolle.

Als Kohlenhydrat sollte in diesen Basislösungen überwiegend
Glukose enthalten sein, auf Fruktose und Sorbit sollte verzichtet werden, unter dem Aspekt der postoperativen/posttrau-
matischen Glukoseverwertungsstörung und ihrer Umgehungsmöglich-
keiten kann jedoch Glukose mit Xylit zu einer besseren Glukoseverwertung führen.

Eine Lösung, die 45 - 50 mmol Natrium/l aufweist, dürfte den
meisten Situationen, die innerhalb der konservativen Pädiatrie
anzutreffen sind, gerecht werden. Eine Reduzierung der Natriumkonzentration kann bei Früh- und Neugeborenen notwendig werden,
eine Erhöhung empfiehlt sich im Bereich der operativen Pädiatrie jenseits des dritten Lebensjahres.

Für die intraoperative Substitution eignet sich eine Lösung mit
90 - 110 mmol Natrium/l. Die Dosierung aller Lösungen richtet
sich naturgemäß nach dem Alter des Kindes und nach Art und Dauer
des operativen Eingriffes.

Hinsichtlich des Kaliumgehaltes waren die Meinungen der Diskussionsteilnehmer verschieden. Die eine Seite plädierte für ka-
liumfreie Basislösungen und wollte den täglichen Kaliumbedarf
von ca. 2 mmol/kg KG durch Zuspritzen von Kaliumkonzentraten zu
den Basislösungen gedeckt wissen. Als wesentliches Argument wurde die Sorge formuliert, daß bei einem unabsichtlich schnellen
Einlaufen einer Basisinfusionslösung mit Kalium Kaliumüberla-
dungen zustandekommen können.

Die andere Seite argumentierte dahingehend, daß eine Basislö-
sung, wenn sie diesen Namen überhaupt verdienen solle, auch
ein Basisangebot an Kalium enthalten müsse, das zumindest den
Kaliumbasisbedarf (ca. 2 mmol/kg KG und Tag) decken könnte.

Eine versehentliche Kaliumüberladung durch zu hohe Infusionsgeschwindigkeit wurde versucht mit dem Argument zu entkräften,
daß derartige Versäumnisse nicht vorkommen dürfen, da ja auch
anderweitige hochpotente Medikamente nicht versehentlich in zu
hoher Dosierung und zu rasch injiziert bzw. infundiert werden
dürften.

Grundsätzlich war man sich einig darüber, daß intraoperativ eine Kaliumzufuhr nur bei nachgewiesenem Defizit und unter EKG-
Monitorkontrolle bei Beachtung des jeweiligen Säuren-Basen-Status erfolgen dürfe. Bei kurz dauernden Eingriffen und zuvor ausgeglichener Kaliumbilanz ist eine intraoperative Kaliumsubstitution nicht erforderlich.

Im übrigen basiert das Konzept der Basislösungen und die entsprechenden Zufuhrraten auf den für jede Altersstufe separat zu kalkulierenden Flüssigkeitserfordernissen (siehe auch Beitrag WILLE).

Im übrigen muß darauf hingewiesen werden, daß mit den hier zugrundegelegten Natriumbasismengen von 2 - 4 mmol/kg und Tag vielfach der Bedarf von Kindern unter den Bedingungen der Intensivtherapie nicht gedeckt werden kann, daß hier vielmehr Natriumkonzentrate zu den Basislösungen zusätzlich appliziert werden müßten. Wenn Unterschiede in der Konzentration von Basislösungen an den wesentlichen Elektrolyten gegenüber früher gebräuchlichen Basislösungen zu verzeichnen sind, so beruht das nach Meinung aller Diskussionsteilnehmer auf der Tatsache, daß in den letzten Jahren die zu infundierenden Flüssigkeitsmengen erhöht worden sind; daraus ergebe sich naturgemäß bei Beibehaltung des absoluten Bedarfes eine geringere Konzentration der jeweiligen Lösungen an Natrium und Kalium.

Kalium sollte in den Basislösungen gegebenenfalls in Konzentrationen zwischen 12,5 und 18 mmol/l enthalten sein, abhängig davon, ob es sich um Lösungen für das Neugeborenenalter, das Säuglings- oder das Kindesalter handelt.


FRAGE:
Welche Besonderheiten sind aus pathophysiologischer Sicht für den Säuren-Basen-Haushalt in den verschiedenen Stufen des Kindesalters relevant?


ANTWORT:
Es wurde bereits erwähnt, daß das Neugeborene, das Frühgeborene und der junge Säugling sehr viel rascher eine Azidose entwickeln können als ältere Kinder und daß Neugeborene, Frühgeborene und Säuglinge darüber hinaus eine derartige Azidose auch noch schlechter kompensieren können als ältere Kinder und Erwachsene.

Zunächst einmal ist von Bedeutung, daß Blut zur Bestimmung des Säuren-Basen-Status nach bestimmten Kriterien abgenommen wird und daß man auch die gleiche Abnahmetechnik bei ein und demselben Patienten anwendet (kapillär, arteriell oder zentralvenös). Zudem sollte nicht nur der pH-Wert als aussagefähiger Parameter herangezogen werden, sondern stets alle Kriterien des Säuren-Basen-Status. Bei kapillären Blutentnahmen (Ferse, Fingerbeere, Ohrläppchen) ist eine ausreichende Perfusion unabdingbare Voraussetzung für eine verläßliche Interpretation; eine periphere Zentralisation etwa verfälscht die Meßergebnisse.

Schwierig ist die Entscheidung darüber, wann ein pH-Wert pathologisch und damit korrekturbedürftig ist und wann nicht. Ein pH-Wert bei einem Kind, der längere Zeit unterhalb von 7,2 liegt, ist behandlungsbedürftig; ein Wert, der zwischen 7,2 und 7,3 liegt, muß jedoch nicht sofort medikamentös behandelt werden; eine häufige Kontrolle derartiger pH-Werte ist jedoch unerläßlich. In die Interpretation des Säuren-Basen-Status muß unbedingt die Beurteilung des klinischen Zustandes einbezogen werden.

Bei alkalotischen Verschiebungen sollte ab einem pH-Wert von 7,5 behandelt werden; zwischen 7,45 und 7,5 ist der pH-Wert und insbesondere das erkrankte Kind erhöht beobachtungsbedürftig.

Generell muß davon ausgegangen werden, daß metabolische Alkalosen im Kindesalter relativ selten geworden sind. Früher sah man sie häufiger im Rahmen der Pylorusstenose, wenn es zu Entgleisungen gekommen war. Heute bemüht man sich um einen Ausgleich durch eine adäquate Infusionstherapie vor Entstehung einer Entgleisung; die Applikation ansäuernder Substanzen ist daher in den Hintergrund getreten. Respiratorische Alkalosen oder Azidosen sollen, wenn möglich - insbesondere beim beatmeten Kind - durch Änderungen in der Beatmungsqualität und -quantität korrigiert werden.


FRAGE:
Womit werden metabolische Azidosen korrigiert?


ANTWORT:
Zunächst sollte der Ausdruck "Puffersubstanzen" vermieden werden, weil es sich sowohl bei Natriumbikarbonat als auch bei Tham um alkalisierende Substanzen und nicht um Pufferlösungen handelt. Derartige Lösungen sind nämlich nicht geeignet, unabhängig vom aktuellen Zustand, ein bestimmtes normales pH einzustellen.

Für die Korrektur einer metabolischen Azidose steht Natriumbikarbonat ganz im Vordergrund der Therapie. Eine Bolusinjektion von Natriumbikarbonat muß bestimmten Notfallsituationen vorbehalten bleiben, da sie zu sehr starken Osmolaritätserhöhungen führen kann. Allein die Reanimation beim Herz-Kreislauf-Stillstand ist noch eine Indikation zur Bolusinjektion von Natriumbikarbonat. Bei allen anderen Zuständen sollte ein langsamer Ausgleich nach Kenntnis des Säuren-Basen-Status erfolgen. Dabei sollte nicht voll, d. h. in Anlehnung an den jeweiligen Base excess, korrigiert werden, da unmittelbar nach Beginn der Puffertherapie vielfach die körpereigenen Regulationsmechanismen wieder in Gang kommen. Dadurch kann es leicht zu Überkompensationen bis hin zur metabolischen Alkalose kommen. Für die Sofortkorrektur sollte die Hälfte der errechneten Puffermenge infundiert werden.

Tham ist für die Korrektur der meisten metabolischen Azidosen weniger geeignet. Es gelangt nur zu einem geringen Teil in das Zellinnere.

Bis vor einigen Jahren wurde angenommen, daß Tham in wesentlich größeren Mengen in das Zellinnere hineingelangen könnte; ein großer Teil wird renal ausgeschieden. Nachteilige Wirkungen sind insbesondere Myokarddepression, Hypoglykämie, Gefäßnekrosen bei zu schneller Injektion etc.. Zweifellos existieren schwerste Azidosen, die, insbesondere bei bereits bestehender Hypernatriämie, nur mit Tham zu beheben sind. Hierher gehören z. B. schwere Herzvitien etc..

FRAGE:
Mit welchen Substanzen sollten metabolische Alkalosen korrigiert werden?


ANTWORT:
Die Applikation ansäuernder Substanzen bei schwerer metabolischer Alkalose kann etwa im Rahmen des Coma hepaticum notwendig werden. Vorteilhafterweise wird dann 1/10 normale Salzsäure verdünnt infundiert.

Eine spezielle - therapiebedingte - metabolische Alkalose entsteht dann, wenn z. B. das primär reanimierte Neugeborene zuviel Natriumbikarbonat erhalten hat.


FRAGE:
Kann man beim Bild der sogenannten hypokaliämischen Alkalose aus dem Serumkalium auf die Größenordnung einer notwendig werdenden Kaliumsubstitution schließen?


ANTWORT:
Die Frage ist deshalb schwer zu beantworten, weil es sich hierbei nicht um ein allgemeines Kaliummangelsyndrom (Hypokalie) handelt, sondern um eine Verschiebung von Kalium in den Intrazellulärraum, wobei eine extrazelluläre Hypokaliämie resultiert. Da der Ausgangszustand (Hypokalie, Normokalie, Hyperkalie) in den wenigsten Fällen bekannt ist, sollte die Kaliumzufuhr bei der hypokaliämischen Alkalose mit besonderer Vorsicht betrieben werden.


FRAGE:
Welche klinisch-chemischen Kenngrößen sollten in der Intensivtherapie bei komplett parenteral ernährten Kindern regelmäßig kontrolliert werden?


ANTWORT:
Für eine generelle Beantwortung dieser Frage muß zunächst unterschieden werden, welche Erfordernisse bestehen und welche Untersuchungen praktisch möglich sind. Unter diesem Vorbehalt sollten einmal täglich kontrolliert werden: Serumnatrium, -kalium, -chlorid; Blutzucker in der ersten Woche ein- bis dreimal täglich. Kalzium, Magnesium und Phosphat sollen jeden zweiten Tag kontrolliert werden. Wenn sich ein Gleichgewichtszustand eingestellt hat, kann die Frequenz dieser Untersuchungen auf zwei- bis dreimal pro Woche reduziert werden.

Kreatinin, Harnstoff, Serumosmolalität, Hämoglobin, Erythrozyten, Hämatokrit, GPT, Bilirubin, Gerinnungswerte wie TZ, PTT, Fibrinogen, Gesamteiweiß und Säuren-Basen-Status sollten regelmäßig überwacht werden. Im Urin sollten reduzierende Substanzen, Osmolalität, Natrium und Kalium am Anfang täglich, später weniger häufig gemessen werden.

Derartige Forderungen bleiben dann utopisch, wenn für die notwendigen Untersuchungen nicht Mikromethoden zur Verfügung stehen. Für die Durchführung der oben genannten Untersuchungen werden nämlich mindestens ca. 10 - 12 ml Blut täglich benötigt,
ein Wert, der nicht nur beim Neugeborenen oder jungen Säugling
nicht mehr vertretbar ist.

Die Häufigkeit von klinisch-chemischen Untersuchungen wird beeinflußt durch die Güte der klinischen Kontrolle. Sobald ein
Kind im Bereich der Intensivpflegestation einen stabilen Zustand erreicht hat, kann bei guter klinischer Überwachung mit
der Häufigkeit der klinisch-chemischen Untersuchungen zurückge-
gangen werden. Bei den oben angeführten Untersuchungen wird man
dann mit ein- bis zweimal pro Woche auskommen; von besonderer
Wichtigkeit ist die Kontrolle der Phosphatkonzentration im Serum, da der Phosphatabfall im Serum bei parenteraler Ernährung
erst verspätet beobachtet wird. Für orientierende Untersuchungen sind vielfach Teststäbchen ausreichend, bei stärker schwankenden Werten oder bei zu hohen oder zu niedrigen Werten muß jedoch auf quantitative Methoden zurückgegriffen werden.

Die Transaminasen GPT und GOT haben eine totale biologische Va-
rianz von etwa 30 %, die analytisch-methodische Schwankungsbrei-
te beträgt bis zu 20 %. Die ins Blutplasma übergetretenen Enzyme GOT und GPT haben eine Eliminationshalbwertszeit aus dem Blutplasma von 17 h bzw. 47 h. Diese physiologischen Grundtatsachen
müssen bei der Interpretation der Änderung der Serumspiegel dieser Enzyme berücksichtigt werden, um Fehlschlüsse zu vermeiden.

Präalbumin und Pseudocholinesterase sind Serumproteine, die für
die parenterale Ernährung Bedeutung gewinnen können. Die Bestimmung beider Parameter ist in jedem gut ausgerüsteten Laborato-
rium möglich. Beide Serumproteine spiegeln die Syntheseleistung
der Leber gut wider. Präalbumin hat eine Halbwertszeit von 1,5
Tagen.

Für die Kontrolle des Aminosäurenhaushaltes wäre die Messung
der Konzentration der einzelnen Aminosäuren im Serum wünschenswert, dies ist aber in praxi nicht als Routineverfahren darstell-
bar. Die Bestimmung des Ammoniaks im Serum könnte weiterhelfen;
die Ammoniakbestimmung kann jedoch nicht überall routinemäßig
durchgeführt werden.

Nicht zuletzt aus den hier im einzelnen dargestellten Gründen
sollte eine echte parenterale Langzeiternährung im Kindesalter
- insbesondere bei Neugeborenen und Säuglingen - dafür ausgerüsteten klinischen Zentren vorbehalten bleiben.

Klinische Anästhesiologie
und Intensivtherapie

Band 5

## Mikrozirkulation

Workshop April 1974
Herausgeber: F. W. Ahnefeld, C. Burri,
W. Dick, M. Halmágyi
Unter Mitarbeit zahlreicher Fachwissen-
schaftler
126 Abbildungen, 8 Tabellen. XI, 207 Seiten.
1974
DM 24,–; US $ 10.60
ISBN 3-540-06981-X

Band 6

## Grundlagen
## der postoperativen Ernährung

Workshop Mai 1974
Herausgeber: F. W. Ahnefeld, C. Burri,
W. Dick, M. Halmágyi
Unter Mitarbeit zahlreicher Fachwissen-
schaftler
89 Abbildungen. IX, 128 Seiten. 1975
DM 24,–; US $ 10.60
ISBN 3-540-07209-8

Band 7

## Infusionstherapie II:
## Parenterale Ernährung

Workshop Dezember 1974
Herausgeber: F. W. Ahnefeld, C. Burri,
W. Dick, M. Halmágyi
Unter Mitarbeit zahlreicher Fachwissen-
schaftler
103 Abbildungen. X, 214 Seiten. 1975
DM 28,–; US $ 12.40
ISBN 3-540-07288-8

Band 8

## Prophylaxe und Therapie
## bakterieller Infektionen

Workshop Januar 1975
Herausgeber: F. W. Ahnefeld, C. Burri,
W. Dick, M. Halmágyi
Unter Mitarbeit zahlreicher Mitarbeiter
65 Abbildungen. X, 217 Seiten. 1975
DM 28,–; US $ 12.40
ISBN 3-540-07429-5

Band 10

## Notfallmedizin

Workshop April 1975
Herausgeber: F. W. Ahnefeld, H. Bergmann,
C. Burri, W. Dick, M. Halmágyi, E. Rügheimer
Unter Mitarbeit zahlreicher Fachwissen-
schaftler
109 Abbildungen, 124 Tabellen. XIII, 386
Seiten. 1976
DM 48,–; US $ 21.20
ISBN 3-540-07581-X

Preisänderungen vorbehalten

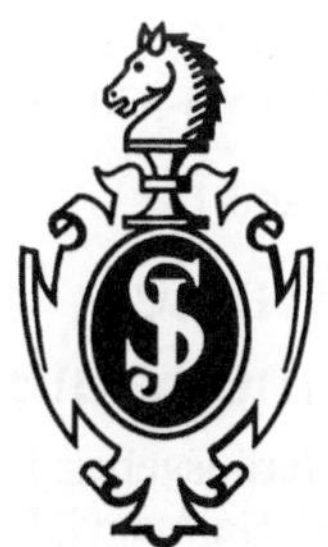

Springer-Verlag
Berlin
Heidelberg
New York

Klinische
Anästhesiologie
und
Intensivtherapie

Band 12:

## Der Risikopatient in der Anästhesie
## 2. Respiratorische Störungen

Workshop März 1976
Herausgeber: F. W. Ahnefeld, H. Bergmann, C. Burri, W. Dick,
M. Halmágyi, E. Rügheimer
Unter Mitarbeit zahlreicher Fachwissenschaftler
79 Abbildungen, 52 Tabellen. X, 240 Seiten. 1976
DM 38,–; US $ 16.80
ISBN 3-540-08039-2

Band 13

## Fortschritte in der
## parenteralen Ernährung

Workshop Juni 1976
Herausgegeben von F. W. Ahnefeld, H. Bergmann, C. Burri,
W. Dick, M. Halmagyi, L. Heller, E. Rügheimer
Unter Mitarbeit zahlreicher Fachwissenschaftler
96 Abbildungen, 31 Tabellen. X, 245 Seiten. (85 in Englisch).
1977
DM 34,–; US $ 15.00
ISBN 3-540-08262-X

Band 14

## Infusionslösungen

Technische Probleme in der Herstellung und Anwendung
Herausgeber: F. W. Ahnefeld, H. Bergmann, C. Burri, W. Dick,
M. Halmágyi, E. Rügheimer
Unter Mitarbeit zahlreicher Fachwissenschaftler
59 Abbildungen, 56 Tabellen. XIV, 240 Seiten. 1977.
DM 36,–; US $ 16.60
ISBN 3-540-08404-5

Band 15

## Wasser-, Elektrolyt-
## und Säuren-Basen-Haushalt

Herausgeber: F. W. Ahnefeld, H. Bergmann, C. Burri, W. Dick,
M. Halmágyi, E. Rügheimer
Unter Mitarbeit zahlreicher Fachwissenschaftler
89 Abbildungen, 46 Tabellen. X, 194 Seiten. 1977
DM 32,–; US $ 14.80
ISBN 3-540-08509-2

Band 17: **Lokalanästhesie.** In Vorbereitung

Preisänderungen vorbehalten

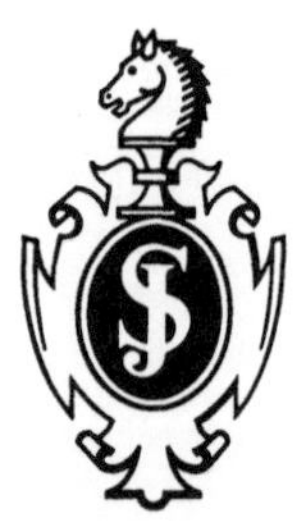

Springer-Verlag
Berlin
Heidelberg
New York